LES
PETITS ENFANTS
MALADES

CONSEILLER MÉDICAL DES MÈRES DE FAMILLE

PAR

Le Dʳ A. DE GRAND-BOULOGNE

Chevalier de la Légion d'honneur,
ancien secrétaire général de la Société académique de médecine
de Marseille,
ancien médecin du lycée impérial, du Sacré-Cœur
et de la Miséricorde de la ville d'Alger,
ancien médecin du consulat général de France à la Havane,
ancien vice-consul de France,
membre de plusieurs Sociétés savantes nationales
et étrangères.

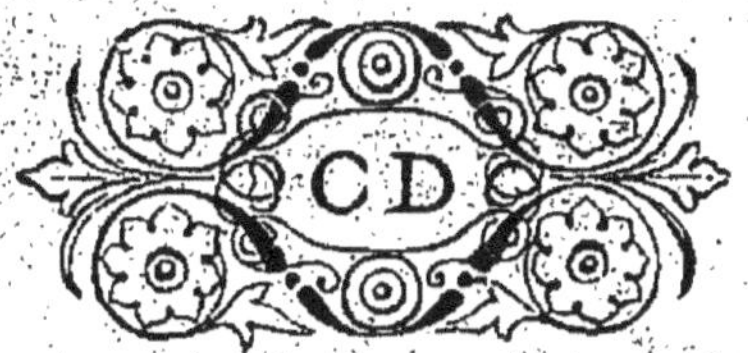

PARIS

CHARLES DOUNIOL, LIBRAIRE-ÉDITEUR

RUE DE TOURNON, 29.

1864

LES

PETITS ENFANTS MALADES

CONSEILLER MÉDICAL DES MÈRES DE FAMILLE

PARIS. — IMP. DE V[or] GOUPY ET Ce, RUE GARANCIÈRE, 5.

LES
PETITS ENFANTS
MALADES

CONSEILLER MÉDICAL DES MÈRES DE FAMILLE

PAR

LE Dr A. DE GRAND-BOULOGNE

Chevalier de la Légion d'honneur,
ancien secrétaire général de la Société académique de médecine
de Marseille,
ancien médecin du lycée impérial, du Sacré-Cœur
et de la Miséricorde de la ville d'Alger,
ancien médecin du consulat général de France à la Havane,
ancien vice-consul de France,
membre de plusieurs Sociétés savantes nationales
et étrangères.

PARIS

CHARLES DOUNIOL, LIBRAIRE-ÉDITEUR

RUE DE TOURNON, 29.

1864

PRÉFACE

L'enfant, au moment de sa naissance, est loin d'être complet; sa mère l'a tenu neuf mois dans son sein, où elle l'a formé de sa propre substance; elle va le nourrir de son lait, et concourir à l'achèvement de cette frêle créature, qui n'est encore qu'ébauchée.

L'étude des circonstances qui favorisent le mieux son développement constitue l'hygiène de l'enfance; l'étude des moyens propres à ramener à la santé ce petit être malade constitue la médecine de l'enfance. Faire connaître l'une et l'autre, tel est l'objet de ce livre, que je destine spécialement aux mères de famille.

Je soutiens que pour un enfant malade le meilleur médecin est sa mère; ni le savoir, ni l'expérience ne peuvent remplacer la tendresse, la sollicitude et l'instinct maternels.

Pour peu que la vigilance d'une mère soit éclairée, pour peu qu'aux effluves de son amour se joignent quelques connaissances spéciales, j'affirme qu'elle pourra soigner son enfant avec plus de sécurité que ne le ferait le plus savant et le plus habile des médecins.

Cette assertion est un paradoxe, si la médecine est véritablement un art aussi ardu qu'on voudrait le faire croire aux gens du monde ; c'est une réalité si les connaissances spéciales dont je veux parler sont faciles à acquérir : c'est précisément ce que je me propose de démontrer.

A part certaines maladies assez rares, les maux qui affligent l'enfance se présentent avec des caractères si tranchés et des indications si positives que leur étude ne rencontre pas de sérieuses difficultés. Une mère de famille sait toujours ou presque toujours quelle maladie a frappé son enfant. Elle dit exactement s'il souffre des dents, de la poitrine, du ventre ; s'il a des vers, s'il est sujet aux ophthalmies, aux écoulements d'oreilles, aux convulsions ; s'il digère bien ou mal, s'il a des gourmes, des glandes engorgées, s'il est atteint de la coqueluche, de la

son lait. En un mot, on se livre aux pratiques puériles si familières aux femmes qui ont l'habitude de
garder les enfants. Il faut surtout veiller à ce que la
nourrice n'administre jamais à l'enfant le moindre
soporifique, car les nourrissons qu'on y accoutume
deviennent idiots, stupides, ont des convulsions et
en meurent.

On peut conclure de tout ce qui précède combien la nourrice peut être coupable du dépérisse-
ment de l'enfant, combien il faut être attentif à la
choisir et à veiller sur sa conduite.

La santé de l'enfant dépend de la complexion de
la nourrice, et c'est par la conduite de celle-ci qu'il
peut arriver des malheurs au nourrisson.

Ce qui précède résume en quelques pages tout
ce qu'il est important de connaître sur les qualités
de la nourrice et l'hygiène du nouveau-né; abor-
dons maintenant les maladies et l'hygiène de l'enfance.

Maladies des enfants.

Les maladies des enfants portent les mêmes dénominations que les maladies des adultes; cependant
elles en diffèrent par un grand nombre de circonstances qu'il est important de connaître.

J'ai dit et je répète qu'à sa naissance l'enfant est
un être incomplet; sa vie de relation est presque
nulle, mais l'activité physiologique intérieure, ou la

vie organique, présente, au contraire, une énergie remarquable.

Chaque nouveau-né vient au monde avec un tempérament particulier qui le dispose à certaines maladies plutôt qu'à telle autre, et cette disposition, il la tient soit de ses parents, soit de la structure intime et spéciale de ses organes; les médecins appellent cette disposition : idiosyncrasie. Chacun a la sienne, mais les points par lesquels tous ces petits êtres se ressemblent, c'est une activité physiologique prodigieuse, et par conséquent une aptitude extraordinaire à passer de la santé à la maladie.

Leur impressionnabilité est telle qu'ils meurent beaucoup moins par les altérations organiques que par la violence de la réaction morbide.

Cela nous explique l'exaltation et l'apaisement presque subits des symptômes morbides chez les enfants.

La maladie en apparence la plus grave, la fièvre la plus intense accompagnée de cris et de convulsions peut disparaître dans les vingt-quatre heures.

Cette impressionnabilité nous donne la raison de l'effroyable mortalité qui frappe les petits enfants pendant les premiers mois qui suivent leur naissance. Sur mille nouveau-nés cent quatre-vingts au moins succombent dans la première année.

Chez les adultes l'évolution d'une maladie s'effectue avec une certaine régularité. Un point quelconque de l'organisme devient le siége anatomique du mal, les symptômes spéciaux se dessinent et le diagnostic

LES
PETITS ENFANTS MALADES

CONSEILLER MÉDICAL DES MÈRES DE FAMILLE

Hygiène du nouveau-né.

Dans la première période de l'enfance, les soins hygiéniques ont une importance extrême, mais je n'insisterai guère sur ce point. Les mères de famille savent parfaitement combien le sommeil, la propreté, un air pur, une température douce, un berceau bien garni, etc., etc., sont nécessaires aux petits enfants. Il est cependant quelques points sur lesquels je dois insister. Généralement, on fait dormir les enfants sur des lits trop mous, l'expérience a démontré que par cet usage, les forces se développaient avec plus de lenteur et que les chairs étaient moins fermes, les muscles moins contractiles et moins vigoureux ; on assure également que les lits mous disposent à l'incontinence d'urine, et que celle-ci guérit bientôt sous l'influence d'un lit dur. L'important, c'est que l'enfant soit chaudement couvert ; le matelas n'est jamais trop mince, pourvu que les couvertures soient molles, épaisses et en nombre suffisant.

Les mères et les nourrices négligent aussi trop souvent de changer les linges aussitôt qu'ils sont mouillés. Par une sage prévoyance, la nature a donné l'instinct de la propreté à tous les animaux d'un ordre un peu élevé ; le petit oiseau, à peine sorti de la coquille, tout nu, et les yeux encore fermés, ne souille jamais son nid ; les petits chats et les petits chiens expriment leurs besoins par leurs plaintes, et les mères dont la sollicitude est toujours en éveil, leur viennent en aide, et font disparaître au milieu de leurs caresses, toutes ces déjections dont la moindre parcelle ne salit jamais le sol où repose la petite famille. Il faut que l'intelligence de la femme soit toujours au niveau de cet instinct. Un enfant dont les langes demeurent humides ou souillés, n'est jamais gai, il prend l'habitude de gémir, et trop souvent ses cris ne sont que l'expression d'une souffrance ; effectivement, les linges mouillés par l'urine ou les matières fécales disposent aux excoriations, vicient l'air respirable, engendrent la vermine, favorisent le développement des maladies de la peau, et, par conséquent, exercent sur la santé générale une très-fâcheuse influence. Les mères de famille, celles surtout qui confient leur nouveau-né à une nourrice, exerceront donc à ce sujet la plus active surveillance ; on ne saurait trop le répéter, les soins extérieurs ont une importance presque égale à l'hygiène alimentaire.

C'est à la peau qu'aboutissent les ramifications nerveuses les plus sensibles; elle est le siége du toucher, c'est-à-dire des principales impressions qui nous mettent en rapport avec le monde extérieur. Son rôle dans l'ensemble des phénomènes qui constituent la vie a donc une importance capitale ; heureusement l'hygiène de la peau se réduit à la propreté et à de bons vêtements, et les observations qui précèdent sont assez précises pour que je n'insiste pas davantage.

Du choix d'une nourrice.

Il faut pour le développement normal de l'enfant une bonne nourriture ; la meilleure est ordinairement le lait de sa mère. Le premier que celle-ci va lui donner a des propriétés toutes particulières, la nature l'a destiné à déterminer la prompte évacuation du méconium, matière verte et poisseuse contenue dans les intestins du nouveau-né.

On verra plus tard quelle influence fluidique une mère exerce toujours sur son enfant ; il est donc certain que si des raisons majeures ne s'y opposent, elle doit être sa nourrice.

Malheureusement cela n'est pas toujours possible, elle manque de lait, ses mamelons sont trop pétits ou trop gros et l'enfant ne peut les teter, ils sont le siége de crevasses ou d'ulcérations, qui rendent l'allaitement si douloureux, qu'il faut y renoncer; elle est d'une santé chétive, disposée à la phthisie, ou tellement impressionable qu'elle s'irrite ou se désespère pour un rien; dans toutes ces circonstances, elle doit renoncer à nourrir.

La nourrice que l'on va donner à l'enfant doit réunir, autant que possible, les conditions suivantes :

Agée de vingt à trente ans;

Accouchée peu de temps avant la mère;

Plutôt grasse que maigre;

Des seins dont le mamelon se raidit lorsqu'on y pose le bout du doigt;

Les dents bonnes;

L'haleine douce;

La peau nette de toute éruption.

Son lait doit être d'un blanc très-légèrement azuré, inodore et d'une saveur sucrée, comme du lait de vache un peu atténué d'eau et légèrement édulcoré; une goutte sur l'ongle doit facilement s'en détacher et à la moindre inclinaison; si la main est soudainement secouée, cette goutte doit se détacher de l'ongle sans y laisser le moindre trait blanchâtre; il ne doit pas être trop crémeux, et ne contenir qu'une proportion convenable de caséum. On apprécie cela en en laissant cailler une petite quantité; dans tous les cas, il est toujours bon, pour le choix d'une nourrice et l'examen de son lait, de consulter un médecin ou une sage-femme expérimentée.

Si par hasard on ne pouvait se procurer de nourrice et qu'on en fût réduit à élever l'enfant au biberon, il faudrait bien s'y résigner ; mais on devra suppléer, par les soins hygiéniques les plus parfaits, à ce qui va manquer à cet enfant du côté de l'alimentation.

Le lait qui passe du sein de la mère dans la bouche de l'enfant est un liquide non-seulement animalisé, mais vivant : il se digère et s'assimile à merveille ; le lait recueilli au pis de la vache ou de la chèvre n'est plus dans les mêmes conditions, c'est un liquide mort, rentrant, il est vrai, dans la classe des aliments azotés, mais ne s'adaptant pas aussi bien que le premier à la frêle et délicate organisation de l'enfant.

On ne doit introduire dans le biberon que la quantité nécessaire, toutes les fois que l'on donne à boire à l'enfant. Ce lait sera celui de vache ou de chèvre, atténué avec la cinquième partie de son poids d'eau, et légérement adouci avec du sucre.

Revenons à la nourrice. Les conditions dont j'ai parlé sont relatives à ses qualités matérielles ; il en est d'autres non moins indispensables. Il faut qu'elle aime les enfants et qu'elle sache les soigner. Elle doit être au courant de toutes les petites minuties qui concernent la toilette et la propreté de son nourrisson. Ainsi la mère de famille, avant de l'arrêter, doit, après l'examen du médecin, se faire examinateur à son tour, et procéder à un interrogatoire qui lui donnera la mesure de l'intelligence et de l'expérience de celle à qui elle va confier son enfant.

Si elle ne doit pas demeurer sous le même toit, il faut connaître la maison qu'elle habite, son exposition, ses conditions de salubrité, mille choses enfin qui contribuent chacune dans une certaine proportion à la santé et au développement de l'enfant. Il ne faut être avare ni de recommandations, ni de conseils ; il faut surtout s'assurer souvent qu'ils sont scrupuleusement suivis.

La chambre où demeure habituellement la nourrice, celle où repose l'enfant, doit être modérément chaude, et maintenue dans un état parfait de propreté. Il ne doit pas y avoir d'odeur bonne ou mauvaise. Convenablement spacieuse, elle doit être à l'abri des courants d'air ou vents coulis.

La nourrice évitera de s'exposer imprudemment au froid, et son sein particulièrement sera toujours bien couvert ; si elle y éprouve une sensation de froid, elle le réchauffera avant de le présenter à l'enfant, car celui-ci, sans cette précaution, pourrait contracter un rhume de cerveau ou de poitrine.

Elle fera tous les jours un exercice modéré, prendra l'air, se promènera, et dans la maison elle pourra se livrer à de petits travaux.

Son régime sera substantiel et ses aliments de bonne qualité. Elle mangera à des heures réglées, selon son appétit, mais sans excès.

Les soupes à la paysanne, les viandes bouillies et

rôties, les légumes verts et frais, quelquefois des viandes salées, pour l'exciter à boire et pour donner au lait des qualités un peu stimulantes, tel doit être le fond de son régime.

Elle doit s'abstenir des acides, de l'ail, des oignons, des navets, des haricots secs et des épices.

Elle doit aller à la selle une fois toutes les vingt-quatre heures. Si le ventre est resserré, on doit lutter aussitôt contre la constipation, qui provoque presque toujours l'échauffement du lait et réagit d'une manière fâcheuse sur la santé de l'enfant.

Si la constipation est accidentelle, on la comba par un lavement d'eau commune à peine dégourdie, additionnée de deux cuillerées à bouche d'huile à manger, et de trois ou quatre grandes cuillerées de mélasse ; si la constipation est habituelle, il faut la guérir. Le meilleur traitement est celui que les homœopathes emploient avec un remarquable succès.

Il consiste dans *sulphur* et *nux* alternativement administrés. Six globules sulphur 18ᵉ ou 30ᵉ dans 125 grammes d'eau distillée très-légèrement alcoolisée à prendre pendant une semaine à la dose d'une cuillerée à bouche le matin et le soir.

Après *sulphur* on administre *nux vomica* exactement de la même manière ; on revient ensuite au premier médicament puis au second, et ainsi de suite jusqu'à ce que la constipation ait cessé. Il est rare que cette indisposition, ordinairement si re-

belle, résiste un mois à ce traitement homœopathique.

Ce choix entre un grand nombre de moyens préconisés contre la constipation, est d'autant plus important qu'il ne faut jamais administrer de purgatif
à une nourrice. Premièrement ils altèrent le lait et
déterminent chez l'enfant des accidents plus ou
moins graves ; secondement, s'ils sont administrés
lorsque les seins ne contiennent pas de lait, ils demeurent souvent sans effet, surtout si la nourrice est
obligée peu de temps après leur ingestion, de donner
à teter à l'enfant.

La diarrhée ou cours de ventre exige encore plus
un traitement rapide et sûr ; si elle est accidentelle,
rarement elle dure plus de vingt-quatre heures ; dans
ce cas, il n'y a pas lieu de s'en préoccuper, il suffit
alors d'un peu d'eau de riz pour boisson et d'une infusion de menthe ou de mélisse : mais si la diarrhée
persiste, c'est qu'elle se lie à quelque trouble plus
ou moins profond des organes digestifs ou de l'innervation.

Dans ce cas une médication plus énergique devient nécessaire.

S'il y a des douleurs d'entrailles, *pulsatille* et
bryóne administrées homœopathiquement amène-
ront presque toujours une prompte guérison ; on les
donne à la dose d'un globule 30ᵉ matin et soir, dans
une cuillerée d'eau, deux jours de suite, en commençant par *pulsatille*, après on continue par

bryone pour revenir à *pulsatille*, comme je l'ai indiqué plus haut pour *sulphur* et *nux*, avec cette différence qu'au lieu d'alterner de semaine en semaine, on alterne de deux jours en deux jours.

Si les douleurs ou coliques sont accompagnées d'une sensation de brûlure au fondement, et surtout s'il existe quelques traces de sang dans les évacuations, on remplace *pulsatille* par *mercurius corrosinus* alterné avec *bryone* à la même dose et de la même manière qu'il a été dit ci-dessus; on joint à ces moyens l'usage de l'eau de riz gommée.

Si la diarrhée persiste quelques jours, il convient d'avoir recours au remède suivant, dont j'ai mille fois reconnu l'efficacité.

C'est l'extrait de cachou, uni à une très-petite quantité d'opium. La forme pilulaire est la plus commode : on fait donc préparer 12 pilules composées d'un gramme d'extrait de cachou, et de 10 centigrammes d'extrait thébaïque, on en prend trois par jour, une le matin, une à midi, une le soir et dans la journée on boit de l'eau de riz gommée.

Tant que la diarrhée continue, tant que la nourrice est en traitement, elle ne donne pas le sein à son nourrisson; elle doit faire évacuer son lait par une autre femme, et pendant ce temps l'enfant est allaité au biberon.

Voici la formule d'un lait excellent pour l'allaitement artificiel :

Amandes douces pilées n° 2;

Écrasez en versant peu à peu
eau bouillante. . . . . 120 gr. ou 4 onc.
   Jetez-y lait de vache. . . . . 180 gr. ou 6 onc.
   Sucre fin. . . . . une cuill. à café.

Je dois ici une observation à mes lectrices : j'ai parlé de la constipation et de la diarrhée des nourrices, il est bien entendu comme il doit l'être pour les diverses affections dont ces femmes si intéressantes peuvent êtres atteintes et dont jaurai l'occasion de parler, qu'il n'est pas question ici de maladies véritablement sérieuses. Je ne fais pas un traité des maladies des nourrices. mais le sujet que je traite me force pour ainsi dire la main. Quoiqu'il entre dans mon plan de m'occuper d'elles, seulement en ce qui concerne leur hygiène, j'empiète malgré moi sur le terrain de la médecine ; mais les conseils qui précèdent comme ceux qui vont suivre ne me semblent pas déplacés ; seulement je maintiens cette observation, qu'ils n'ont trait qu'à des indispositions bénignes et non pas à de graves maladies.

La nourrice doit vivre autant que possible d'une vie calme et peu accidentée. Elle doit éviter les occasions de trouble, de frayeurs ou d'émotions ; s'efforcer d'être douce, riante et paisible. Si elle s'abandonne à sa colère, son lait intempestivement donné peut déterminer chez l'enfant les accidents les plus graves. Sans être obligée de vivre dans une continence absolue, ses rapports avec son mari doivent être rares ; si les désirs naturels sont trop impérieux, il faut leur obéir, mais avec une certaine restriction ; en définitive, toute passion violente de la part de la nourrice, satisfaite ou non, est préjudiciable à l'enfant.

Si elle demeure en proie à l'inquiétude ou au chagrin, l'enfant ne tarde pas à souffrir ; il faut éclairer la situation, et s'il n'y a pas de remède, le changement de nourrice est indispensable.

Disons bien vite, une fois pour toutes, que tout changement, s'il est effectué en temps utile, ne présente aucun danger, à condition, bien entendu, que la nourrice nouvelle ait les qualités ci-dessus précisées.

S'il est vrai que bon nombre de petits enfants, après avoir changé plusieurs fois de nourrice, sont malingres et souffreteux, ce n'est pas à ce changement qu'il faut l'attribuer ; c'est presque toujours à l'incurie des parents qui n'exercent pas sur les nourrices une surveillance efficace, ne constatent pas une maladie naissante et la reconnaissent seulement lorsque ses ravages sont irréparables.

La nourrice a besoin de repos. Si l'enfant, par un effet de l'habitude ou par une autre cause, la réveille à chaque instant par ses cris, il ne faut pas que cette situation se prolonge. En attendant que la nourrice ait des nuits plus calmes, on doit confier l'enfant à la garde d'une autre personne et laisser dormir celle qui le nourrit. Sept ou huit heures de sommeil sont nécessaires à la nourrice ; si elle en est privée, son lait devient moins abondant, il prend une couleur jaunâtre et il ne tarde à être nuisible.

La nourrice doit présenter le sein à l'enfant toutes les fois que celui-ci en exprime le besoin, mais non pas toutes les fois qu'il pousse des cris. Ce serait une imprudence qui amènerait infailliblement de mauvaises digestions et des vomissements ; il faut savoir acccoutumer le nourrisson à prendre le sein à des heures réglées et lorsqu'il en a positivement besoin.

Il y a des signes qui n'échappent pas à l'instinct d'une bonne nourrice, ces signes sont les suivants :

1° L'enfant fixe sur elle ses regards et la suit des yeux dans tous ses mouvements.

2° La joie rayonne dans ses yeux lorsqu'elle découvre son sein.

3° Si l'on touche ses lèvres du bout du doigt, il le saisit et le serre comme pour teter.

Il est bon, avons-nous dit, de régler les repas de l'enfant ; on peut en général les fixer à huit dans les vingt-quatre heures, c'est un intervalle d'un peu moins de trois heures entre chaque repas, car on les espace davantage dans le courant de la nuit ; cette habitude devient bientôt une seconde nature, l'enfant repose mieux, tette avec plus d'avidité, digère bien et s'en trouve à merveille.

L'expérience a prouvé que la nourrice ne devait pas présenter le sein à l'enfant, immédiatement après le repas, ni le matin avant d'avoir pris quelque aliment.

Si le lait de la nourrice diminue, il faut lui faire boire du lait de vache atténué avec de l'infusion de fenouil ; mais si la diminution du lait tient à un état de grossesse, toute médication est inutile, le changement est indispensable.

Elle doit porter alternativement l'enfant sur l'un et sur l'autre bras, et lui présenter tantôt l'un, tantôt l'autre sein.

Je ne parlerai pas ici de l'art d'emmailloter les enfants ; grâce à Dieu, l'usage du maillot est presque tombé en désuétude, et c'est véritablement un bien, car on ne saurait imaginer rien de plus incommode et de plus contraire à la raison ; à quoi bon ces langes serrés par cinquante tours de bandes autour d'une frêle créature réduite ainsi à l'état de momie, et ficelée comme une carotte de tabac ?

Des linges bien propres, un pardessus en laine souple et doux au toucher, convenablement ajustés avec deux ou trois épingles ou quelques cordonnets, suffisent pour assujettir l'enfant sans le condamner à une immobilité douloureuse ; la tête doit être lavée avec de l'eau savonneuse, pour enlever la matière grasse qui y adhère au moment de la naissance ; il faut également laver à l'eau tiède, animée avec un peu de vin, la matière sébacée qui existe à la surface des téguments ; abandonnée à elle-même, cette matière tombe par desquamation, mais elle détermine quelquefois de l'irritation à la peau, et c'est ce qu'il faut éviter.

Les bonnets doivent être changés souvent et maintenus peu serrés ; si l'on néglige cette simple précaution, la tête est douloureusement comprimée et la santé générale en souffre.

Une nourrice sujette à s'endormir facilement ne doit pas demeurer près du feu avec l'enfant dans ses bras ; un malheur peut trop facilement arriver, elle se gardera plus encore de le coucher auprès d'elle dans le même lit. On cite de trop nombreux exemples de pauvres petits enfants étouffés ainsi par leurs nourrices. On n'allumera jamais de charbon hors de la cheminée. Cette imprudence peut déterminer l'asphyxie et pour le moins des maux de tête et des vomissements.

Si la nourrice arrange l'enfant à la lumière, celle-ci doit être posée du côté des pieds. Elle attire son attention, ses yeux s'y fixent, et si elle était posée à côté de lui, la direction oblique de son regard le disposerait au strabisme.

Il est inutile de parler bas dans le voisinage d'un petit enfant : l'organe de l'ouie est peu sensible chez lui, il est donc convenable de l'accoutumer au bruit.

S'il faut en croire le célèbre Rosen, on ne devrait jamais bercer les enfants ; il assure que le mouvement imprimé au berceau détermine la congestion du cerveau et nuit à la digestion ; j'avoue que la pratique ne m'a point paru confirmer cette théorie. Bercé avec douceur, l'enfant s'endort, en général, d'un sommeil très-calme, et je n'ai pas vu que cette pratique provoquât jamais des vomissements. La position de l'enfant dans sa couchette doit être horizontale, la tête un peu plus élevée que le corps; il faut le changer quelquefois de côté. Depuis que le maillot est abandonné, cette précaution est à peu près inutile, l'enfant se retourne lui-même et quitte instinctivement une position qui devient fatigante.

Moins un enfant crie, mieux cela vaut. Pendant les cris la tête et les poumons se congestionnent, les parois abdominales fortement contractées appuient sur les intestins avec une grande énergie, et cette circonstance est la cause principale de la plupart des hernies et la cause unique de la hernie ombilicale.

Ici je ne trouve rien de mieux à faire qu'à emprunter à Rosen les conseils qui vont suivre :

L'art de tranquilliser un enfant consiste d'abord à éviter les occasions des cris, à le distraire par la vue de quelque objet brillant ou sonore, de sorte qu'il oublie ce qui l'a fait crier.

Si les cris expriment la douleur, et sont occasionnés par une maladie quelconque, la nourrice est obligée d'en avertir, afin qu'on y porte remède.

Si l'enfant a faim ou soif, il faut lui présenter le sein.

S'il a trop teté, il n'aura de repos qu'après avoir vomi.

Il faut voir si la couchette n'est pas froide;

S'il est dans une position incommode;

S'il est mal emmailloté ou trop serré dans ses langes;

S'il est mouillé par l'urine ou souillé par les excréments.

Un enfant crie aussi quand il entend parler près de son berceau une personne à laquelle il n'est pas accoutumé. Dans ce cas, cette personne doit se taire ou s'éloigner.

S'il crie parce qu'on a laissé passer le temps de l'arranger ou de le coucher, il faut être à l'avenir plus attentif, car cet oubli le chagrine et l'irrite.

La nourrice doit faire connaître si ses règles sont survenues, car dans cette circonstance l'enfant est toujours agité. Cela tient à ce que les femmes sont alors plus sensibles et plus irritables que de coutume, car cet état nerveux réagit nécessairement sur l'enfant.

On considère comme une exception l'apparition du sang menstruel pendant l'allaitement; cependant cela n'est pas extrêmement rare, il faut alors ou changer de nourrice, ou, pendant cette époque, nourrir l'enfant au biberon.

Si l'on ne peut découvrir la cause des cris ou la faire cesser promptement, on agite devant les yeux de l'enfant quelque objet dont l'éclat attire ou fixe ses regards. On le met à la fenêtre, devant un miroir; on agite une clochette, un grelot; on le soulève et l'abaisse tout à tour, on l'agite, mais toujours avec prudence, et jamais lorsqu'il vient de prendre rougeole, de la scarlatine, etc., etc., en un mot, son diagnostic est rarement infidèle. Ce qu'elle connaît mal, ou plutôt ce qu'elle ignore, c'est la thérapeutique, c'est le traitement de ces nombreuses maladies; c'est l'ensemble des moyens propres à les prévenir, ou à en atténuer le danger. Voilà précisément ce que je veux lui apprendre; j'ai la parfaite conviction que j'y réussirai.

Je n'ai cependant pas l'intention de composer pour les mères de famille un traité scientifique et complet des maladies de l'enfance. Je me garderai bien de les entretenir de mille choses qui n'ont, au point de vue médical, aucune espèce d'intérêt pratique. Je négligerai volontairement l'histoire de certaines maladies ou infirmités inaccessibles aux ressources de l'art de guérir. J'éviterai surtout les exposés théoriques où se complaisent ordinairement les auteurs. On verra que je ne préconise aucune doctrine, aucun système. Sans parti pris d'avance, je recommanderai tantôt les médicaments homœopathiques, tantôt les remèdes ordinaires, sans excepter ceux qu'on appelle remèdes de *bonne femme;* mais les conseils que je donnerai auront, je l'espère, une autorité exceptionnelle, car ils sont appuyés sur trente ans d'expérience et de pratique médicales en Europe, en Afrique, en Amérique et dans les climats les plus divers.

Guérir promptement, facilement et par les moyens les plus simples, voilà tout mon système. Mais, dira-t-on, ceci n'est pas un système, c'est une prétention; va pour une prétention, ce livre prouvera, je l'espère, qu'elle est solidement fondée.

s'appliquer à l'éude des maladies, j'engage les mères de famille à lire avec attention les considérations générales qui terminent cet ouvrage. Qu'elles les médient, et, j'ose l'affirmer, elles constateront, avec le dernier degré de l'évidence, cette loi providentielle qu'une bonne mère possède presque toujours le don de guérir.

une fois posé, il est presque toujours possible de déterminer la durée de la maladie et la probabilité heureuse ou fatale de sa terminaison.

Chez les enfants, l'exubérance de la réaction fait à elle seule presque tout le danger. La lésion anatomique n'a plus qu'une importance secondaire; le mal procède comme par bonds et par caprice ; dans la même journée il s'exaspère et il se calme, et les plus terribles symptômes se dissipent quelquefois comme par enchantement.

Si l'activité de la réaction est un danger, on y trouve par compensation des ressources extraordinaires pour l'application des agents thérapeutiques.

L'extrême impressionnabilité de l'enfant le rend plus accessible aux maladies, mais elle le rend aussi plus accessible à l'influence des médicaments.

Une difficulté de la médecine avec ces petits êtres, c'est l'impossibilité de rendre compte de leurs souffrances ; pas d'interrogation possible, il faut que la sagacité et l'expérience du médecin supplée à leurs réponses ; en un mot on en est réduit avec eux à faire, si j'ose m'exprimer ainsi, de l'art vétérinaire ; heureusement le langage muet de l'organisme souffrant a son éloquence ; je prouverai, je l'espère, qu'il est facile de le comprendre, et si la mère n'est pas dépourvue d'intelligence, elle pourra certainement, en consultant ce manuel, arriver à une précision de diagnostic qui lui permettra dans toutes les circonstances d'agir avec sécurité et efficacité.

Chaque maladie a son expression ou physionomie particulière ; elle se révèle par des signes spéciaux dans chacun de nos organes, et l'étude de ces signes constitue, dans l'art de la médecine, une science particulière à laquelle on a donné le nom de séméiologie.

Chez l'enfant, la plainte de l'organisme souffrant est assez accentuée pour être intelligible, et l'étude des symptômes ne présente pas de difficulté bien sérieuse.

Je n'ai pas l'intention de faire ici un cours complet de séméiologie en ce qui concerne les maladies de l'enfance ; cela n'est pas nécessaire et l'étude de chaque maladie nous amènera forcément à en signaler les symptômes. Je me bornerai, comme exemple, à un exposé succinct de quelques signes morbides, et si l'on veut les étudier avec soin, on reconnaîtra que même pour les gens du monde, il n'est pas impossible de poser un bon diagnostic.

Passons en revue les principales parties du corps.

PEAU. Les enfants naissent ordinairement avec une coloration rouge de la peau.

Cette coloration conserve son éclat pendant trois, quatre et même cinq jours ; sous l'influence de la pression, le sang fuit, une tache jaunâtre apparaît et persiste jusqu'à ce que les vaisseaux capillaires se soient remplis de nouveau ; après le quatrième ou le cinquième jour, la teinte rouge est remplacée par une teinte jaunâtre qui disparaît à son tour, et passé le huitième jour, la peau prend définitivement la teinte rosée.

Si la peau devient franchement jaune, c'est un signe certain de maladie du foie, surtout si le blanc de l'œil (la sclérotique) présente une coloration analogue.

Si la peau de la face est bleuâtre (les médecins disent cyanosée), c'est le signe d'une affection organique du cœur, ou bien c'est un symtôme d'asphyxie déterminée par une maladie du larynx ou des organes respiratoires. Dans le premier cas, il n'y a pas de mouvement fébrile; dans le second, la fièvre existe, accompagnée d'un commencement d'insensibilité.

FACE. La face pâle, grippée, avec les yeux caves, et des lignes profondes partant des ailes du nez pour aboutir au menton, indique une maladie grave des intestins.

La face rouge, surtout vers les pommettes, et épanouie (c'est le contraire de grippée), fait présumer, s'il y a beaucoup de fièvre, une inflammation du poumon; si l'enfant souffle du nez, et pousse du ventre, cette inflammation ou pneumonie aiguë est positivement confirmée.

L'enfant dont la bouche est chaude, celui qui bave plus que de coutume, et porte à chaque instant la main à ses gencives, souffre probablement d'une dentition difficile.

Si l'enfant devient subitement louche (strabisme), s'il n'y a pas de fièvre, c'est un signe de vers intestinaux ; s'il y a de la fièvre, c'est un signe d'affection cérébrale.

La paralysie de la paupière, et d'un ou plusieurs muscles de la face, fournissent la même indication.

Les enfants dont le visage est mou, ridé et décrépit, sont ordinairement tuberculeux : cependant les mêmes signes peuvent coïncider avec une affection profonde et chronique des intestins.

CRANE. L'enfant dont le crâne présente un volume énorme et disproportionné avec celui de la face, est hydrocéphale.

POULS ET CHALEUR. L'élévation du pouls et l'augmentation de la chaleur organique sont les signes les plus ordinaires de la fièvre. L'accélération du pouls peut se produire sous l'influence d'une cause morale ; dans ce cas elle est passagère, et elle n'est pas accompagnée de fièvre. Celle-ci a donc pour signe le plus certain l'élévation de la température organique.

Elle peut dépasser de un à trois degrés la température normale.

La fièvre détermine ordinairement sur la langue des petits malades l'apparition d'un pointillé rouge qui persiste même après que la fièvre s'est évanouie.

Sans toucher le pouls d'un enfant, sans constater la température de son corps, on peut affirmer qu'il a la fièvre s'il est triste, abattu, grognon, dédaigneux devant ses jouets, balançant sa tête et agitant ses membres.

Organes du mouvement.

L'enfant qui à l'âge de deux ans ne peut se tenir debout est hydrocéphale ou rachitique, et souvent l'un et l'autre.

Les contractions involontaires des muscles, ou convulsions, sont ordinairement un signe très-grave; cependant il ne faut pas s'en exagérer l'importance; quand elles ne sont pas liées à une affection cérébrale on en triomphe assez facilement.

Voix. Le nouveau-né dont le cri faible ressemble à une plainte, ne présente point de résistance vitale, et sa mort est imminente.

Un cri violent bref ou prolongé, mais semblable à un cri d'effroi, s'il se reproduit d'une manière intermittente, suppose ordinairement une hydrocéphale.

L'enfant qui pousse soudainement un cri, évite avec terreur ou veut saisir un objet que lui est ordinairement indifférent, est menacé de fièvre cérébrale.

Respiration. La respiration haletante et saccadée, mais gémissante et forte pendant l'inspiration, indique une inflammation aiguë des poumons. Brusquement arrêtée dans un effort douloureux, c'est le signe d'une pleurésie.

Courte et évidemment douloureuse, mais caractérisée, tous les huit ou dix mouvements respiratoires, par une longue inspiration, c'est le signe d'une péritonite aiguë (inflammation de la membrane séreuse qui recouvre les intestins). Irrégulière, intermittente et très-incomplète, c'est le signe d'une certaine fièvre cérébrale nommée par les médecins *meningo-encéphalite*.

La base latérale de la poitrine enfonçant profondément à chaque inspiration, est un signe de pneumonie (inflammation des poumons).

La poitrine fortement aplatie sur les côtés et d'une manière permanente, indique le rachitisme, surtout si l'on observe un chapelet de nodosités sur les cartilages qui terminent les côtes à la partie antérieure du thorax (poitrine).

Ventre. Un ventre énorme indique chez un enfant le rachitisme, ou l'entérite chronique, ou le carreau.

Chairs et tissus graisseux. La perte rapide de l'embonpoint, avec les chairs molles et flétries, indique une affection chronique des intestins.

Cette énumération est suffisante pour donner une idée assez nette de la séméiologie de l'enfance. Evidemment elle est très-incomplète, mais ses lacunes seront comblées tout naturellement par l'étude des maladies que nous avons à décrire.

États morbides consécutifs à la naissance.

L'accident le plus grave, et fort heureusement l'un des plus rares, c'est l'hémorrhagie du cordon ombilical.

Quelques médecins l'ont attribuée, mais à tort, à une mauvaise section du cordon. La ligature de celui-ci s'oppose toujours à l'écoulement du sang, et c'est ordinairement à la chute du cordon que l'hémorrhagie se déclare, et malheureusement elle est presque constamment mortelle. Je dis presque constamment, car on cite des cas exceptionnels très-rares où l'on a réussi à la contenir.

Dans ma longue carrière médicale, j'ai pu observer plusieurs fois cet accident, et les moyens les plus énergiques échouèrent. Dans une circonstance de cette nature, on doit toujours avoir recours au médecin ou plutôt au chirurgien, car les remèdes sont inutiles ; s'il y a quelque espoir de succès, c'est par la ligature des vaisseaux ombilicaux, et cette opération appartient exclusivement à la chirurgie.

L'inflammation de l'ombilic avec l'érysipèle des parois abdominales, observés quelquefois à la chute du cordon, est une maladie considérée par la plupart des auteurs comme fatalement mortelle. On verra plus loin que mon opinion est beaucoup moins décourageante. (V. le chap. qui traite de l'érysipèle.)

L'inflammation phlegmoneuse de l'ombilic, sans érysipèle, présente au contraire peu de danger ; le cordon se détache, la suppuration s'établit, une cicatrice se forme, et sous l'influence d'un pansement simple, elle ne tarde pas à se consolider. Il est prudent toutefois d'assujettir l'ombilic pour éviter une hernie consécutive, rien n'est plus facile. Un petit morceau de linge enduit de cérat est appliqué sur la cicatrice, on met par-dessus un morceau de sparadrap, de la dimension de deux pièces de 5 francs, et l'on assujettit cela au moyen de trois bandes de sparadrap, larges de trois doigts, assez longues pour faire un peu plus que le tour du corps ; la partie moyenne de la première bande est appliquée sur l'ombilic, et les deux chefs sont ramenés en arrière où ils se croisent en passant par-dessus la colonne vertébrale,

Les deux autres sont appliquées de la même manière en s'imbriquant sur la première, l'une un peu en dessus l'autre un peu en dessous de l'ombilic.

Rétention d'urine.

Chez quelques enfants l'urine est retenue dans la vessie, et ne peut être expulsée ; cela tient probablement à une paralysie momentanée des fibres musculaires de la vessie ou à un état particulier du col, ou bien encore à un vice d'innervation. Je ne parle pas, bien entendu, de l'oblitération congéniale du canal de l'urèthre ou du prépuce, cette circonstance est facile à constater, et comme tous les autres vices de conformation, elle regarde le chirurgien. La rétention d'urine dont je parle, très-rare en France, mais assez commune dans les régions tropicales, cède presque instantanément à un moyen vulgaire ignoré dans nos pays, mais connu de tout le monde dans l'Amérique du sud et les Antilles.

Je veux parler de l'huile de scorpion. On met dans une bouteille de l'huile d'olive, on ajoute autant de scorpions qu'elle en peut contenir, et on laisse macérer. Au fur et à mesure que l'huile est employée, on en ajoute de nouvelle, et cela constitue un médicament héroïque. Je l'ai vu employer non-seulement sur des enfants, mais sur des chevaux, et les résultats obtenus ont été constamment heureux.

On en met dans le creux de la main environ une cuillerée à café, et l'on pratique sur le ventre de l'enfant une friction douce, jusqu'à ce que l'urine soit évacuée ; l'effet est produit ordinairement en quelques minutes. Si, par exception, une première friction ne produit pas de résultats, on laisse sur l'ombilic une petite compresse imbibée de cette même huile, on recommence un peu plus tard la friction et dès la première heure les urines sont évacuées. Après cette première émission, on peut considérer la fonction comme normalement établie. Je n'ai jamais vu qu'on fût obligé de revenir à l'application de ce remède.

En France où l'huile de scorpion n'existe pas, je suppose, sans vouloir l'affirmer, que l'huile camphrée ou telle autre substance oléagineuse un peu excitante, comme l'huile cantharidée par exemple, amènerait des résultats analogues.

Constipation.

J'ai parlé plus haut du méconium, matière verte et poisseuse, contenue dans les intestins de l'enfant. Celui-ci, dans les conditions ordinaires, doit évacuer trois ou quatre fois par jour, jusqu'à expulsion complète du méconium, après quoi il suffit qu'il ait deux selles quotidiennes. Il est évident que s'il tette beaucoup, le nombre des selles augmentera.

Si l'enfant est nourri par sa mère, le premier lait ou *colostrum* a des propriétés laxatives, et rarement la première journée s'écoulera sans que le nouveau-né ait fourni quelques selles ; mais s'il prend un lait ancien, ne fût-il que de quelques semaines, il n'est pas rare de le voir demeurer vingt-quatre heures sans donner une évacuation. Le plus sûr moyen d'obvier à cette constipation consiste dans l'usage de l'électuaire de manne, ou mieux encore du sirop de chicorée composé. On en fait avaler à l'enfant une cuillerée à café toutes les trois heures, jusqu'à ce que le ventre se relâche, et si ce médicament demeure sans effet, on sollicite les selles en introduisant dans l'anus un grain de raisin sec dont on a ôté les pépins et que l'on a trempé dans l'huile.

L'enfant confié à une nourrice dont le lait est ancien est presque toujours constipé, et cette constipation devient quelquefois très-douloureuse. Il faut alors que la nourrice boive plus abondamment pour atténuer son lait ; on peut aussi donner à l'enfant un peu de lait coupé édulcoré avec une très-petite quantité de miel, ou bien encore le sirop de chicorée dont l'action est plus certaine ; mais si ces moyens sont insuffisants, il convient de changer de nourrice.

Exfoliation épidermique.

Peu de temps après la naissance, l'épiderme tombe par exfoliation. Il se dessèche, se fendille et tombe en petites lamelles. Ceci se passe ordinairement sans le moindre accident. A mesure que les lames épidermiques se détachent, un nouvel épiderme se forme et la seule chose digne d'être notée, c'est que la peau est alors plus irritable et s'enflamme quelquefois très-facilement. Quelquefois au pli de l'aine, au cou et sous l'aisselle, l'épiderme se reforme plus lentement, et ces parties irritées sécrètent une humidité plus ou moins abondante.

Les poudres absorbantes de riz, d'amidon ou de lycopode font disparaître facilement cette incommodité.

Asphyxie des nouveau-nés.

Un assez grand nombre d'enfants sont, au moment de leur naissance, dans un état de mort apparente. On distingue deux sources d'asphyxie, l'une qui est le résultat de congestion cérébrale; elle est caractérisé par la turgescence de la peau et sa teinte bleuâtre ou violacée; on lui a donné le nom d'asphyxie apoplectique ; l'autre au contraire est caractérisée par la pâleur de la peau. Celle-ci est la plus fréquente, on la nomme asphyxie ordinaire. Au premier aspect, il est difficile de reconnaître si l'enfant est mort ou vivant, mais depuis les belles recherches de M. Bouchut sur les signes de la mort, il existe un moyen certain de reconnaître si la vie n'est pas complétement éteinte, il suffit d'explorer le cœur. On applique l'oreille sur la poitrine et si les bruits produits par les mouvements de cet organe ont entièrement disparu, la mort est certaine. Quelque faibles que soient les battements, quelque lents, irréguliers et suspendus qu'on les rencontre, s'ils existent, la vie est là, on peut espérer de sauver l'enfant, et en effet on le sauve assez ordinairement.

La meilleure manière de faire cesser l'asphyxie apoplectique, c'est de laisser couler deux ou trois cuillerées de sang avant de lier le cordon ombilical. Si la bouche contient des mucosités, on les enlève avec le doigt, pour faciliter la respiration.

Si le cordon ombilical ne donne pas de sang, on met l'enfant dans un bain tiède, et on laisse tomber sur la tête une douche d'eau en pluie à la température ambiante.

Si ce n'est pas une asphyxie apoplectique, si la peau est pâle, si les membres sont faibles et mous, la mâchoire inférieure pendante, au lieu de faire couler le sang, on ne coupe pas le cordon, on ne sépare pas l'enfant de la mère et la circulation qui continue de celle-ci à l'enfant, suffit quelquefois à elle seule pour faire disparaître l'asphyxie.

Quelle que soit la nature de la maladie, qu'elle soit apoplectique ou anémique, il faut, par tous les moyens possibles, provoquer l'acte respiratoire. Les frictions, le massage, une flagellation modérée, des pressions douces avec le plat de la main sur le devant de la poitrine, l'insufflation des poumons faite avec les plus grandes précautions, telles sont les manœuvres les plus efficaces. On fait rapidemant quelques inspirations ; après une dernière, plus profonde que les autres, on met les lèvres sur la face de l'enfant, non pas bouche à bouche, mais de manière à englober le nez et faire passer l'air par ses narines et l'on est certain de le faire arriver jusqu'à ses poumons, tandis qu'en soufflant dans sa bouche l'air passerait plus facilement par l'œsophage que par le larynx. On doit procéder à cette insufflation avec beaucoup de douceur. Il ne faut pas gonfler outre mesure les poumons de l'enfant, mais il faut renouveler l'insufflation sept ou huit fois de suite.

Cette manœuvre pratiquée avec un tube recourbé introduit dans le larynx, par lequel on pousse de l'air pur, présente une plus grande sécurité, mais il faut pour cela une main habile et expérimentée.

Un moyen assez bon, c'est une gorgée d'eau-de-vie prise dans la bouche et rejetée en poussière contre la poitrine de l'enfant.

L'électricité a été vivement recommandée ; ce

moyen ne peut être appliqué que par un médecin.

Au milieu de toutes ces tentatives, il faut de temps en temps explorer les mouvements du cœur ; tant qu'ils demeurent perceptibles, tout espoir n'est pas perdu, mais si trois ou quatre minutes s'écoulent sans que l'on ait pu percevoir le moindre battement, tous les efforts sont désormais inutiles, l'enfant est mort, il ne ressuscitera pas.

Sclérème, ou endurcissement du tissu cellulaire.

Le sclérème est une maladie caractérisée par l'endurcissement de la peau des nouveau-nés. Il se déclare ordinairement du premier au douzième jour de la naissance, il est partiel ou général, et dans ce dernier cas il est constamment mortel.

Chez quelques enfants atteints de sclérème, la peau conserve sa teinte rougeâtre ; chez d'autres elle est d'un blanc mat, et chez tous l'endurcissement est facile à reconnaître. Il se montre d'abord aux extrémités inférieures et supérieures, bientôt il envahit les membres, le tronc, la partie inférieure du ventre, et enfin toute la surface du corps. La peau est froide, dure au toucher comme la cire ou plutôt comme du caoutchouc froid et épais. Des symptômes partis des viscères intérieurs se manifestent. Au premier rang, il faut mettre la toux, qui ne se montre jamais au début de la maladie, mais qui se déclare toujours tôt ou tard. Souvent la peau revêt une teinte ictérique, ce qui dénote une altération du côté du foie. La voix est altérée, l'enfant paraît souffrir, et il fait entendre des cris d'un caractère particulier, faibles, secs, clairs et métalliques, et d'une tonalité égale depuis le commencement jusqu'à la fin.

La respiration est troublée, elle s'accomplit difficilement et semble insuffisante, le pouls est ordinairement faible et ralenti.

La maladie se prolonge rarement au delà de cinq ou six jours, lorsqu'elle doit se terminer par la mort ; si elle rétrograde, l'endurcissement met de quinze à trente jours pour disparaître.

On a préconisé contre le sclérème les frictions avec l'onguent mercuriel, le massage, les bains tièdes, les embrocations ou lotions avec des teintures aromatiques, quelques infusions stimulantes, particulièrement les infusions de menthe, de mélisse, de citronnelle additionnées de quelques gouttes d'eau-de-vie. Ces moyens, à part le massage, sont infidèles, et lorsque l'enfant guérit, il faut l'attribuer à la nature bien plus qu'à la médication.

Le maintien du malade dans une chambre bien chaude ne doit pas être négligé ; nous avons dit que, dans cette maladie, la peau était constamment froide ; il faut donc suppléer autant que possible à la chaleur normale par la chaleur artificielle.

Vices de conformation.

Si j'écrivais un traité scientifique des maladies de l'enfance, je parlerais ici de certains vices de conformation, et des arrêts de développements, tels que absence de la tête, du cerveau, de la moelle épinière, de la hernie du cerveau, du spina bifida, de monstruosités, etc., etc. Mais ces descriptions dignes de figurer dans un ouvrage d'histoire naturelle, beaucoup plus que dans un traité de médecine, ne présentent pas un intérêt pratique, je les passe volontairement sous silence et je me tiens scrupuleusement dans le cadre que je me suis tracé ; cependant, je dois m'arrêter sur un sujet bien digne de fixer l'attention des époux et des mères de familles.

L'art de guérir ne peut rien contre les anomalies dont j'ai parlé, contre les causes de vices de conformation congéniale.

Mais ces causes, ainsi que l'a fait observer M. Richard de Nancy dans son *Traité pratique des maladies des enfants*, ces causes en quelque sorte essentielles des diverses anomalies sont elles-mêmes sous l'empire de causes plus éloignées.

« Ce sont les influences d'une pression mécanique
« opérée sur le ventre pendant la grossesse. Ce sont
« les impressions morales, l'action pertubatrice des
« passions ou des maladies aiguës agissant sur l'or-
« ganisme.

« Tantôt c'est une fille qui, pour dérober son
« état, emprisonne son ventre dans un corset qui
« le déprime douloureusement; tantôt c'est une
« femme saisie d'une frayeur violente, à l'aspect de
« quelque danger réel ou imaginaire ; mais on fait
« observer qu'il a fallu que la cause fût durable ou
« violente, et que hors de ces deux circonstances, le
« fœtus était soustrait à son influence. C'est par
« cette raison sans doute qu'on rencontre sur un tel
« sujet bien des faits contradictoires. La barrière
« que la nature a mise entre la mère et l'enfant,
« entre les deux organisations, n'est pas toujours
« franchie. L'effort nécessaire pour un tel résultat
« ne peut être calculé et varie suivant les divers
« sujets. Chez certaines femmes, une émotion même
« légère fait mouvoir leur enfant, presque aussi ai-
« sément qu'elle accélère les mouvements du cœur,
« et d'autres sont loin d'une telle susceptibilité.

« Quoi qu'il en soit, toutes les femmes enceintes
« doivent donner à leur hygiène la plus sérieuse
« attention, surtout dans les premiers temps de leur
« grossesse, car c'est l'époque où les arrêts de dé-
« veloppement, ou les altérations de forme pour-
« raient se produire. »

Je m'en tiens à ces sages réflexions, tout ce que
je dirais de plus n'aurait aucune utilité pour les
mères de famille.

Céphalématome, ou bosse sanguine du cuir chevelu.

Cette maladie qui préexiste quelquefois à la naissance de l'enfant est caractérisée par une tumeur indolente, molle et circonscrite, c'est-à-dire nettement arrêtée, sans changement de couleur à la peau, sans disposition apparente à augmenter de volume.

On observe ordinairement à son pourtour un cercle induré que semble indiquer une inflammation et une tuméfaction osseuse, heureusement la maladie ne va pas jusque-là. Cette induration a pour siége la peau elle-même et tout au plus une très-petite portion du périoste.

Ces tumeurs persistent quelquefois des mois entiers sans changer de volume, d'autres fois elles se dissipent en quelques jours.

On a prétendu, mais à tort, qu'elles résultaient de la compression exercée sur le crâne par les os du bassin au moment de l'accouchement ; jusqu'à présent leur véritable cause est demeurée inconnue ; ce qu'il y a de positif, c'est qu'elles ne présentent ordinairement aucun danger ; il faut bien se garder de les ouvrir, car un simple coup de lancette sur le cuir chevelu pourrait déterminer l'apparition d'un érysipèle, affection d'une extrême gravité chez les enfants.

Ce qu'il y a de mieux à faire, c'est attendre. Les applications résolutives sont inutiles, et tôt ou tard

le sang que ces tumeurs contiennent est spontanément résorbé.

Dans certains cas, elles deviennent le siége d'une
inflammation suppurative, facilement reconnaissable
à la rougeur, la dureté et la sensibilité ; alors il faut
les ouvrir et c'est l'affaire du chirurgien.

Nævi materni (envies), ou taches
de naissance.

Les taches ou envies ne sont guère du ressort de
la médecine pratique, j'en parlerai seulement pour
revenir sur les observations déjà faites à propos de
vices de conformation. La plupart des médecins af-
firment que ces taches sont absolument accidentelles, et se produisent sous l'influence de causes
inconnues; d'autres, et je suis de ce nombre, pen-
sent, avec le vulgaire, qu'elles résultent ordinairement d'une impression plus ou moins vive produite
sur la mère pendant son état de grossesse.

Il résulte de faits nombreux et parfaitement observés qu'une sensation très-vive de la part de la
mère, exerce une influence marquée sur le fœtus.

Il est bien reconnu qu'une frayeur, un simple
mouvement de surprise, détermine chez quelques
femmes grosses une contraction musculaire ou mouvement spasmodique de son enfant.

La science a dit à peine son premier mot en ce
qui concerne l'influence de l'imagination ou des

sensations de la mère sur l'organisation du fœtus ; le peu que l'on connaît permet cependant de formuler quelques préceptes utiles pour l'hygiène et le régime des femmes enceintes.

Il est prudent de la part d'une femme grosse d'éviter les secousses morales avec autant de soin qu'elle évite les secousses matérielles. Il est prudent de fuir les spectacles émouvants, les objets qui peuvent lui inspirer le dégoût ou l'effroi. A supposer que nous attribuïons à l'ébranlement nerveux une influence exagérée, la prudence que nous conseillons est assurément sans danger ; oserait-on affirmer que l'absence de précaution est sans péril ? Nous savons peu de chose, je l'avoue, mais nous avons assez d'expérience pour dire avec autorité que l'imagination et l'état moral de la mère influent positivement sur l'être que la nature a déposé dans son sein. Ce n'est pas sans raison qu'il a été conseillé aux femmes grosses de modifier leur existence, leurs habitudes, leurs distractions, dans le sens le plus favorable au développement des qualités morales ou des avantages physiques qu'elles désirent admirer plus tard dans leurs enfants. Ouvrir son cœur aux sentiments les plus doux, ne laisser place dans son âme qu'aux impressions les plus pures, être douce, bienveillante, charitable, détourner ses regards des objets qui les choquent, les arrêter sur tout ce qui est essentiellement beau, voilà certainement, sans parler des bonnes conditions hygiéniques, le plus sûr moyen de procréer de beaux enfants. Je pourrais appuyer cette assertion, non-seulement sur des autorités respectables, mais sur de nombreux exemples ; le cadre restreint de ce travail s'y oppose, et je supplie mes lectrices de se contenter de mon affirmation. A supposer que je me trompe, il n'y a pas de danger à me croire, et par exception, l'erreur, dans cette circonstance, peut marcher de pair avec la vérité.

Au point de vue médical, les vices de conformation dont je parle ne présentent pas un intérêt pratique. Parmi ces taches ou envies, les unes, par leurs situations, demeurent soustraites aux regards, et par conséquent ne méritent aucune attention ; les autres sont visibles, celles-ci disparaissent quelquefois spontanément, quelquefois elles sont incurables, il en est qui sont accessibles aux moyens matériels de guérison ; il est évident que cela concerne la chirurgie, et par conséquent, ne rentre pas dans les soins qu'une mère peut donner à son enfant.

La même réflexion est applicable aux affections congéniales, vices de conformations auxquels la chirurgie et l'art orthopédique peuvent remédier. Je nommerai donc seulement pour mémoire la fissure labiale ou bec de lièvre, l'occlusion des lèvres et des paupières, les imperforations des ouvertures naturelles, la fissure de l'appareil de la génération chez l'homme, l'hypospadias ou défaut de développement du canal de l'urèthre, le pied bot, l'adhérence des orteils, les mains palmées, les doigts surnuméraires, la cataracte congéniale, l'hydropisie ascite, les fractures et luxations des os au moment de l'accouchement; il est évident que l'histoire de ces maladies, et la description des procédés chirurgicaux ou orthopédiques qui leur sont applicables, ne seraient pas à leur place dans un manuel médical destiné aux mères de famille.

Je dirai cependant quelques mots de l'hydrocèle congéniale, mais si j'en parle c'est précisément pour mettre en garde les mères de famille contre une opération trop souvent proposée par les chirurgiens.

Hydrocèle congéniale.

Cette maladie est une accumulation d'eau dans la membrane séreuse qui enveloppe le testicule (tunique vaginale). Chez l'enfant la tunique vaginale présente une disposition qui n'existe plus chez l'adulte. Elle communique avec la cavité péritonéale, c'est-à-dire avec la membrane qui tapisse tous les organes contenus dans le ventre, en d'autres termes, elle communique avec le péritoine dont elle n'est, à cette époque de la vie, qu'une partie ou une dépendance. Chez l'adulte, l'eau qui forme l'hydrocèle est sécrétée par la tunique vaginale elle-même, dont les rapports avec le péritoine ont, depuis longtemps, cessé d'exister; cet isolement de la tunique explique l'innocuité de l'opération, les phénomènes inflammatoires qui en sont la suite ne s'étendent pas au delà, et la vie de l'opéré n'est jamais compromise.

Chez l'enfant nouveau-né, l'accumulation de sérosité dans la tunique vaginale vient du péritoine, et l'opération peut déterminer des accidents inflammatoires terribles et souvent mortels.

Il faut, par conséquent, rejeter absolument l'opération. Ce conseil est d'autant plus avantageux que la maladie dont nous parlons est facile à guérir.

Précisons d'abord les signes qui la distinguent :

L'hydrocèle congéniale s'étend jusqu'à l'anneau inguinal et présente, par conséquent, la forme d'une tumeur oblongue, molle et réductible en partie au moins, sinon en totalité : je dis réductible, cela signifie que l'enfant étant couché sur le dos, si l'on exerce sur la tumeur une pression avec les deux mains comme pour faire remonter l'eau dont elle est formée, celle-ci reflue dans le ventre, c'est-à-dire dans la cavité péritonéale.

L'hydrocèle non congéniale, celle dont la tunique vaginale seule fournit la sérosité, quand elle n'est pas très-volumineuse, se maintient à une certaine distance de l'anneau, et dans tous les cas, elle est résistante, dure et parfaitement irréductible. Ces deux variétés d'hydrocèle ne peuvent être confondues, la seconde exige l'opération, la première guérit par les moyens suivants :

On applique et l'on maintient sur le scrotum (enveloppe cutanée des testicules) des compresses imbibées de vinaigre aromatique ; on humecte les compresses trois fois par jour, et chaque fois on fait pendant une ou deux minutes, une friction douce avec le même topique.

Si dès les premiers jours on n'observe pas une diminution sensible de la tumeur, on se procure de la boue de remouleur que l'on mouille avec une macération d'écorce de chêne ou tan, et l'on en fait de petits cataplasmes que l'on applique sur la tumeur.

Au lieu de vinaigre aromatique, on peut employer exactement de la même manière l'acétate d'ammoniaque.

Enfin la pommade à l'iodure de plomb ou à l'iodure de potassium, que l'on trouve dans toutes les pharmacies, est un excellent résolutif.

Ces divers moyens employés isolément ou alternés suffisent pour faire disparaître promptement l'hydrocèle congéniale.

Il est une maladie nommée par les médecins boursouflement du scrotum. Elle se produit chez les enfants qui, en venant au monde, se sont présentés par le siége et n'ont été expulsés qu'avec de violents efforts.

Le scrotum présente alors une tuméfaction énorme, et le tissu cellulaire infiltré est tellement distendu qu'il peut être frappé de gangrène. Cette tumeur cède ordinairement aux résolutifs que j'ai signalés pour le traitement de l'hydrocèle en général. Quand la peau est gangrenée, le concours du chirurgien devient nécessaire.

Quant au boursouflement bénin ou infiltration, observé chez les enfants quelques jours après leur naissance, il est inutile de s'en préoccuper, il se dissipe spontanément.

Je ne dis rien de l'hydrocéphale congéniale ; cette maladie, qui a pour siége l'arachnoïde, membrane séreuse qui tapisse le cerveau et la moelle épinière, est une hydropisie incurable. La vie de l'enfant peut se prolonger dans des conditions telles que la mort semblerait préférable.

Engorgement des mamelles.

Quelques jours après la naissance, certains enfants présentent un engorgement notable des mamelles avec sécrétion d'une humeur glaireuse. Cette indisposition ne tarde pas à disparaître, on peut donc s'abstenir de la traiter ; cependant la résolution de cet engorgement est plus rapide si l'on oint les mamelles deux ou trois fois par jour avec du beurre frais non salé ou du suif de chandelle.

Du goître chez les nouveau-nés.

La glande thyroïde est plus volumineuse à proportion chez l'enfant que chez l'adulte.

Au moment de la naissance, il est difficile à déterminer si le volume exceptionnel de cette glande est normal ou s'il constitue une difformité passagère.

Le plus prudent est donc de s'abstenir de tout moyen curatif, attendu que l'iode et ses dérivés si utilement employés contre le goître, pourraient avoir une influence fâcheuse sur l'organisation si délicate de l'enfant. Il n'y a pas péril en la demeure, on ne risque donc rien en ajournant les remèdes à une époque où leur indication comme leur innocuité seront positivement démontrées.

Tétanos, ou trismus des nouveau-nés.

Cette maladie, essentiellement caractérisée par une contraction spasmodique des mâchoires, envahit bientôt le système musculaire tout entier. Le cou et les membres se raidissent, les doigts et les orteils se contractent, et cette effrayante immobilité est tantôt permanente, tantôt momentanément interrompue par des secousses convulsives qui semblent horriblement douloureuses.

La durée de cette maladie, presque toujours mortelle, varie de quelques jours à quelques semaines.

On l'observe rarement en France et dans les régions tempérées, mais elle est commune sous les tropiques, où elle frappe de préférence les petits négrillons.

Dans l'île de Cuba elle était encore en 1850 considérée comme fatalement mortelle. Actuellement, on assure que la teinture de chanvre indien y est employée quelquefois avec succès. On la donne aux petits enfants à la dose de quatre à cinq gouttes toutes les heures, le premier jour, et l'on augmente les jours suivants jusqu'à ce que l'on obtienne du sommeil.

De 1850 à 1854, époque à laquelle j'exerçais la médecine à la Havane, je chloroformisais les enfants tétaniques, le premier résultat était admirable, la raideur cessait comme par pur enchantement, et l'enfant paraissait endormi, malheureusement ce calme apparent durait peu. L'influence anesthésique du chloroforme s'évanouissait, et quelques minutes après, les symptômes tétaniques se montraient de nouveau. Je n'ai pas eu l'occasion d'essayer la teinture de chanvre indien, mais les faits si précis, relatés dans l'excellent ouvrage de M. Bouchut sur les maladies des enfants, coïncident avec les renseignements un peu vagues à la vérité qui m'ont été donnés sur la pratique actuelle des médecins havanais, et ces faits démontrent pertinemment la curabilité du trismus des nouveau-nés; il faut donc se féliciter de cette découverte, elle m'a paru assez importante pour être signalée dans ce manuel.

Contracture des extrémités.

La contracture des extrémités n'est pas une maladie essentielle, c'est un symptôme, observé dans le cours ou à la suite d'affections diverses dont nous aurons l'occasion de parler plus loin. Si je la mentionne ici, c'est que divers auteurs l'ont considérée comme une maladie à part, nécessitant une étude et une description spéciale. Ne partageant pas cette manière de voir, je crois pouvoir me dispenser d'en faire ici l'objet d'un paragraphe spécial.

En dehors des soins hygiéniques à donner au nouveau-né, ce que nous avons dit jusqu'à présent n'a pas un intérêt considérable au point de vue de l'aptitude médicale d'une mère de famille, mais les maux que nous allons étudier appellent sa plus sérieuse attention.

Tranchées. — Douleurs d'entrailles.

Si un enfant qui s'agite, semble inquiet, pousse des cris en se couchant et en ramenant les cuisses vers son ventre, dort mal, et rit pendant son sommeil, demande le sein, le prend avec avidité et l'abandonne aussitôt, cet enfant a des tranchées. Celles-ci, dans la plupart des cas, se manifestent en même temps qu'une diarrhée caractérisée par des selles vertes, d'une odeur aigre très-prononcée. Quelquefois cependant les tranchées coïncident avec la constipation; dans ce cas, les urines sont plus abondantes, et l'enfant enveloppé dans des langes est souvent mouillé jusque dans le voisinage des aisselles.

Nous avons indiqué plus haut le traitement de la constipation, il est inutile de nous répéter, c'est encore à l'électuaire de manne ou au sirop de chicorée qu'il faut avoir recours ; on les administre comme il a été dit ci-dessus (voy. p. 32).

Si l'enfant a le ventre libre, mais avec une diarrhée très-modérée, on le soulage immédiatement en appliquant sur son ventre un épiploon d'agneau ou de veau, trempé dans un mélange d'huile et d'eau de vie bien chaude (l'épiploon est cette membrane graisseuse qui flotte au-devant des intestins, et connue chez les bouchers sous le nom de coiffe).

On recouvre cette espèce de cataplasme d'un morceau de taffetas ciré, pour empêcher la trop prompte dessiccation.

Ce moyen appartient, il est vrai, à la catégorie des remèdes vulgaires, mais je le déclare excellent.

Si la diarrhée est plus abondante et présente les caractères dont j'ai parlé (couleur verte et odeur aigre), on joint à l'emploi du remède externe la potion homœopathique suivante.

Eau distillée ou bien eau commune, trois cuillerées à café, *calcarea carbonica* trentième dilution, un globule, à prendre en trois fois dans la même journée.

Cette affection étant ordinairement produite par la prédominance des éléments acides contenus dans la nourriture de l'enfant, la nourrice doit donc être soumise à l'usage d'une poudre, dont voici la formule :

Magnésie calcinée. . . . . . - 30 gr.
Bi-carb. de soude . . . . . 2 id. 50 centigr.

Écorce d'orange sèche et confite.   8 gr.
Semence de fenouil. . . . . . .   5 id.
Sucre blanc en poudre. . . . .   10 id.

Triturez et mêlez exactement.

Cette poudre corrige très-efficacement l'excès d'acide contenu dans le lait de la nourrice, celle-ci doit en prendre quatre ou cinq fois par jour une demi-cuillerée à café dans une grande cuillerée à bouche d'eau peu sucrée ; il faut, en même temps, qu'elle se prive d'aliments acides tels que salades, oseille, citron.

J'ai dit plus haut qu'une vie trop sédentaire ne convenait pas à la nourrice ; nous trouvons ici l'application de ce précepte, la personne qui demeure dans l'immobilité ne transpire jamais ; or la sueur, celle particulièrement que l'on a provoquée par un exercice modéré, est à la fois salée et très-acidulée, c'est un émonctoire utile dont ne profite pas la nourrice trop inactive. L'acide qui n'est pas rejeté par la sueur, existe cependant quelque part, le lait est un des produits sécrémentitiels qui s'acidifient le plus facilement. Le célèbre Rosen a parfaitement raison de dire que les tranchées sont fort communes chez les enfants de la campagne, surtout pendant l'été, lorsque la nourriture de la mère est principalement du lait aigre.

Il ajoute, avec non moins de raison, que si les femmes de la campagne n'étaient pas dans un mouvement continuel, ce qui par leur abondante sueur affaiblit en grande partie leurs acides, elles verraient presque toutes périr leurs enfants.

Donc, lorsqu'une mère ou une nourrice consomme habituellement une proportion notable d'aliments acides, il convient de la mettre à l'usage de la poudre formulée plus haut ou, à défaut de cette poudre, de lui faire prendre une fois par jour un peu de magnésie.

En agissant ainsi, non-seulement on guérit bien vite les tranchées des petits enfants, mais on prévient les graves maladies qui en sont très-souvent la suite.

En effet, il est bien constaté qu'un enfant dont les tranchées ne sont pas efficacement combattues, est exposé, beaucoup plus que les autres, non-seulement aux affections profondes des intestins, mais encore aux convulsions et à l'apoplexie.

Chute du rectum.

Un effet assez commun de la diarrhée négligée, c'est la chute du rectum. Ordinairement la réduction de l'intestin est facile, on le saupoudre avec un peu de suie de cheminée ou de la poudre de tan, et par une pression douce et méthodique on le force à franchir l'orifice de l'anus, mais la sortie de l'intestin se reproduit avec une grande facilité. On obtient une guérison solide en appliquant un bandage contentif, d'une extrême simplicité. On prend une bande de sparadrap large et longue comme celle dont j'ai parlé pour la cicatrice de l'ombilic; la saillie du rectum étant réduite, on rapproche exactement les deux fesses, et on les comprime assez fortement comme pour exercer une pression contre l'anus. On applique alors au point central de la pression le plein de la bande, dont les deux chefs sont ramenés en avant et se croisent sur les parois du ventre; cette bande a pour effet de maintenir solidement serrés l'un contre l'autre les deux globes charnus qui composent les fesses; et l'enfant ne peut évacuer si on ne le dégage pas de cette étreinte.

La bande est enlevée aussi souvent que cela paraît nécessaire pour les évacuations de l'enfant, mais on la replace aussitôt après; il est rare que ce traitement contentif ne soit pas suivi en quelques jours d'un succès complet.

Hernie ombilicale.

La hernie ombilicale exige le même pansement que la cicatrice ombilicale; seulement pour la hernie il convient de placer au-dessus de l'ombilic un petit emplâtre composé de la manière suivante :

Poudre de sang de dragon. 2 gr. 50 centigr.
Poudre de cachou. . . . 2 id. 50   id.
Tannin. . . . . 1 id. 50   id.
Térébenthine de Venise, . quantité suffisante.

Pour faire une masse emplastique plutôt dure que molle.

On prend sur cette masse de quoi former un emplâtre de la dimension et de l'épaisseur d'une pièce de 5 francs, que l'on met sur l'ombilic avant d'appliquer les trois bandes de sparadrap.

Cet emplâtre m'a rendu des services signalés, je ne dirai pas chez les enfants nouveau-nés, cela ne prouverait pas grand'chose, car la nature dans ces cas se suffit à elle-même ; mais de grands enfants et des adultes atteints de hernie inguinale, ayant porté sans résultat décisif d'excellents bandages, ont guéri radicalement en deux ou trois mois par l'usage constant de cet emplâtre confortatif.

Dentition.

Il y a peu d'époque rigoureusement fixe pour l'apparition des premières dents ; on lui assigne en générale le septième, le huitième ou le neuvième mois. Il y a des exceptions nombreuses, soit pour l'avance, soit pour le retard. Les deux incisives médianes de la mâchoire inférieure apparaissent les premières. Elles sont suivies des incisives médianes supérieures, viennent ensuite les deux incisives latérales, supérieures, et enfin les deux incisives latérales inférieures. Les quatre premières molaires apparaissent avant les canines, celles-ci se présentent à leur tour, et leur sortie est ordinairement un peu laborieuse. Les quatre secondes molaires terminent la première dentition : cette évolution dure généralement depuis le sixième ou septième mois de la naissance jusqu'au vingt-quatrième ou trentième.

A la fin de la quatrième année, deux autres molaires apparaissent à chaque mâchoire, celles-ci, comme les dernières qui poindront plus tard, sont définitives et font par conséquent partie de la seconde dentition, celle qui n'est pas comme la première sujette à se reproduire. A neuf ans, quatre molaires apparaissent encore, il ne manque plus alors que les quatre dernières, celles que l'on appelle vulgairement dents de sagesse, et dont l'apparition n'a pas d'époque fixe. Dans le courant de la septième et de la huitième année, les vingt dents primitives ou dents de lait tombent suivant un ordre correspondant à celui de leur sortie, et sont remplacées par les dents définitives. L'évolution dentaire telle que nous venons de la décrire, présente quelquefois des modifications exceptionnelles; ainsi les canines peuvent apparaître avant les premières molaires, les incisives médianes supérieures avant les inférieures; quelques dents de lait peuvent tomber et se reproduire deux fois et même trois fois, mais ces exceptions n'ont en définitive, aucun intérêt pratique.

Ce qui doit frapper l'attention, c'est l'influence de l'évolution dentaire sur la vie de l'enfant. L'existence de celui-ci n'est véritablement assurée qu'après la première dentition. Il est prouvé que le tiers des enfants succombe avant la fin de la deuxième année, jusqu'à cette époque décisive leur vie est donc bien incertaine.

Nous avons parlé des indispositions qui peuvent les atteindre avant la première dentition, voyons ce qui les menace pendant l'évolution dentaire.

Et d'abord posons en principe que depuis la naissance, jusqu'à la percée des premières dents, il convient de maintenir l'enfant à l'usage exclusif du lait maternel ou de sa nourrice; une alimentation plus solide ne serait pas en rapport avec ses organes digestifs ; elle le disposerait aux irritations gastriques, au vomissement, à la diarrhée, et ces indispositions réagissant sur le système nerveux si impressionnable de l'enfant pourraient troubler l'économie au point de nuire à l'évolution dentaire. Plus la santé du nourrisson est solide, plus la dentition s'effectue sans encombre, et le plus sûr moyen de le maintenir dans un état parfait, c'est de veiller à son alimentation : la meilleure, sans contredit, c'est le lait d'une bonne nourrice. Jusqu'à l'apparition des premières dents, il ne faut enfreindre la règle que dans le cas d'absolue nécessité.

Notons encore une chose; dès qu'un enfant de quatre à six mois paraît indisposé, on l'attribue ordinairement à la dentition ; on se trompe souvent, et cette idée préconçue fait perdre de vue le véritable caractère de l'indisposition ; celle-ci est négligée, et de cette erreur ou de cette ignorance peut résulter une maladie grave, que l'on aurait probablement conjurée.

Il faut donc examiner avec la plus profonde attention, il faut surtout connaître exactement les signes qui caractérisent une dentition difficile.

Ces signes les voici :

L'enfant porte souvent ses mains à sa bouche.

Il bave plus qu'à l'ordinaire.

Lorsqu'il tette, il presse plus vigoureusement que de coutume le sein de la nourrice.

Sa figure pâlit, ses yeux sont larmoyants et les joues semblent un peu tuméfiées.

Ses chairs perdent leur fermeté.

Le sommeil plus agité est quelquefois interrompu par des cris subits et perçants.

L'enfant soutient mal sa tête, il s'affaiblit visiblement, perd sa gaîté, sa vivacité, et devient morose.

S'il a l'habitude de manger des aliments solides ou demi-solides, il les refuse et ne veut que le sein.

Il repousse les boissons, qui semblent impressionner douloureusement les gencives.

Celles-ci sont quelquefois tuméfiées, chaudes et sensibles au toucher.

L'enfant devient timide et grognon, il suffit quelquefois de le regarder avec attention pour le faire pleurer.

Ces divers symptômes sont l'expression des efforts de l'organisme pour la percée des dents et de leur influence sur la santé générale de l'enfant, il faut donc venir en aide à la nature, il faut l'aider dans ce travail si laborieux, et voici comment on y réussit.

Dès que l'enfant touche à son quatrième mois, celle qui le nourrit doit souvent passer le bout du doigt sur les gencives, il y a dans cette douce pression un effet topique des plus favorables pour la gencive, dont la sensibilité s'amortit ; c'est le moment de donner à l'enfant un hochet d'ivoire, qu'il porte instinctivement à sa bouche et qu'il presse avec plaisir entre ses gencives.

S'il existe en quelque point de la rougeur et de la tuméfaction, il faut des moyens plus énergiques ; on a conseillé les émollients, les frictions douces avec l'huile d'olive ou le miel chaud, mon expérience est en contradiction formelle avec ces préceptes.

Règle générale : Quand une inflammation existe dans l'intérieur de la bouche, quelle que soit la partie qui en est le siége, il faut constater s'il y a tendance à la suppuration.

Les émollients et les adoucissants, comme dit le vulgaire, sont exclusivement réservés pour ces cas. Pour les autres, ils doivent être rigoureusement proscrits ; or si la percée dentaire détermine quelquefois l'inflammation de la gencive, elle ne provoque jamais la suppuration, aussi les émollients sont-ils parfaitement contre-indiqués.

Il faut, au contraire, des astringents ; j'ai souvent employé, et toujours avec succès, un collutoire

composé de miel rosat, d'alun et de laudanum.
En voici la formule :

Miel rosat. . . . . 30 grammes
Alun calciné . . . . 0 gr. 25
Laudanum de Rousseau . . 6 gouttes.

On trempe le bout du doigt dans ce liquide, et on touche le point enflammé, cette manœuvre se répète deux ou trois fois de suite et on la renouvelle quatre fois par jour ; j'ai cependant abandonné ce moyen, l'homœopathie en fournit de plus simples et de plus efficaces, je les indiquerai à la fin de ce chapitre.

N'oublions pas de noter qu'au premier signe d'inflammation ou de tuméfaction des gencives, on doit cesser de promener le doigt sur ces parties devenues douloureuses : on doit aussi enlever à l'enfant son hochet, tout contact d'un corps dur avec la partie enflammée devient évidemment nuisible.

On a conseillé l'incision de la gencive dans les cas où un point très-rouge et très-gonflé correspond à la dent qui va sortir. Les uns blâment cette opération, les autres l'approuvent, je n'y ai jamais trouvé grand bénéfice, et M. Bouchut, déjà nommé, donne dans son excellent ouvrage la relation d'un cas où l'incision de la gencive fut suivie d'une hémorrhagie et de la mort de l'enfant.

Nous avons dit qu'une dentition difficile déterminait assez souvent le larmoyement ; l'irritation sympathique de l'œil peut s'exalter ; on observe d'abord de la rougeur et bientôt une ophthalmie se déclare.

Cette ophthalmie coïncide le plus souvent avec la percée des canines, aussi le vulgaire les appelle-t-il *dents de l'œil*. L'inflammation oculaire peut revêtir un caractère inquiétant, et l'on a vu une ou plusieurs ulcérations se produire à la surface de la cornée ou miroir de l'œil. En général, cette affection atteint surtout les enfants lymphatiques et disposés aux scrofules, mais les autres n'en sont pas toujours exempts ; il faut dès le principe faire usage du collyre suivant :

Eau distillée	25 grammes.
Sulfate de zinc.	0 gr. 05 cent.
Laudanum de Sydenham .	8 gouttes.

Une goutte dans l'œil quatre fois par jour.

L'application de ce collyre est très-facile, un aide se charge d'entr'ouvrir la paupière, une autre personne recueille dans une plume largement taillée, ou dans un petit godet en papier, une certaine quantité de collyre, se rapproche de l'œil malade jusqu'à effleurer la paupière, et laisse tomber à la surface de l'œil, autant que possible à l'angle externe, une goutte du collyre.

Si l'ulcération est formée, on la touche deux fois par jour avec un pinceau trempé dans le laudanum de Sydenham ; on laisse de côté le collyre de sulfate de zinc, pour y revenir lorsque l'ulcération est cicatrisée.

Le contact du laudanum avec la cornée détermine une vive cuisson, l'enfant pousse des cris, mais il ne faut pas s'en inquiéter, cette cuisson est passagère et l'application du laudanum ne présente aucun danger.

Un accident plus grave que l'ophthalmie, c'est la crise convulsive.

Cette crise, l'épouvante des mères de familles, s'observe plus particulièrement chez les enfants dont la dentition est retardée ; on doit surtout la prévoir quand le nourrisson devient subitement sujet aux frayeurs, quand il ne dort plus, quand il grince des dents, quand les lèvres sont tremblantes.

Ces convulsions ressemblent ordinairement aux autres, et comme elles, leur caractère est variable ; ce sont tantôt des contractions des membres, des mouvements cloniques, tantôt une raideur tétanique, tantôt une distorsion de la face, un strabisme, une divergence des regards. Quelquefois le cerveau paraît exclusivement sous l'empire de la douleur.

Dans l'exaspération de la douleur, l'enfant devient subitement immobile et comme en léthargie. La lumière est sans action sur ses yeux, il regarde sans voir, le visage est pâle, les membres inertes, le pouls lent et la peau sans chaleur. L'innervation est comme épuisée et la vie semble près de s'éteindre.

Quelques mères de famille prennent pour des convulsions les mouvements trop énergiques de leur enfant ; il existe un moyen certain de ne pas se tromper ; l'enfant qui souffre et qui s'agite, s'il crie, n'est pas dans un état convulsif ; l'effet constant de la convulsion, c'est de supprimer immédiatement les cris et de tarir les larmes. Quelle que soit la conviction d'une mère sur les violentes contractions de son enfant, quel que soit son récit pour persuader au médecin qu'elle a été témoin d'un accès convulsif, la première question à lui adresser est celle-ci : l'enfant criait-il ? S'il criait, ce n'était pas une convulsion.

On assure que l'on prévient ces accidents si terribles, pendant l'époque de la première dentition, par l'usage des bains tièdes. Il faut, bien entendu, prendre les plus minutieuses précautions pour ne pas exposer les enfants au refroidissement après la sortie du bain.

On recommande également et d'une manière générale, d'éviter, à cette époque, l'humidité l'air froid, les courants d'air, en un mot, tout ce qui peut être une cause de fluxion.

La mère de famille doit éviter d'exposer à l'air du soir, à l'air du matin, aux voyages de nuit, l'enfant qui fait ses dents.

Si les convulsions se déclarent, les allopathes recommandent encore les bains, les lavements purgatifs et les sinapismes appliqués avec discernement.

Dans les cas très-graves, ceux où le cerveau paraît plus fortement menacé, on préconise les petites saignées générales par quelques sangsues derrière les oreilles, ou aux mâchoires.

On a prescrit les narcotiques, surtout la belladone,

les frictions à la surface de la peau, les bains additionnés de lait, les anti-spasmodiques, tels que le castoréum, le musc, l'assa-fœtida, administrés en lavements. Tous ces moyens ont leurs indications, tous, par un emploi convenable, peuvent amener de bons résultats, mais les remèdes homœopathiques, dans cette circonstance, comme dans la plupart des maladies des enfants, ont une supériorité incomparable ; ils seront énumérés plus loin dans un court chapitre, où seront indiqués les médicaments homœopathiques applicables à tous les accidents de la dentition.

Les enfants qui font leurs dents sont rarement constipés. Ceux qui le sont doivent être mis à l'usage de l'électuaire de manne ou du sirop de chicorée, comme il a été dit au chapitre qui traite de la constipation.

La diarrhée est fréquente pendant la dentition. Quand elle est modérée, et non compliquée de tranchées, il ne faut rien faire pour l'arrêter, car dans cette limite elle est salutaire plutôt que nuisible ; intempestivement arrêtée, rien dans l'économie ne remplacerait son effet révulsif, et le cerveau subirait toute la réaction produite par le travail qui s'opère dans les os maxillaires et les gencives.

Un cours de ventre considérable est toujours nuisible ; j'appelle considérable celui qui donne plus de cinq ou six selles par jour. On reconnaît particulièrement sa gravité à la couleur verte des selles, c'est le signe non équivoque d'inflammation de la muqueuse intestinale, et si l'on y voit quelques traces de sang, une violente entérite est imminente. Les bains de son, les lavements préparés avec l'amidon et l'infusion de têtes de pavots, l'eau gommée et albumineuse (on prépare l'eau gommée albumineuse en battant deux blancs d'œuf dans un verre, et l'on édulcore avec du sirop de gomme), tels sont les moyens les plus usités. L'homœopathie mérite la préférence.

Il me resterait à parler des éruptions si souvent observées pendant l'évolution dentaire ; le vulgaire les appelle feux de dents. Ce sont, en général, des irritations superficielles de la peau, des pityriasis ou dartres farineuses, des érythèmes, maladies que nous avons décrites à part. Comme elles sont beaucoup moins qu'on ne le croit sous la dépendance du travail de la dentition, je ne m'y arrête pas ici ; on trouvera dans un chapitre spécial tout ce qu'il est utile de connaître à ce sujet.

Voici maintenant les remèdes homœopathiques les plus utilement employés contre les divers accidents qui peuvent accompagner la dentition.

Si la fonction est en retard, c'est-à-dire si du sixième ou septième mois, les premières incisives n'ont pas encore paru, ou si le travail de la percée étant évidemment commencé, les dents tendent trop à apparaître ; on administre chaque jour *calcarea-car-*

bonica 30° un globule le matin dans une cuillerée à café d'eau fraîche et un le soir.

Si l'enfant a de la fièvre, on lui donne *aconit ;* on met une goutte de teinture mère d'aconit dans un quart de verre d'eau fraîche, on agite fortement ce mélange dans un flacon parfaitement propre, et l'on en donne à l'enfant une cuillerée à café toutes les heures, jusqu'à ce que la fièvre soit calmée.

Si la face est colorée, et si l'on observe en même temps du gonflement aux gencives, de la diarrhée ou des vomissements, on administre *belladone.*

Quatre globules 30° dans cinq cuillerées à bouche d'eau fraîche, pour composer une potion dont l'enfant devra prendre une cuillerée à café toutes les heures jusqu'à diminution sensible des symptômes.

Si, après vingt-quatre heures, l'amélioration est peu marquée, on remplace *belladone* par *camomille*, que l'on administre de la même manière.

S'il y a à la fois de la fièvre et de la constipation, on donne un jour *bryone* et le lendemain *nux*, deux globules 30° dans trois cuillerées à café d'eau fraîche, à prendre une le matin, une à midi et une le soir ; après *nux* on revient à *bryone* et ainsi de suite, jusqu'à ce que la constipation ait cessé. Contre la diarrhée avec douleurs intestinales très-vives et traces de sang dans les selles, *mercurius corrosivus*, deux globules 30° dans trois cuillerées d'eau, à prendre une le matin, une à midi, une le soir.

S'il n'y a pas de fièvre, mais seulement constipation, le sirop de chicorée et l'électuaire de manne, employés comme il a été dit, sont préférables.

Contre les convulsions, on recommande *belladonne*, *camomille* et *jusquiame*, alternées de vingt-quatre heures en vingt-quatre heures : on commence par trois globules de belladone 30e dans huit ou dix petites cuillerées à café d'eau claire, à prendre une chaque deux heures ; on continue par camomille, on finit par jusquiame, et si les convulsions paraissent encore imminentes, on recommence.

Contre l'ophthalmie, on emploie tour à tour *sulphur et pulsatille*; on commence par *sulphur* à la dose de deux globules 30e dans trois cuillerées à café d'eau fraîche à prendre dans la journée en trois fois ; on continue le même médicament trois jours de suite et l'on passe à pulsatille que l'on donne à la même dose et de la même manière.

Seulement pendant que l'on fait usage de cette médication interne, il faut employer aussi le collyre ou sulfate de zinc, dont nous avons donné plus haut la formule.

Ici je termine tout ce que j'avais à dire sur la dentition, je pense n'avoir omis aucun détail essentiel, cependant il est de graves maladies comme certaines entérites compliquées ou non compliquées d'anémie, qui se déclarent et poursuivent leur cours pendant la dentition; j'aurais pu les décrire, mais cette description sera mieux placée dans le chapitre destiné aux affections des membranes muqueuses.

Vers intestinaux.

Longtemps on a attribué la plupart des maladies de l'enfance à la présence des vers dans les voies digestives ; cette opinion s'est bien modifiée et les médecins actuels tombent peut-être dans une exagération opposée.

Il est positif que la présence de quelques vers dans l'intestin d'un enfant ne constitue pas à elle seule une maladie, car on en trouve dans les déjections de sujets vigoureux et bien portants ; mais il est non moins positif que ces parasites peuvent exercer sur le système nerveux, et par conséquent sur l'économie tout entière une influence dont les effets ne sont que trop alarmants ; il existe donc une maladie vermineuse et nous allons la décrire.

La présence des vers dans les intestins se décèle aux symptômes suivants :

Couleur changeante du visage ; il est tantôt pâle, tantôt rouge ; parfois rougeur d'un seul côté.

Demi-cercle livide autour des yeux.

Pupille quelquefois très-dilatée.

Gonflement du nez et démangeaison des narines.

Fréquents maux de tête.

Langue sale et sablée d'un piqueté rouge très-prononcé.

Salive abondante, haleine forte et d'une odeur particulière que je ne saurais définir ; c'est comme un mélange de fade, d'aigre et de putride ; parfois appétit vorace et quelquefois dégoût des aliments ; la bouche est pleine de salive, celle-ci pendant le sommeil coule sur l'oreiller, l'enfant se couche volontiers sur l'estomac et grince des dents en dormant.

Douleur piquante dans les entrailles, surtout dans le voisinage du nombril.

Enflure subite et douloureuse du ventre.

Rugissement des intestins, borborygmes, bruit de roulement, grandes selles fétides, maigreur malgré un grand appétit et une nourriture abondante.

Quelquefois syncope le matin.

Chatouillement insupportable à l'anus (ce dernier symptôme signale la présence des oxyures à la partie inférieure des gros intestins) les oxyures sont de petits vers blancs courts et minces d'un quart à un demi-centimètre de longueur ; ils se tiennent dans le rectum et franchissent quelquefois l'anus, où ils habitent dans les plis de la muqueuse.

Les vers qui ressemblent aux vers de terre sont des lombrics. Ils atteignent jusqu'à quarante centimètres de longueur.

Le ténia ou ver solitaire n'existe jamais chez les enfants nouveau-nés, très-rarement chez les enfants à la mamelle, mais assez fréquemment dans la seconde enfance ; les signes que nous avons décrits s'appliquent indifféremment à ces trois espèces de parasites, mais dix-neuf fois sur vingt, ils sont dus à la présence des lombrics.

Air triste, morosité, indolence, inaptitude au travail. Extrême irritabilité, disposition à la fureur, accès convulsifs et même épileptiformes, évanouissement, hydrophobie, tétanos, coma, chorée et quelquefois perte momentanée de la raison.

Il est évident que tous ces symptômes n'existent pas à la fois chez le même sujet. Les plus fréquents comme les plus caractéristiques sont les premiers que nous avons décrits, ceux qui ont pour support la face et les voies digestives.

Un des signes les plus sûrs, c'est le soulagement éprouvé par l'enfant après avoir bu un verre d'eau fraîche.

Le signe le moins équivoque, c'est l'expulsion des vers.

L'examen des matières fécales au microscope est un moyen excellent de s'assurer de la présence des vers dans l'intestin ; il y signale, sans erreur possible, la présence des œufs des divers ascarides ; malheureusement ce moyen n'est pas à la portée des mères de famille.

TRAITEMENT.

La première de toutes les conditions pour triompher définitivement de la disposition vermineuse, c'est une bonne hygiène. L'enfant doit respirer un air pur, teter un lait de bonne qualité, prendre le moins possible des aliments farineux ou des fruits verts, peu ou point de mets sucrés, enfin rien de ce qui peut constituer une mauvaise alimentation.

Les remèdes préconisés contre les vers sont innombrables ceux que je vais indiquer sont suffisants et à la portée de tout le monde.

Voici d'abord le sirop de M. Cruveilhier :

Follicule de séné. . .
Rhubarbe . . . . .
Semen-contra . . .
Mousse de Corse. .   } 4 grammes de chaque.
Fleur de tanaisie. .
Petite absinthe. . .

Infusez dans 240 grammes d'eau chaude. Après un quart d'heure passez et ajoutez une quantité suffisante de sucre pour faire un sirop, que l'on donne à l'enfant à la dose d'une cuillerée chaque matin.

Cette préparation que l'on peut obtenir dans n'importe quelle pharmacie, est un excellent vermifuge. En voici une autre :

Poudre de semen-contra de 1 à 6 grammes suivant l'âge de l'enfant. Miel, quantité suffisante, à prendre le matin à jeûn, trois jours de suite.

Le semen-contra n'a que l'inconvénient d'inspirer par son arome un dégoût insurmontable à certains enfants.

AUTRE REMÈDE.

Santonine. . . . . . 4 grammes.
Sucre. . . . . 150 —
Gomme. . . . . . . 2 —

Pour 144 pastilles on en prend de 2 à 6 par jour, jusqu'à ce que les vers soient expulsés.

On trouve ces pastilles dans toutes les pharmacies.

Le calomel est un puissant vermifuge, on le donne à la dose de 5 centigrammes par jour dans une pastille, ou dans une cuillerée de bouillie; il présente l'avantage d'être pris sans difficulté par l'enfant, mais il a quelquefois dès le premier jour l'inconvénient de purger fortement, on doit alors en suspendre l'usage.

L'emplâtre suivant m'a rendu en mainte circonstance les plus grands services; j'en ai fait surtout usage chez des sujets d'une indocilité extrême, entretenue d'ailleurs et fortifiée par l'incroyable faiblesse de la mère. Impossible de leur faire accepter autre chose que les aliments auxquels ils sont accoutumés; ils ont une malice et une sagacité inouïes pour deviner qu'un médicament est caché dans les choses qui leur sont offertes, et il n'y a rien à obtenir ni des caresses, ni des menaces. Je leur faisais appliquer sur la région ombilicale, le topique dont voici la formule :

Galbanum . . . ⎫
Assa fœtida. . . ⎬ parties égales.
Styrax. . . . . ⎭
Huile de pétrole 6 gouttes

pour un emplâtre de 6 ou 7 centimètres de diamètre et de 4 millimètres d'épaisseur.

On le place à demeure, et on le maintient par une bande convenablement placée jusqu'à ce qu'un effet vermifuge se soit produit. Je l'employais dans le principe comme adjuvant, c'est-à-dire concurremment avec les vermifuges internes, mais plus tard j'en ai fait usage isolément et presque toujours avec un plein succès, surtout chez les petits enfants au-dessous de trois ans.

On a préconisé les poudres de zinc, de charbon, les semences de citrouilles, la spigélie, l'absinthe marine, etc. On peut s'en tenir, contre les ascarides lombricoïdes, aux moyens que je viens de signaler.

Les ascarides vermiculaires ou oxyures exigent une médication spéciale.

Ils sont tenaces et ils se reproduisent avec une étonnante rapidité.

On doit les attaquer directement par les remèdes parasiticides.

On recommande les lavements composés d'une décoction de deux gousses d'ail dans du lait.

Ou bien de la décoction de 30 grammes de suie dans 100 grammes d'eau.

Ou bien encore une injection de 25 à 30 centigrammes de calomel dans un jaune d'œuf.

Ces moyens sont bons, mais l'onguent napolitain directement porté sur le rectum est bien autrement efficace.

On incorpore 5 à 6 centigrammes de ce médicament dans 5 grammes de beurre de cacao pour faire un suppositoire que l'on introduit dans le rectum. Il est rare que les oxyures résistent à ce moyen.

Les ténias sont également combattus par des remèdes spéciaux.

On reconnaît leur existence aux fragments ou anneaux expulsés dans les selles de l'enfant. Ces anneaux, assez semblables par leur aspect à de très-petites graines de courges, passaient autrefois pour des êtres complets, et constituaient aux yeux des médecins une espèce particulière de parasites qu'ils nommaient cucurbitins.

Ce sont des fragments de ténia, tantôt morts, tantôt vivants, et animés de mouvements très-appréciables.

Leur présence dans les déjections est la seule base d'un diagnostic non équivoque.

Ce ver atteint quelquefois une longueur énorme, et chacun de ses anneaux constitue un germe qui peut produire un ténia complet. L'extrémité supérieure ou tête est extrêmement adhérente à l'intestin, et tant qu'elle n'est pas expulsée, le mal subsiste, le corps entier du ténia eût-il été rejeté au dehors.

On emploie contre ce parasite divers spécifiques, les meilleurs sont l'écorce de racine de grenadier et le kousso ; la fougère mâle, et la limaille de zinc ne sauraient leur être comparées.

On a obtenu de beaux succès avec les semences de citrouilles.

L'inconvénient des médications contre le ténia,

c'est l'énormité de la dose à faire prendre à l'enfant.

Le ténia est donc chez l'enfant une des maladies exceptionnelles pour lesquelles l'intervention du médecin me paraît indispensable.

Il me reste à énumérer les remèdes conseillés par les homœopathes.

Si le ventre est dur, gonflé, avec selles très-rares ou constipation, on donne un jour *cina* et le lendemain *nux vomica,* ainsi de suite alternativement, 4 globules de cina 6ᵉ dans trois cuillerées à café d'eau fraîche à prendre une le matin, une à midi et une le soir ; 2 globules seulement de nux 30ᵉ dans la même quantité d'eau à prendre une cuillerée le matin, une à midi et une le soir.

S'il y a de la diarrhée, on donne encore *cina,* mais le jour suivant pulsatille, et puis *mercurius vivus,* et enfin *sulphur* de la même manière et aux mêmes doses que *nux.*

S'il y a des convulsions, on administre belladone et jusquiame.

Je dois ajouter que les médicaments allopathiques agissent contre les affections vermineuses avec beaucoup plus d'efficacité. Donc, si peu de jours après la médication homœopathique les vers ne sont pas franchement expulsés, il faut revenir et s'en tenir exclusivement à l'usage des spécifiques recommandés plus haut.

Maladies inflammatoires.

Les maladies dont nous allons parler n'appartiennent pas exclusivement à l'enfance, mais elles revêtent à cette période de la vie une physionomie spéciale, et méritent à ce titre d'appeler sérieusement notre attention.

Les organes et les tissus de l'enfant, sont, nous l'avons déjà dit, d'une délicatesse et d'une sensibilité extrêmes; il suffit du frottement le plus léger pour irriter la peau, la rougir d'abord et plus tard l'excorier profondément.

Cet effet est particulièrement sensible dans les plis cutanés, que l'on observe ordinairement au cou, aux aines et autres parties du corps.

Nous avons dit que, dans les maladies aiguës, celles qui s'accompagnent d'un mouvement fébrile très-prononcé, l'exubérance de la réaction, ne donnait pas au mal le temps de déterminer de profondes altérations anatomiques; mais lorsque l'inflammation existe sur des tissus dont l'altération ne menace pas prochainement l'existence, la suppuration se déclare avec une grande facilité.

Rarement le tissu cellulaire s'enflamme sans que la maladie aboutisse à un abcès. On a vu, à la suite d'un simple refroidissement, se produire des fièvres suppuratives, et l'on a compté jusqu'à trente abcès sur le même enfant.

Le premier effet de l'inflammation est de ramollir les tissus ; or la trame organique présentant, dans les premières années de la vie, moins de solidité, moins de résistance qu'à un âge plus avancé, on comprend que chez les enfants, les maladies inflammatoires ont une gravité exceptionnelle.

Le ramollissement inflammatoire s'observe surtout dans la membrane muqueuse gastrique et intestinale, et l'on en voit la preuve dans la dégénérescence gélatiniforme des parois de l'estomac chez les jeunes sujets.

Les fractures des os établissent encore les conditions spéciales qui résultent de la mollesse des tissus dans les premières années de l'enfance.

En effet, le ramollissement des extrémités fracturées est le travail qui précède toujours leur réunion ; or douze jours suffisent à la consolidation d'une fracture du bras ou de la cuisse chez un nouveau-né ; chez l'adulte il faut de quatre à six semaines, et plus encore chez l'homme fait.

De ces préliminaires on peut tirer les conclusions suivantes que j'emprunte à l'ouvrage si remarquable, mais incomplet, de M. Richard de Nancy, sur les maladies des enfants.

La principale modification imprimée aux tissus par l'inflammation est le ramollissement : c'est un pas rétrograde vers leur état primordial.

Cette modification s'établit promptement et avec une grande facilité chez les jeunes sujets.

L'inflammation des organes enfermés dans les

cavités viscérales, le cerveau, les poumons, les diverses parties et annexes de l'appareil digestif, est plus certainement dangereuse pour l'enfant que pour l'adulte.

Les phlegmons passent presque toujours à la suppuration chez les enfants; la résolution de l'inflammation y est rare.

Chez eux l'inflammation adhésive est plus prompte. Cette circonstance tient à ce que le ramollissement précède l'adhérence des surfaces entre lesquelles elle doit s'accomplir; c'est la seule circonstance où l'inflammation soit moins défavorable chez l'enfant que chez l'adulte.

Quoique la terminaison par résolution soit rare chez l'enfant, on la remarque cependant dans le tissu de la peau qui, par sa position comme limite extrême entre le corps extérieur et l'organisation, jouit d'un développement plus précoce que les autres parties.

Je demande pardon à mes lectrices de leur administrer quelquefois une page de théorie, mais les considérations qui précèdent, faciles à comprendre, je l'espère, conduisent si directement à la pratique, c'est-à-dire à une bonne et rationnelle médication, que je trouve une véritable utilité à me départir, dans certaines circonstances, de ma déclaration faite à la première page de ce livre, à savoir que je déserterai volontairement et systématiquement le champ de la théorie; en dépit de ma résolution, je suis parfois invisiblement ramené sur ce terrain, mais c'est au bénéfice des mères de famille, qui pourront juger plus rationnellement la valeur et l'autorité de mes conseils.

Inflammation de la peau. — Érysipèle.

L'érysipèle est presque toujours le résultat d'une irritation consécutive à une plaie accidentelle ou spontanée de la peau. Chez le nouveau-né et l'enfant à la mamelle, c'est une maladie extrêmement grave. Nous avons dit qu'il était souvent produit par l'inflammation de l'ombilic; il a quelquefois pour point de départ les boutons de la vaccine, les pustules d'impétigo (gourme ou râche), les gerçures des membres et du scrotum, etc. Pour qu'un enfant soit atteint d'érysipèle, il faut une prédisposition spéciale, car cette affection n'accompagne pas toujours les altérations de la peau que nous venons d'énumérer ; presque toujours cette prédisposition existe sous l'influence de mauvaises conditions hygiéniques. Les enfants des pauvres en sont plus souvent les victimes, et cette épidémie s'observe fréquemment dans les hôpitaux où les petits enfants sont agglomérés, surtout lorsque dans la même localité il existe une épidémie de fièvre puerpérale.

La maladie est tantôt fixe, tantôt ambulante. Elle est ordinairement précédée de fièvre, mais elle peut se déclarer sans trouble apparent dans l'état général.

Aussitôt que l'érysipèle se déclare, la fièvre s'allume, alors même qu'elle n'a pas précédé l'invasion de la maladie ; la peau rougit, sa chaleur augmente et le pouls s'accélère.

En pressant du doigt la peau rouge et luisante, on détermine de la douleur et l'on produit une tache blanchâtre qui disparaît presque aussitôt que la pression a cessé.

Du point où le mal a débuté, l'inflammation court et envahit les parties voisines ; au fur et à mesure que des points nouveaux sont atteints, les parties qu'elle a parcourues reprennent leur aspect normal, se dégonflent et deviennent le siége d'une desquamation, c'est-à-dire qu'elles perdent leur épiderme et font, comme on dit, peau neuve.

Quand l'érysipèle n'est pas circonscrit, s'il est franchement ambulant, il se propage dans tous les sens, jusqu'à ce qu'il ait atteint la surface cutanée tout entière : il arrive même que la maladie revient sur les points primitifs, mais dans ce cas, elle procède par bonds capricieux, et ne rétrograde point sur ses pas.

Rarement la face en est le siége ; si elle est atteinte, elle présente une tuméfaction très-prononcée, beaucoup moins cependant que chez les adultes.

Pendant le cours d'un érysipèle ambulant, on remarque la paleur de la face, la décoloration des lèvres, des cris, de l'agitation, une fréquence et une faiblesse extrême des pulsations artérielles ; souvent des vomissements, de la diarrhée, des convulsions.

Sa durée varie de trois à cinq semaines.

Mal combattu, sa terminaison est souvent fatale.

L'érysipèle résultant de la chute du cordon ombilical fait périr la moitié des enfants qui en sont atteints.

Ceux-ci ne succombent pas toujours à la réaction produite par cette terrible maladie, la mort est quelquefois le résultat de la suppuration et de la gangrène de la peau, mais ces redoutables accidents, j'ose l'affirmer, seraient excessivement rares si dès le principe on recourait à une médication convenable.

On recommande expressément de surveiller la chute du cordon, et s'il y a la moindre suppuration, de déterminer promptement une bonne cicatrice par les meilleurs pansements. L'emploi de la pommade cicatrisante dont je donnerai la formule (1), en parlant des affections externes, remplit à merveille cette indication.

On a préconisé les fomentations émollientes (c'est un moyen détestable), les bains émollients ou astringents, les onctions avec l'onguent mercuriel à l'intérieur, la teinture de perchlorure de fer, à la dose de deux gouttes dans une cuillerée d'eau sucrée, toutes les deux heures, et chaque deux ou trois jours un léger purgatif avec l'huile de ricin ou le calomel.

____

(1) Voyez, à la fin de ce volume, le chapitre intitulé : *Pharmacie des Mères de famille.*

5.

On a fait usage extérieurement de la solution de nitrate d'argent ou de sublimé corrosif, de lotions au quinquina ou à l'acétate de plomb.

On a fait bien autre chose encore et les succès ont été si exceptionnels que M. Bouchut, l'un des savants les plus autorisés en cette matière, n'a pas hésité à formuler l'aphorisme suivant :

L'érysipèle des nouveau-nés est presque toujours mortel.

A cet aphorisme j'en oppose un que les mères de familles trouveront probablement plus consolant :

Convenablement traité dès le principe, l'érysipèle des nouveau-nés est très-rarement mortel.

Quel est donc mon traitement? Il est bien simple ; extérieurement la poudre d'amidon ou mieux encore la farine de seigle ; intérieurement la belladone administrée homœopathiquement.

On saupoudre trois fois par jour avec la poudre ou la farine toutes les parties malades ; on fait dissoudre deux globules de belladone trentième dans quatre cuillerées à café d'eau fraîche, et l'enfant en prend une toutes les deux ou trois heures dans le courant d'une journée ; j'ai vu ce traitement enrayer presque soudainement des érysipèles qui s'étaient déclarés au milieu des symptômes les plus alarmants. Je le conseille avec entière confiance aux mères de famille, et j'affirme qu'en l'administrant au début de la maladie, elles auront des succès que leur envieraient les plus habiles médecins.

Intertrigo ou gerçures.

Les gerçures de la peau se montrent surtout chez les nouveau-nés et les enfants très-gras. On les observe aux plis de l'aine, du cou et de l'aisselle.

La peau rougit, se dépouille insensiblement de son épiderme, et suinte comme une membrane muqueuse. Abandonnées à elles-mêmes, ces gerçures peuvent s'ulcérer, et déterminer des inflammations profondes ; les soins de propreté en triomphent facilement. On les lave à l'eau de son, et les parties étant bien essuyées avec un linge fin, on les saupoudre avec de l'amidon.

Teigne muqueuse, Croûte laiteuse, Impétigo, Gourme, Humeur de rache.

Sous ces dénominations diverses on désigne une maladie spéciale dont la peau est le siége, maladie principalement caractérisée par des éruptions et un suintement de matière visqueuse qui se concrète à la surface cutanée.

Cette maladie qui semble jusqu'à un certain point donner raison aux théories humoristiques des anciens médecins, est due probablement à l'imperfection de l'acte digestif. Des sucs non assimilables que les intestins auraient dû rejeter, passent dans la circulation, ils ne peuvent entrer dans la trame organique, et la peau faisant office d'émonctoire, les rejette sous les formes que nous allons décrire.

On conçoit que la nature du lait dont l'enfant se nourrit, le tempérament de la nourrice, les farineux donnés prématurément, la dentition, en un mot tout ce qui influe sur la nutrition joue un rôle dans l'apparition de cette maladie.

Les enfants nés de parents scrofuleux ou nourris par une femme scrofuleuse, sont plus particulièrement et plus fortement atteints.

Elle peut attaquer les enfants peu de mois après leur naissance, elle peut se perpétuer longtemps après le sevrage, et malgré les soins les plus intelligents.

Son aspect est très-variable, et les médecins ont établi des distinctions nominales qu'il est inutile de faire connaître à mes lecteurs.

Tantôt la matière de l'exsudation est jaunâtre, concrète, attachée à la surface de la peau, semble protéger celle-ci et se reproduit si on l'arrache.

Tantôt c'est une matière humide et visqueuse, s'attachant aux drapeaux de l'enfant, et les collant à son corps de manière à ne pouvoir en être séparés sans douleur.

Elle apparaît d'abord sous la forme de taches rouges surmontées d'une pustule aplatie, qui s'ouvre et laisse échapper un liquide concret et adhérent.

L'éruption est plus ou moins étendue, plus ou

moins confluente ; elle apparaît le plus ordinairement sur le cuir chevelu, les sourcils, la face, les
oreilles, la partie interne des cuisses et la région
fessière, elle peut tapisser entièrement la face et
le cuir chevelu et les recouvrir comme d'une calotte
et d'un masque. Quand elle atteint la paupière, elle
peut franchir l'ouverture palpébrale, atteindre la
surface du globe oculaire, déterminer des ophthalmies
violentes et rebelles.

Ces éruptions que les médecins nomment impé-
tigineuses ont cela de particulier qu'elles ne laissent
pas la moindre trace sur les surfaces qui en ont été
le siége ; cependant, si le mal envahit les replis de
la peau, il peut en résulter des ulcérations qui laissent
au col des cicatrices indélébiles.

Sous l'influence des croûtes laiteuses, les glandes
voisines s'engorgent, et si un courant d'air froid
vient dans cette circonstance frapper la surface malade, il se forme un abcès qui s'ouvre presque toujours derrière les oreilles.

Ces éruptions ne présentent ordinairement aucun
danger, excepté lorsque la face et le cuir chevelu,
étant complétement envahi, une violente ophthalmie
se déclare.

On se borne donc, en général, aux soins de propreté, et l'on croit bien faire, parce que la disparition prématurée de l'exsudation entraîne presque
toujours des conséquences fâcheuses.

Cependant l'impétigo ou la croûte laiteuse est évidemment une maladie, et je pense qu'il faut la guérir ; il est vrai qu'elle est ordinairement sans danger, mais il est vrai aussi qu'elle peut revêtir un caractère qu'il faut essayer de prévenir. Je conviens que les répercussifs, c'est-à-dire que les topiques externes qui peuvent déterminer la disparition soudaine de l'exsudation, compromettraient sérieusement la santé et peut-être la vie de l'enfant, aussi n'est-ce pas à cette classe de médicaments qu'il faut avoir recours.

C'est encore l'homœopathie qui nous fournira les moyens les plus sûrs :,

Calcarea carbonica, *Silicea*, *Sulphur*, *Belladone*, *Rhus-tox*.

On débute par *Calcarea*, 2 globules 30e dans deux cuillerées d'eau fraîche, à prendre une le matin et une le soir ; après cinq jours on continue par *Sulphur*, administré de la même manière ; après cinq autres jours on donne *Silicea*, toujours à la dose susdite ; on termine enfin par *Belladone* s'il y a des glandes engorgées et par *Rhus* si la peau est le siége de cuissons ou de vives démangeaisons ; on revient ensuite à Calcarea, puis à Sulphur, etc.. et ainsi de suite jusqu'à guérison complète.

Extérieurement on doit se borner à toucher les croûtes à demi desséchées avec du cérat simple préparé sans eau ; on fait chauffer dans un petit vase trois grandes cuillerées d'huile d'olive, et l'on y ajoute gros comme une forte noix de cire blanche ou vierge ; quand la cire est fondue, on retire du feu, on agite avec un bâtonnet ou une spatule, et on laisse refroidir ; c'est ce que j'appelle le cérat de famille, excellente pommade bien préférable au cérat ordinaire qui contient de l'eau, se rancit et favorise beaucoup moins la cicatrisation.

Quant à l'ophthalmie dont j'ai parlé, je ne désigne ici aucun traitement, parce qu'elle rentre dans la classe des ophthalmies lymphatiques ou scrofuleuses, dont nous parlerons longuement plus tard. (Voy. la table.)

Ajoutons à ces préceptes que nulle précaution hygiénique ne doit être négligée. Il faut redoubler d'attention, surveiller la nourrice, la faire examiner s'il y a lieu, et ne donner à l'enfant que l'alimentation nécessaire qui convient à son âge et à son tempérament. Les détails donnés précédemment à ce sujet nous dispensent d'insister davantage.

Teigne.

L'enfance est le seul âge de la vie où la teigne se déclare spontanément. Plus tard, elle est presque toujours le produit de la contagion ; c'est ordinairement vers l'âge de trois ans qu'elle se déclare, et souvent elle est héréditaire.

Elle est caractérisée par un petit bouton à base circulaire déprimé au centre ou plutôt creusé en forme de petite coupe ou de godet. C'est la racine du

cheveu, son follicule, qui en est le point de départ.
Ce petit bouton est formé par une concrétion parfaitement sèche. Les observateurs, aidés du microscope, ont reconnu qu'il était constitué par un parasite végétal, un véritable champignon qui présente
deux variétés; l'une, celle qui correspond à la maladie que nous venons de décrire, a été nommée
achorion schœnleinii; l'autre, qui est caractérisée
par la décoloration, l'extrême fragilité des poils, et
la présence de squames pulvérulentes entourant
comme des gaines la base des cheveux, a reçu le
nom de *trichophyton tonsurans;* ces grands mots ne
constituent pas la science, je n'engage pas mes lectrices à les retenir. Elles s'en tiendront aux deux dénominations françaises : *teigne faveuse* et *teigne tonsurante.*

Le diagnostic n'est pas toujours facile à établir.
D'autres affections de la peau, celle par exemple que
nous avons décrite sous le nom de teigne muqueuse
ou rache, impétigo, peut exister en même temps que
la teigne, mais la forme en godet et la sécheresse des
croûtes écartent toute équivoque.

La maladie, atteignant un grand nombre de follicules pileux, les pustules se touchent et forment une
croûte qui recouvre, comme d'un mortier sec, la
tête du teigneux. On donne à cette forme le nom
de teigne murale.

D'autres fois, les pustules se groupent en anneaux; c'est la teigne annulaire. Ces formes n'ont point d'importance et ne changent rien à la nature de la maladie.

Le follicule devient le siége d'une inflammation ; la peau irritée devient le siége d'un suintement ; il se forme à travers les croûtes des trajets fistuleux, au fond desquels croupit une matière fétide qui ne peut s'écouler ; dans ce cas, une odeur putride et repoussante s'ajoute à l'odeur de souris qui caractérise la teigne.

Lorsque sous l'influence du suintement ou des cataplasmes émollients, les croûtes de favus se détachent, on reconnaît que le follicule est ulcéré et quand cette ulcération a pénétré jusqu'au bulbe, celui-ci est détruit et le poil ne peut plus se reproduire.

La teigne ne disparaît pas spontanément tant qu'il reste un follicule qui n'ait pas été atteint.

Souvent à la chute des croûtes et surtout d'un traitement incomplet, la peau du crâne semble nette, et l'on croit à la guérison ; quelques jours à peine se sont écoulés, que l'on voit poindre de nouvelles pustulettes difficilement perceptibles sans le secours de la loupe, et la forme caractéristique qui les distingue prouve que le mal n'a pas disparu.

Il n'y a pas longtemps que l'on employait contre la teigne le traitement barbare de la calotte ; on y a justement renoncé ; la couche de poix que l'on appliquait sur la tête était violemment enlevée, et l'on obtenait ainsi une épilation à peu près complète. On se sert aujourd'hui de pinces spéciales à mors larges et plats, on arrache les cheveux un à un avec la précaution de les saisir et de les attirer dans le sens de leur direction. On prend bien vite l'habitude de cette petite manœuvre, et l'épilation s'opère sans douleur pour l'enfant. Les cheveux, une fois arrachés, il faut faire pénétrer jusqu'aux follicules une substance parasiticide ; il est inutile de faire l'énumération de toutes celles qui ont été proposées, nous indiquerons seulement le traitement de M. Bazin, dont l'efficacité est parfaite.

Avant de procéder à l'épilation, il étend sur la tête du teigneux une couche d'huile de cade. Après une semaine, la sensibilité est singulièrement émoussée, et l'épilation s'exécute. Si la maladie existe sur la plus grande partie du cuir chevelu, l'épilation doit être complète ; s'il y a un ou plusieurs groupes discrètement disséminés, on arrache les poils, non-seulement sur la partie malade, mais encore sur la peau saine, à la circonférence de l'anneau pustuleux.

Observons qu'avant l'application de l'huile de cade, on doit provoquer la chute des croûtes par les cataplasmes émollients et laver exactement la tête avec une lotion savonneuse.

Après l'épilation on fait, au moyen d'une petite brosse, une lotion avec une dissolution de sublimé dont voici la formule :

Eau distillée. . . .   500 grammes;
Sublimé corrosif. .   1 à 10 grammes;
Alcool. . . . . . .   une cuillerée à café.

Il faut pratiquer chaque lotion sur des points très-limités, ainsi on épile une surface d'un centimètre carré, et l'on y met la dissolution, on continue de la même manière sur les parties voisines.

Une fois l'épilation terminée, on lave matin et soir la tête avec une lotion savonneuse; on essuie exactement avec un linge fin, et l'on applique la dissolution de sublimé.

Après cinq ou six jours on remplace le sublimé par la pommade suivante :

Axonge. . . . .   100 grammes;
Acétate de cuivre. . .   de 25 à 50 cent.;

on applique cette pommade une fois seulement tous les deux jours, en frictions douces sur les parties malades.

Les cheveux se reproduisent bientôt, et généralement après quelques semaines le malade semble guéri, mais deux mois plus tard les pustules faveuses reparaissent et le traitement doit être recommencé; une troisième cure est même assez souvent nécessaire.

S'il faut en croire le professeur Micheacchi, la teigne peut être promptement et radicalement guérie par un moyen extrêmement simple.

Je transcris ici textuellement la note insérée dans

la *Revue de thérapeutique médico-chirurgicale* du 15 novembre 1863.

« Le remède du professeur Micheacchi contre la
« teigne est des plus simples ; c'est le sel marin qu'il
« applique topiquement en poudre ; chargé de re-
« chercher les conditions de développements de
« cette maladie en Toscane, pour répondre à l'en-
« quête universelle faite à cet égard par l'adminis-
« tration de l'Assistance publique de Paris, il a
« remarqué que les habitants des côtes, et en par-
« ticulier les marins, en étaient exempts. Attribuant
« cette immunité à l'action du chlorure de sodium,
« il a soumis quarante teigneux à l'emploi tonique
« de ce sel, lesquels furent guéris en quinze jours,
« ce qui vient à l'appui de ce que Mérat et Delens,
« Roche, Ijerlecki et Richter ont dit à ce sujet
« dans leurs ouvrages. La relation de ces expé-
« riences et la présentation des malades à l'appui
« ont eu lieu à l'*Academia medico-fisica fioren-
« tina*, dans la séance du 9 août dernier ; c'est un
« remède simple à conseiller aux mères de fa-
« mille. »

Il me reste à désigner les remèdes conseillés par les homœopathes. Contre la teigne faveuse *Sulphur, Arsenic, Baryte, Calcarea* alternés de cinq jours en cinq jours, 6 globules dans un demi-verre d'eau distillée ; une cuillerée ordinaire matin et soir.

Contre la teigne tonsurante *Calcarea Sulphur staphysaigre*, également de cinq jours en cinq jours et aux mêmes doses que les médicaments précédents.

Je dois dire que les symptômes externes de la teigne sont parfaitement rebelles à ce traitement.

L'homœopathie est impuissante à détruire le cryptogame qui caractérise cette maladie. S'ils ne sont parasiticides, tous les moyens possibles sont sans efficacité; je n'en considère pas moins le traitement homœopatique comme très-bien indiqué, pourvu qu'on l'emploie concurremment avec la médication externe que nous avons décrite. Il aura pour effet, non pas d'atteindre directement le végétal parasite, mais il fera disparaître l'élément morbide interne qui en favorise l'apparition et le développement, et l'on préviendra les récidives.

J'ajouterai, pour clore ce chapitre, que la teigne est une maladie essentiellement contagieuse, mais seulement par le contact. Le cryptogame qui la caractérise produit des sporules imperceptibles que les micrographes ont parfaitement vus et décrits. Ces sporules sont de véritables semences qui, transportées d'un sujet sur un autre, amènent promptement chez celui-ci l'apparition de la teigne. Ce fait, nié à une certaine époque, mais irrécusable aujourd'hui, dit à lui seul les précautions à prendre dans une famille lorsqu'un de ses membres est atteint de cette maladie.

Fièvres éruptives.

Les fièvres éruptives n'appartiennent pas exclusivement à l'enfance, mais c'est surtout dans les jeunes sujets que la rougeole, la scarlatine et la petite vérole exercent leurs ravages.

L'intensité de ces fièvres varie à l'infini. Elles sévissent surtout épidémiquement, et si dans certaines épidémies elles se présentent avec des symptômes bénins, dans d'autres elles affectent un caractère de malignité redoutable.

Ces maladies n'attaquent qu'une fois le même individu, cependant les exceptions à cette règle ne sont pas extrêmement rares.

Chez l'adulte, ce qui fait le danger de la maladie, c'est la difficulté de l'éruption; chez l'enfant, le phénomène se produit facilement: cela tient à la finesse et l'irritabilité de leur peau.

On a prétendu que deux éruptions signalant deux maladies différentes n'apparaissaient jamais en même temps sur le même sujet; c'est une erreur; j'ai vu, dans le cours d'une épidémie de rougeole qui régnait à Alger, des boutons de variole sur le corps d'un enfant couvert de l'éruption morbilleuse (morbille est synonyme de rougeole).

Rougeole.

Chez les adultes l'éruption rubéolique est toujours précédée d'un mouvement fébrile ordinairement très-violent; chez les enfants elle se présente quelquefois avant que la santé générale paraisse le moins du monde affectée, cependant les choses sont loin de se passer toujours ainsi. Ordinairement l'enfant a de la fièvre; les prodromes se distinguent aux caractères suivants :

D'abord, rhume de cerveau ou coryza, toux, rougeur des yeux et larmoiement abondant. Douleur de tête, sentiment de courbature, somnolence, quelquefois mais rarement, envie de vomir; mouvement fébrile prononcé, surtout le soir.

Le troisième ou quatrième jour, l'éruption commence; elle débute par des taches rouges à la face, sur le tronc et sur les membres, et plus nombreuses sur les points où la sueur est ordinairement plus abondante; cette rougeur présente l'aspect d'un pointillé rouge formé par un nombre infini de petits boutons qui dépassent à peine le niveau de la peau, la fièvre tombe avec l'apparition de la rougeur.

Quand la rougeole est bénigne, les taches s'effacent rapidement; quelquefois après vingt-quatre heures il n'en reste pas de traces; d'autres fois elles persistent plusieurs jours; enfin, elles pâlissent, l'épiderme prend un aspect farineux, devient rugueux au toucher et tombe, pour ainsi dire, en poussière ou en petites écailles furfuracées.

Sans parler de la réaction fébrile qui prend quelquefois un caractère alarmant, la rougeole, suivant la malignité de l'épidémie, présente des complications plus ou moins graves.

La plus fréquente et la plus à redouter, c'est la pneumonie. Dans ce cas, la rougeur s'efface, mais la fièvre persiste ; les signes d'une inflammation des poumons apparaissent (voyez le chapitre qui traite de la pneumonie), et l'existence de l'enfant est sérieusement menacée.

D'autres fois, c'est la diarrhée qui complique la rougeole ; si elle est peu abondante, elle n'a rien de nuisible, si elle persiste et passe à la chronicité, il faut la combattre énergiquement, car elle n'est pas sans danger.

Dans d'autres circonstances, c'est la violence de la réaction qui devient alarmante. La douleur de tête est insupportable, il s'y joint de la cardialgie, des vomissements, des convulsions, du délire ; dans ces cas graves, l'éruption est ordinairement livide et souvent elle avorte.

La maladie peut revêtir les caractères des fièvres les plus graves, même des fièvres typhoïdes et ataxiques, et comme dans ces terribles affections, on observe quelquefois des points gangréneux au sacrum, ces cas-là se terminent ordinairement par la mort. Hâtons-nous de dire que la rougeole traitée convenablement au début, ne présente jamais ces redoutables accidents.

La convalescence doit toujours être attentivement surveillée, il faut éviter surtout les refroidissements, l'humidité, les courants d'air, car les bronches et les poumons conservent pendant deux ou trois semaines une extrême susceptibilité.

Le traitement de la rougeole bénigne est bien simple. Potion gommeuse, infusion de fleurs pectorales ou de fleurs de sureau et diète. Maintenir l'enfant assez chaudement, sans le couvrir outre mesure de couvertures de laine. Mettre ses yeux à l'abri de la lumière ; de temps en temps renouveler l'air de la chambre, en prenant garde qu'un courant d'air froid ne vienne pas frapper sur le petit maade.

Quant aux accidents observés dans les rougeoles malignes, les allopathes les conjurent ou les combattent par les sangsues, les ventouses, les vésicatoires, les antispasmodiques, etc., etc. Ces moyens, je le dis hautement, n'ont aucune efficacité, et le médecin qui n'a pas réussi à maintenir la maladie dans la limite des symptômes bénins lutte contre elle avec un désavantage humiliant.

Je conseille aux mères de famille de s'en tenir aux médicaments homœopathiques, non-seulement dans les cas de rougeole, mais dans la scarlatine, la varicelle et la variole.

Administrés convenablement, ils impriment à la

6

maladie un caractère bénin, et tout danger ultérieur est écarté.

Pour peu qu'il y ait de la fièvre, il convient de débuter par *aconit*, deux gouttes de teinture mère dans six cuillerées à café d'eau fraîche à prendre, une toutes les demi-heures.

Deux heures après la dernière cuillerée, on administre *pulsatille*, 6 globules 30e dans un demi-verre d'eau, une cuillerée ordinaire toutes les quatre heures.

Si l'enfant a des symptômes de congestion, une forte douleur de tête, la face un peu tuméfiée, les yeux rouges et quelques soubresauts dans les tendons, on laisse pulsatille, et l'on donne *belladone* de la même manière, jusqu'à ce que les symptômes se soient calmés.

Si la toux est très-forte, s'il y a plus ou moins de douleur à la poitrine, on donne *Bryonia* également toutes les quatre heures.

Si l'éruption disparaît subitement, et s'il survient en même temps des envies de vomir et des vomissements, on administre un jour *Ipéca* et le lendemain *Bryonia*, toujours à la dose de 6 globules 30e dans un verre d'eau, 4 cuillerées par jour.

Quand la fièvre et l'éruption ont disparu, on donne, pendant quelques jours Sulphur, 4 globules 30e dans un demi-verre d'eau, une grande cuillerée tous les matins.

Ce traitement homœopathique, aussi bien que celui

que nous indiquerons pour la scarlatine et la petite
vérole, se recommande par la facilité de son application et surtout par son admirable efficacité.

Scarlatine.

Ce que nous avons dit de la rougeole, au point de
vue de la bénignité ou de la malignité des épidémies, s'applique parfaitement à la scarlatine.

Ces deux maladies présentent quelque analogie
par les phénomènes éruptifs, mais elles diffèrent
sensiblement sous plusieurs rapports.

La rougeole attaque principalement les muqueuses
des voies respiratoires, la scarlatine frappe les muqueuses digestives en général, et plus particulièrement le pharynx ou arrière-gorge et l'isthme du
gosier.

Dans la première c'est la toux qui prédomine,
dans la seconde ce sont les vomissements.

Cette maladie débute ordinairement par des douleurs de tête, de l'enrouement, de la rougeur aux
amygdales avec difficulté d'avaler ; l'enfant tousse
quelquefois, mais ordinairement il vomit.

Les phénomènes de réaction générale sont plus
prononcés que dans la rougeole ; la tête se congestionne plus facilement ; plus souvent aussi la fièvre
se complique de convulsion et de délire. L'angine
peut avoir un tel degré d'intensité, que la suffocation
devient imminente ; les glandes parotides et sous-

maxillaires sont tuméfiées et elles sécrètent une salive abondante ; souvent le voile du palais présente des aphthes, des taches blanches, des fausses membranes et tout ce qui caractérise une éruption diphtéritique.

Les hémorrhagies nasales sont fréquentes et fournissent un sang noir dont l'écoulement ne semble apporter aucun soulagement au malade.

L'éruption, comme dans la rougeole, constitue la deuxième période de la maladie. Elle se fait par larges taches d'un rouge uniforme. Séparées d'abord, elles ne tardent pas à se réunir, et la peau présente alors une surface rouge et luisante comme un homard cuit. Après l'éruption, les symptômes généraux se calment et la douleur de gorge diminue. Après un temps qui varie de deux à cinq jours, la couleur rouge disparaît et l'épiderme se détache, non pas en petites écailles ou furfurs, comme dans la rougeole, mais en larges plaques semblables à des morceaux de parchemin.

Avec la rougeur coïncident ordinairement divers signes critiques tels que diarrhée abondante, urines troubles et comme chargées de matières puriformes ; sueur abondante le soir ou la nuit ; ces crises précèdent ordinairement la convalescence.

Nous avons dit que la scarlatine pouvait se compliquer d'accidents ; le plus grave sans comparaison est l'angine passant à l'état gangréneux.

On est averti de l'imminence du danger par l'impossibilité d'avaler, la douleur de la gorge, l'immobilité du cou et des mâchoires, l'extrême faiblesse et surtout l'apparition de taches gangréneuses à la surface de la voûte palatine, des amygdales et du voile du palais.

Ces taches présentent une coloration qui varie du gris au noir. La muqueuse qui les avoisine est d'un rouge livide, et la bouche exhale une odeur d'une extrême fétidité.

A cette période, le délire est continu et les hémorrhagies se renouvellent avec une abondance excessive.

Jusqu'à l'époque où j'ai publié mes premières observations sur l'emploi de la glace dans le traitement des angines couenneuses et gangréneuses, cette complication, chez les enfants surtout, était considérée comme fatalement mortelle ; actuellement tous les malades soignés à temps peuvent être sauvés.

Après cette redoutable angine, l'accident le plus grave est l'hydropisie qui se manifeste assez fréquemment après la desquamation.

Elle siége dans le tissu cellulaire sous-cutané, c'est-à-dire sous la peau.

Elle s'annonce par un malaise général, la perte d'appétit, la fièvre, la sécheresse de l'épiderme et la rareté des urines.

Souvent la douleur de gorge se manifeste de nouveau, l'enfant maigrit et l'œdème envahit à la fois les membres inférieurs, les organes génitaux et

6.

les paupières ; cet accident se manifeste surtout si le temps est humide et froid et si l'enfant n'est pas bien abrité.

TRAITEMENT.

Ici comme pour la rougeole, les remèdes préconisés par les allopathes sont à peu près inutiles ; les gargarismes astringents, les vésicatoires, les cautérisations de la gorge par les acides concentrés ou le nitrate d'argent, la décoction de quinquina ; contre l'hydropisie, les frictions sèches, les bains de vapeur, les bains aromatiques, le calomel. Tels sont les moyens le plus ordinairement employés. Quelques allopathes, mettant à profit la découverte d'Hahnemann, ont essayé la belladone, et comme lui ont pu en constater les admirables effets, mais rien n'est comparable au traitement homœopathique franchement administré.

On peut sans exagération comparer les effets de la belladone contre la scarlatine, à ceux de la vaccine contre la petite vérole.

La meilleure manière de l'employer est celle-ci :

Dix gouttes de la teinture à la 3ᵉ dilution dans un demi-verre d'eau fraîche, à prendre une demi-cuillerée à café, trois fois par jour, pour un enfant au-dessous de deux ans ; une cuillerée à café entière pour enfant de deux ans, une goutte de cette même dilution dans une gorgée d'eau pour un adulte, également trois fois par jour.

Avant l'éruption, si la fièvre est très-forte, on administre pendant une demi-journée *aconit*, comme nous l'avons dit pour la rougeole, et puis l'on donne *belladone*. Quand la desquamation commence, on donne *sulphur*, comme dans la rougeole.

Si l'angine prend un caractère alarmant, on donne un jour belladone comme il a été dit, et le lendemain *mercurius solubilis*, 6 globules 30ᵉ dans un demi-verre d'eau fraîche, une cuillerée à café toutes les deux heures et l'on alterne ainsi jusqu'à ce que l'état de la gorge s'améliore.

Ce traitement administré en temps utile prévient presque à coup sûr l'angine gangréneuse, cependant si elle devenait menaçante, on en triompherait en quelques heures en maintenant constamment dans la bouche de l'enfant de petits morceaux de glace. On doit mettre le sujet à l'usage de la glace, dès la première apparition des points blanchâtres ou diphtériques que nous avons signalés. Du reste, il n'est jamais trop tard pour recourir à ce moyen héroïque; je l'ai administré avec un plein succès à des malades qui paraissaient voués à une mort certaine.

Si l'éruption disparaît tout à coup avec augmentation de la fièvre et disposition à vomir, on donne alternativement *ipéca* et *bryone*, comme cela a été dit pour les mêmes accidents observés dans le cours de la rougeole.

Quand le pouls est rapide et concentré, la peau très-rouge, sèche et brûlante, on soulage presque immédiatement le malade en l'enveloppant d'un

drap mouillé dans l'eau à la température de l'air
ambiant, ou bien en faisant sur toute la surface du
corps des lotions avec de l'eau à peine dégourdie ;
bientôt la température s'abaisse, le cerveau se dégage, la peau devient moite et un sommeil réparateur succède à l'agitation.

Sulphur, employé homœopathiquement comme
nous l'avons dit plus haut, prévient l'hydropisie si
fréquente après la desquamation ; mais pendant
plusieurs semaines l'enfant doit être l'objet d'une
surveillance toute spéciale. Il faut éviter les écarts
du régime et surtout les refroidissements. Cependant si, par extraordinaire, l'hydropisie n'avait pu
être prévenue, on la traiterait par *digitale* et *arsenic*,
alternés de cinq en cinq jours à la dose de 6 globules 30ᵉ dans un demi-verre d'eau fraîche, une
cuillerée à café trois fois par jour.

Petite vérole (variole).

La petite vérole est la plus grave des fièvres éruptives, mais grâces à la vaccination, elle est aussi la
moins fréquente.

Les prodromes accusent un trouble profond dans
l'état général du malade ; les douleurs de tête et surtout les douleurs d'oreilles et des lombes, ont une
intensité désolante ; le mouvement fébrile est d'une
violence extrême ; cela dure ordinairement trois
jours. Au commencement du quatrième, de petits
boutons apparaissent au visage, particulièrement à la

lèvre supérieure et vers les ailes du nez ; bientôt ils envahissent tout le visage, ensuite ils apparaissent à la poitrine, aux lombes et aux membres. On en voit rarement sur l'abdomen. L'éruption, comme dans la rougeole et la scarlatine, abaisse immédiatement la fièvre.

Dans l'intervalle des boutons, la peau est comme érysipélateuse, rouge et tuméfiée. Quatre jours après l'apparition des premières vésicules, celles-ci changent d'aspect, deviennent saillantes et déprimées au centre. Bientôt elles s'ouvrent et livrent passage à une matière semblable à du miel ; pendant ce travail la fièvre reparaît et prend le nom de fièvre de suppuration ; elle est d'autant plus violente que les vésicules sont plus confluentes ; la tuméfaction est quelquefois énorme surtout à la face, et chose remarquable, la gravité de la maladie peut se mesurer presque exactement à l'intensité de l'éruption dont le visage est le siége. Effectivement, si dans ce point l'éruption est discrète, la petite vérole est toujours bénigne, quelque nombreuses que soient les vésicules sur le tronc et sur les membres, et par contre, le mal est grave, si l'éruption est confluente au visage alors que tout le reste du corps présenterait à peine quelques pustules.

Enfin la matière sécrétée se convertit en croûtes et tombe vers le quatorzième jour de la maladie.

Les complications de la variole sont nombreuses ; signalons d'abord l'intensité de la fièvre pendant la période d'invasion ; les douleurs, les vomissements, le délire, prenant des caractères d'intensité alarmante.

L'inflammation de la bouche et de la gorge produite par des pustules varioliques siégeant sur les muqueuses ;

Des ophthalmies extrêmement graves, produites par une ou plusieurs pustules implantées sur la cornée ou miroir de l'œil ;

Des pleurésies, des pneumonies intercurrentes, des hémorrhagies ;

Une fièvre revêtant le caractère de la fièvre adynamique, avec prostration extrême des forces, délire, et couleur pâle ou noirâtre des pustules ;

Des parotides ou oreillons, de vastes phlegmons, des abcès, des bubons, des dépôts purulents dans les articulations avec carie des extrémités osseuses.

Évidemment ces complications et bien d'autres encore ne peuvent être utilement étudiées par les mères de famille, des accidents aussi graves ne sont pas de leur compétence, et si je les signale c'est pour leur faire apprécier seulement combien il est important de les prévenir.

Le moyen prophylactique le plus sûr est assurément la vaccine.

Il est convenable pour vacciner un enfant d'attendre qu'il ait deux mois ; si par un motif quelconque on se décide à le faire plus tôt, on doit faire une piqûre seulement à chaque bras.

Je ne parlerai pas du procédé de l'opération, tout le monde le connaît, je dirai seulement que la meilleure vaccination est celle qui se pratique de bras à bras. Il faut que l'enfant qui fournit le vaccin soit dans de bonnes conditions de santé, et qu'il ait été vacciné lui-même depuis sept ou huit jours au plus. Les pustules doivent donner un liquide visqueux et transparent.

Immédiatement après l'inoculation, il se forme un petit cercle autour de la piqûre, sans changement de couleur à la peau, si ce n'est une teinte rosée un peu plus vive que la couleur normale. Ce cercle s'efface spontanément en quelques heures.

Le troisième ou le quatrième jour, on voit poindre de petites saillies plus ou moins rouges; le lendemain elles affectent une forme circulaire et sont déprimées au centre; au septième jour elles ressemblent à un bouton de petite vérole, enfin elles s'aplatissent et la dessiccation commence; la croûte tombe bientôt, et laisse apparaître une cicatrice profonde qui ne disparaîtra jamais. L'inoculation ne réussit pas toujours; lorsque l'enfant a été inutilement vacciné, on recommence l'année suivante, il paraît démontré que l'inaptitude de l'enfant, à subir l'influence de l'inoculation prouve également son inaptitude à contracter, provisoirement au moins, la petite vérole.

Les cas de variole observés sur des personnes qui ont été vaccinées se sont présentés en si grand nombre

dans ces dernières années, que l'on admet généralement la nécessité des revaccinations ; c'est un acte
de prudence, mais il est inutile d'en préoccuper les
mères de famille. Lorsqu'un enfant porte de bonnes
cicatrices vaccinales, il est à l'abri de la petite vérole
au moins jusqu'à l'âge adulte.

L'irritation dont les boutons de vaccine sont le
sujet, peut déterminer le gonflement du bras et des
ganglions lymphatiques de l'aisselle ; il suffit de quelques cataplasmes, ou de saupoudrer le bras avec la
poudre d'amidon, comme pour l'érysipèle, pour
mettre un terme à ce léger accident.

Quant au traitement de la petite vérole, voici en
quoi il consiste :

Les allopathes recommandent l'expectation, c'est-
à-dire l'inaction. Tant que la fièvre est modérée et
que la maladie semble marcher avec bénignité, ils
prescrivent seulement l'eau d'orge, l'eau panée et
quelques infusions théiformes de violettes ou de tilleul, du petit-lait, de la limonade, etc. Si la fièvre
est violente avec menace de congestion cérébrale,
quelques sangsues derrière les oreilles ; s'il y a du
délire, des antipasmodiques, si la peau est brûlante,
alléger l'enfant de ses couvertures, et pratiquer à la
surface du corps des lotions d'eau à peine tiède.
Éviter surtout de maintenir la chambre à une température trop élevée.

Si, au contraire, la réaction est incomplète, si le
malade languit, et surtout si l'éruption ne se fait pas

au troisième ou au quatrième jour; sinapismes aux jambes et aux bras et même des vésicatoires; infusions stimulantes et aromatiques de menthe ou de mélisse, avec addition de quelques gouttes d'acétate d'ammoniaque.

Quand l'éruption est faite, si la fièvre s'apaise, tout va à merveille; si elle continue, il est probable que l'inflammation exerce ses ravages sur quelques organes importants et l'on doit examiner l'enfant avec le plus grand soin; dans ce cas l'intervention du médecin est nécessaire.

Plus les vésicules sont nombreuses, plus on doit être attentif. Elles exigent elles-mêmes un traitement externe, pour éviter les cicatrices qui peuvent déparer les plus beaux visages.

Il est d'observation qu'elles ne se montrent jamais sur les parties à l'abri du contact de l'air, le meilleur moyen consiste, par conséquent, à les bien abriter. Aussitôt qu'elles apparaissent au visage, je fais pratiquer, sur cette partie, des onctions avec le cérat simple, dont j'ai donné la formule. On l'enduit constamment de cette pommade huileuse jusqu'à la chute des croûtes.

D'autres recommandent aux mères de percer avec une aiguille chaque vésicule pour en obtenir la prompte évacuation. Cette manœuvre exige une grande patience, mais son efficacité est incontestable. La vésicule se vide et se flétrit; on met donc ainsi l'enfant malade à l'abri des accidents inflammatoires quelquefois si terribles qui se manifestent pendant la période de suppuration. On recommande l'onguent napolitain, l'emplâtre de Vigo, et d'autres topiques ; mais aucun n'amène de résultats meilleurs que le cérat simple préparé sans eau.

On voit, en définitive, que les ressources de l'allopathie contre la petite vérole sont malheureusement très-limitées.

La supériorité de l'homœopathie me semble incontestable.

Dans la période qui précède l'éruption, c'est-à-dire dans la période exclusivement fébrile, si la réaction est vive on débute par l'*aconit*, comme il a été dit pour la rougeole.

Si la tête est menacée, s'il y a de la sensibilité à la lumière et de la disposition au délire, on administre *belladone*, trois globules 30° dans une petite cuillerée d'eau à prendre une toutes les deux heures, et l'on revient ensuite à aconit, alternant ainsi jusqu'à ce que la fièvre se calme.

Si les douleurs dorsales et lombaires sont d'une violence extrême, on suspend quelques heures ces médicaments, pour donner *Bryone* trois globules 30° dans quatre cuillerées d'eau, à prendre, une toutes les deux heures.

S'il y a de la stupeur, de la difficulté à se réveiller, une respiration laborieuse, on donne *Opium* quatre globules 30° dans six cuillerées d'eau, une toutes les heures, jusqu'à cessation de la stupeur.

Si pendant la période éruptive, les vésicules se forment difficilement, et si la réaction fébrile continue, on administre *Rhus* à la même dose et de la même manière qu'opium.

S'il survient une toux constante mais faible et comme pour débarrasser la gorge, il faut examiner celle-ci, et s'il y a des pustules on donne pendant une journée *tartarum emeticum* quatre globules 30° dans six cuillerées d'eau, une toutes les deux heures.

Quand la fièvre de suppuration est violente, on revient à aconit alterné chaque jour avec mercurius.

Aconit à la manière que nous avons dite ; mercurius deux globules 30° dans trois cuillerées d'eau, une, trois fois par jour.

Si les pustules ont de la tendance à brunir ou à se colorer en noir, on donne *Arsenic* deux globules 30° dans trois cuillerées d'eau, à prendre une, trois fois par jour.

Quand la variole est confluente, et compliquée de symptômes typhoïdes, tels que délire, langue sèche et noire, dents encroûtées, on a recours alternativement à *Rhus* et à *Arsenic*, un jour l'un, un jour l'autre, aux doses que je viens d'indiquer dans le paragraphe précédent.

Pendant la période de dessiccation et jusqu'à pleine convalescence, on administre *Sulphur* comme il a été dit pour la rougeole et la scarlatine.

L'ophthalmie variolique mérite une attention et des soins tout particuliers. Au premier signe d'inflammation oculaire, on doit, deux ou trois fois par jour au moins, entr'ouvrir les paupières, pour voir s'il ne se forme pas une ou plusieurs pustules sur le globe de l'œil ; quelquefois l'énorme tuméfaction des paupières s'oppose à cette exploration ; il faut alors maintenir sur les yeux, des compresses imbibées d'eau froide, et renouvelées souvent jusqu'à ce que l'examen de l'œil soit possible. S'il n'y a qu'une simple ophthalmie, on emploie le collyre au sulfate de zinc dont j'ai donné la formule ; s'il existe une pustule, il faut immédiatement la cautériser avec le nitrate d'argent ; le meilleur procédé consiste à promener sur un crayon de nitrate un pinceau préalablement trempé dans l'eau distillée, et à toucher avec ce pinceau la pustule que l'on veut faire avorter : cette manœuvre doit être pratiquée par la main exercée du médecin, et dans cette circonstance comme dans toutes celles où la maladie présente une sérieuse gravité, la mère de famille ne peut assumer sur elle la responsabilité d'un traitement.

Varicelle, Varioloïde.

Je ne mentionne ces deux affections que pour mémoire, elles ne présentent aucune gravité. La nature à elle seule fait tous les frais de la guérison.

La fièvre qui précède la varicelle dure à peine vingt-quatre heures ; l'éruption se fait sans ordre, apparaissant à la fois et dans l'espace d'un jour, sur les diverses parties du corps ; elle est caractérisée par des vésicules non déprimées à leur centre; en deux jours la dessiccation est complète, et dans la grande majorité des cas, en moins d'une semaine, la maladie a parcouru toutes ses périodes.

La varioloïde ressemble davantage à la petite vérole. La fièvre d'invasion est plus forte que dans la varicelle; les pustules sont coniques, c'est-à-dire non déprimées au centre, et dans leur voisinage la peau ne s'enflamme pas. L'éruption ne commence que le troisième jour, et la maladie termine son évolution vers le dixième jour. En définitive, la varioloïde semble être une petite vérole d'une extrême bénignité. Contre ces maladies une forte médication est inutile : repos, boissons délayantes ou rafraîchissantes et précautions contre le refroidissement, c'est tout ce qu'il est utile de recommander.

Fièvre typhoïde.

La fièvre typhoïde est une maladie générale qui semble avoir pour point de départ, une altération de la masse du sang. Elle n'est pas classée parmi les maladies éruptives, cependant le célèbre Bretonneau, de Tours, la considérait comme une variole interne ; il se fondait sur la présence, dans les intestins, d'une éruption à la surface de la muqueuse, produite par une inflammation spéciale des cryptes qui entrent dans sa composition. Ces cryptes, connus sous le nom de plaques de Peyer et de follicules de Brunner, s'irritent et font saillie à la surface de la muqueuse.

Cette circonstance constitue le symptôme caractéristique de la fièvre typhoïde, mais c'est un symptôme qui ne peut être définitivement constaté qu'à l'autopsie. D'autres signes concourent à fixer le diagnostic. Voici les principaux :

PRODROMES OU PÉRIODE D'INCUBATION. Malaise général, faiblesse, vertige, envies de vomir, douleurs contuses dans le tronc et les membres, sentiment de courbature.

PÉRIODE D'INVASION. Douleur de tête violente comme dans les fièvres éruptives, douleurs lombaires, bouche sèche, constipation, urines extrêmement chargées, peau chaude, pouls petit et fréquent.

Plus tard, continuation de la fièvre avec accélération plus notable du pouls; peau sèche, gencives recouvertes d'un enduit couleur de nacre, quelquefois saignement du nez par une seule narine, diarrhée jaunâtre, ventre insensible dans toute son étendue, excepté vers l'aine ou fosse iliaque droite. En exerçant avec les deux mains des pressions alternatives sur cette région, on entend comme un gargouillement et l'on détermine de la douleur.

Plus tard encore, soubresaute dans les tendons, regard hébété, langue tremblante, parole difficile, stupeur, délire, langue noire et sèche, dents encroûtées, diarrhées de plus en plus abondantes, évacuation involontaire des selles et des urines, apparition de petites taches rosées très-discrètes, sur le ventre, et quelquefois sur la poitrine et les flancs.

Suivant que la maladie est surtout caractérisée par d'abondantes évacuations ou des signes inflammatoires très-prononcés, ou des symptômes nerveux alarmants, on ajoute au nom générique de fièvre typhoïde la qualification de muqueuse, inflammatoire, ataxique ou adynamique, ou même encore maligne.

Elle se complique fréquemment de pneumonies, de parotides, d'hémorrhagie, de surdité, quelquefois d'hémorrhagies intestinales, de plaques diphtéritiques ou de muguet, quelquefois aussi, mais rarement, de perforation intestinale. Ce dernier accident, le plus redoutable de tous, se reconnaît aux cris de douleur subitement poussés par le malade. Voici ce qui se passe. Sous l'influence de l'inflammation : un ou plusieurs follicules se sont ulcérés, ont traversé la muqueuse de part en part, et la membrane séreuse qui recouvre les intestins se trouvant directement en contact avec les matières excrémentitielles, celles-ci, au moindre effort, la déchirent et font irruption dans la cavité péritonéale ; aux douleurs atroces du malade se joignent les vomissements bilieux, l'altération des traits, le refroidissement des extrémités, l'extrême rapidité et l'extrême petitesse du pouls, et dans les vingt-quatre heures, rarement plus, la mort termine cette douloureuse scène.

La fièvre typhoïde n'atteint jamais les enfants dans leur première année ; elle est très-rare les années suivantes, mais de sept ans jusqu'à l'âge adulte elle est assez fréquente ; de seize à vingt-cinq ans elle est plus fréquente encore ; comme les fièvres éruptives, elle n'atteint qu'une fois le même sujet.

Chez les enfants, elle se prolonge rarement au delà de deux semaines.

C'est une maladie très-grave, et l'on doit s'attacher, dès le début, non pas à la faire avorter, cela ne paraît guère possible, mais à la maintenir dans sa forme la plus bénigne.

Le peu de succès de la plupart des médications a été si positivement constaté, que des médecins, dont l'opinion fait autorité dans la science, ont déclaré que la meilleure manière de traiter la fièvre typhoïde était de l'abandonner aux seules forces de la nature ; je ne suis point de cet avis, et j'ai toujours observé que les évacuants, donnés au début, atténuaient presque toujours la plupart des symptômes. S'il y a des nausées ou quelques vomissements, on donne un vomitif de 50 centigrammes à un gramme d'ipéca dans un demi-verre d'eau tiède, le lendemain un purgatif au citrate de magnésie, de l'eau fraîche, et un peu de limonade légère pour boisson, un lavement émollient au moins une fois par jour. Cataplasmes émollients sur le ventre. Tous les matins, on continue l'usage de la limonade magnésienne, jusqu'à ce que les gargouillements de la fosse iliaque droite aient complétement disparu. A dater du quatrième ou du cinquième jour, un peu de limonade vineuse, ou simplement de l'eau rougie, avec ou sans sucre, suivant le goût du malade. Si la peau est brûlante, on peut mettre l'enfant dans un bain tiède, mais je réserve ordinairement ce moyen pour les accidents nerveux, comme soubresauts dans les tendons, légers mouvements convulsifs des membres et délire.

Contre la chaleur et la sécheresse de la peau, il n'y a pas de moyen comparable au grand drap mouillé dont nous avons parlé déjà, à propos des fièvres irruptives; on l'applique comme nous l'avons dit pour la scarlatine, on le renouvelle de demi-heure en demi-heure, jusqu'à ce que la peau devienne moite et douce au toucher, et si l'on obtient une bonne moiteur, on peut considérer l'enfant comme sauvé.

Quand la langue est sèche et fuligineuse, quand les lèvres sont fendillées et noires, les dents encroûtées, l'usage de la glace en guise de boisson console et soulage les malades.

Après le cinquième ou le sixième jour, s'il y a des phénomènes de rémittence bien marqués, si tous les soirs la fièvre ayant redoublé de violence, elle se calme sensiblement chaque matin, le bisulfate de quinine est utilement administré.

On le donne en lavement à la dose de 20 à 40 centigrammes dans 50 grammes d'eau tiède ; si les lavements ne peuvent être gardés, on administre non pas le bi-sulfate, mais le sulfate de quinine à la dose de 20 à 30 centigrammes dans quelques cuillerées de café noir sucré et froid, à la glace si c'est possi-

7.

ble. Ce médicament doit être continué trois jours de suite.

Dans les fièvres typhoïdes ataxiques, avec prédominance marquée des symptômes nerveux, j'ai employé souvent avec succès les frictions sur tout le corps, particulièrement sur les membres et l'épine dorsale avec un grand linge trempé dans le mélange suivant :

Eau commune. . . .   un litre.
Ammoniaque liquide.   une grande cuillerée.
Alcool camphré.. . .   quatre cuillerées.

Ces frictions ne doivent pas se prolonger plus de trois minutes, on les renouvelle trois fois par jour.

Les homœopathes recommandent contre la fièvre typhoïde les médicaments suivants :

PRODROMES ET PÉRIODE D'INVASION. *Bryone,* à la dose de 2 globules 30e dans quatre cuillerées d'eau à prendre en quatre fois dans la journée.

S'il survient des phénomènes de turgescence ou d'inflammation, *Aconit* pendant quelques heures, 2 gouttes de teinture mère dans six cuillerées d'eau à prendre une cuillerée chaque demi-heure.

Si, malgré Bryone, la maladie semble faire des progrès, on alterne avec *Rhus ;* un jour l'un, un jour l'autre, à la dose de 2 globules 30e, comme nous avons déjà dit.

S'il y a de la stupeur et de la somnolence, on donne pendant une journée *Opium,* encore à la dose de 2 globules 30e.

S'il y a, au contraire, de l'agitation, du délire, des évacuations involontaires, on donne *Jusquiame* aussi longtemps que durent ces symptômes (même dose de 2 globules).

L'emploi de ces divers médicaments homœopathiques n'exclut nullement l'application du drap mouillé, les frictions et l'usage de la glace.

La convalescence de la fièvre typhoïde doit être scrupuleusement surveillée.

Le moindre écart de régime, la plus petite indigestion peut déterminer une rechute. Il faut donc, pendant une semaine au moins, s'en tenir aux aliments de facile digestion, tels que potages, œuf frais, volaille, etc., en quantité modérée.

Morbus maculosus (pourpre hémorrhagique).

Cette maladie, essentiellement caractérisée par des taches rouges ou violettes, apparaissant tout à coup à la surface de la peau, existe quelquefois chez l'adulte, mais se rencontre bien plus souvent chez les enfants. Des taches semblables peuvent se montrer en même temps sur les lèvres, la voûte palatine et la surface interne des joues. Dans ce cas, il en existe aussi sur les membranes muqueuses de l'estomac et des intestins. Dans certaines circonstances, on voit apparaître en même temps que ces taches, des ecchymoses, des *bleus*, comme dit le vulgaire, semblables aux meurtrissures produites par un coup.

Ces taches annoncent une altération des éléments qui composent le sang. Celui-ci devient plus liquide, perd sa plasticité et transsude facilement à la surface des membranes muqueuses. Toutes les taches de purpura sont de petites hémorrhagies partielles; celles qui existent sur les muqueuses deviennent, en divers points, la source d'un écoulement noir difficile à contenir.

L'enfant s'affaiblit, son pouls est mou, son appétit nul.

Quand la maladie consiste seulement dans les taches cutanées, elle est peu dangereuse. Celle qui est accompagnée d'hémorrhagies est des plus graves; elle peut occasionner la mort.

La première a été nommée purpura simple; la seconde purpura hémorrhagique.

Une bonne alimentation, l'usage des boissons fraîches et acidulées, la limonade à l'acide sulfurique, les frictions sur tout le corps avec de l'eau froide et un peu de vinaigre aromatique, sont un traitement suffisant contre le purpura simple. Si les taches persistent, on emploie les ferrugineux. Le meilleur, incontestablement, est le perchlorure de fer. On l'administre dans la potion suivante :

Perchlorure de fer liquide
à 45°. . . . . 10 à 20 gouttes;
Eau distillée. . . . . . . 120 grammes;
Sirop de cannelle . . . . 30 id.;

une cuillerée à café toutes les heures.

On donne cette même potion contre le pourpre hémorrhagique.

En cas d'hémorrhagie fluente, on applique et l'on maintient sur les points où suinte le sang, une boulette de charpie trempée dans le perchlorure de fer.

Contre cette maladie, les médicaments homœopathiques m'ont paru dépourvus d'efficacité.

Muguet, Millet, Blanchet.

Ces trois noms désignent une seule maladie caractérisée par une éruption de petites taches ou boutons blancs aplatis, ayant un aspect caséeux et se développant sur les lèvres, la langue, la voûte du palais, en un mot, sur tous les points de la muqueuse buccale.

Ces petits boutons ou taches blanches sont de fausses membranes, au milieu desquelles les observateurs armés du microscope ont découvert un végétal parasite, un cryptogame auquel ils ont donné le nom d'*oïdium albicans*.

Cette maladie frappe surtout les enfants de familles pauvres, malpropres et peu soignés. Elle se déclare le plus ordinairement dans les vingt premiers jours de la naissance, et dans la plupart des cas elle semble liée à une maladie intestinale plus ou moins grave.

De ce que les enfants présentent avant l'apparition des taches blanches, de la fièvre, de la diarrhée, de la faiblesse, quelques médecins ont prétendu que le muguet était comme la rougeole ou la variole une fièvre irruptive. C'est une erreur, le muguet est une inflammation spéciale de la bouche, ou, comme disent les médecins, une stomatite venant compliquer un état morbide des voies digestives.

Ainsi plusieurs jours avant l'apparition du muguet, l'enfant malade est triste, pleurard, et donne des signes visibles de douleurs ou tranchées intestinales.

Une diarrhée jaune ou verdâtre succède à une constipation plus ou moins rebelle.

Le ventre est douloureux au toucher.

La peau est ardente, la bouche brûlante, et le nourrisson refuse le sein, soit qu'il n'éprouve pas le besoin de teter, soit que le contact du mamelon offense sa bouche endolorie.

Ces divers symptômes accusent assurément une entérite, mais à une époque plus ou moins éloignée du début de la maladie, la membrane muqueuse de la bouche devient luisante, rouge et d'une grande sensibilité; bientôt apparaissent les petits points blancs que nous avons décrits, c'est l'éruption pseudo-membraneuse, dans laquelle on a découvert l'oïdium albicans. Chaque bouton s'accroît, s'élargit à la base, et tombe vers le quatrième jour. Comme tous les boutons n'apparaissent pas à la fois, l'éruption peut durer de dix à quinze jours, et souvent après avoir complétement disparu, ils se reproduisent jusqu'à trois et quatre fois dans le cours de la maladie. Ceci prouve péremptoirement que le muguet ne peut être légitimement comparé à la variole, la rougeole, ou n'importe quelle fièvre éruptive.

Une autre circonstance établit mieux encore le caractère non fébrile du muguet, c'est qu'on le voit apparaître chez des enfants dont la santé générale ne laisse rien à désirer. On donne à cette variété le nom de muguet idiopathique, et la maladie se dissipe en quelques jours sans la moindre souffrance, le moindre malaise apparent.

Enfin le muguet par lui-même est si peu redoutable, qu'il semble n'apporter aucune modification sensible à la maladie pendant laquelle il se déclare. Il a seulement une valeur comme pronostic. S'il apparaît dans le cours d'une entérite chronique, alors que les enfants sont minés par la fièvre et la diarrhée, c'est un signe presque toujours mortel.

La circonstance unique dans laquelle le muguet peut devenir inquiétant pour lui-même, c'est lorsque les végétations cryptogamiques agglomérées mettent obstacle à la déglutition.

Malgré l'innocuité de cette maladie, les symptômes qui l'accompagnent, tels que douleur, chaleur, cuisson et acidité de la muqueuse buccale, exigent qu'on la combatte.

Le moyen le plus sûr et le plus facilement supporté, c'est le collutoire au borax.

> Borax. . . . . . . 5 grammes.
> Miel. . . . . . . 25 —

On trempe dans ce mélange un pinceau de charpie, que l'on promène sur toutes les parties où existe l'éruption. On renouvelle cette médication trois fois par jour, sans préjudice, bien entendu, des soins donnés à l'enfant pour la maladie que le muguet est venu compliquer.

Diphtérite, Angine couenneuse, Croup.

On désigne sous le nom de diphtérite une inflammation spéciale des muqueuses, essentiellement caractérisée par la production de fausses membranes.

Cette maladie existe ordinairement sur l'arrière-gorge, et se termine assez souvent par le croup.

La fausse membrane qui la caractérise a pour point de départ une ulcération.

Le mal est d'abord local, et s'il est énergiquement combattu, il s'arrête et disparaît, mais s'il est abandonné à lui-même, et surtout s'il s'est produit sous l'influence d'une cause morbide générale, il ne tarde pas à exercer son influence sur toute l'économie, et l'on constate dans ce cas une véritable diathèse membraneuse ; c'est une disposition marquée à l'apparition de fausses membranes sur toutes les muqueuses, et même sur les points de la peau où l'épiderme a été enlevé, par exemple, à la surface des vésicatoires. C'est précisément cette disposition générale à la formation des fausses membranes, qui prend le nom de diphtérite.

Une fausse membrane artificiellement produite comme on a pu le faire par l'application de certains topiques, ou bien celle qui apparaît spontanément, sans aucune tendance à la généralisation de la maladie, ne constitue pas la diphtérite.

Donc celle-ci est spécialement caractérisée par un état morbide profond, donnant naissance à une production membraneuse, rapidement extensive, accompagnée d'ulcération, et souvent de la gangrène des tissus.

Dans la vraie diphtérite, l'inflammation ulcéro-membraneuse n'existe pas seulement sur les amygdales et le voile du palais, elle envahit les fosses nasales, et souvent les voies aériennes. Les ganglions du cou sont engorgés, et si l'on soumet les urines à l'analyse, on y trouve de l'albumine.

Cette maladie est souvent épidémique, et sa malignité varie à l'infini. On peut, dans tous les cas, la considérer comme une des plus graves qui atteignent l'enfance.

L'effrayante rapidité avec laquelle les tissus affectés sont frappés de gangrène font un devoir de combattre le mal avec une grande énergie.

Malgré les subtiles distinctions que l'on a voulu établir entre l'angine couenneuse et l'angine diphtéritique, il est inutile, au point de vue pratique surtout, d'y chercher deux maladies différentes. Pour moi l'angine couenneuse, l'angine gangréneuse sont de la diphtérite, et si, par hasard, je ne suis pas dans le vrai, l'uniformité du traitement doit mettre les dissidents d'accord.

Les signes de cette terrible maladie sont les suivants :

Elle débute sans violence, l'enfant se plaint d'abord d'une gêne dans la gorge, bientôt la déglutition devient douloureuse, la tuméfaction des amygdales devient appréciable même sous l'angle de la mâchoire, et les ganglions du cou s'engorgent.

Les enfants sont tristes, abattus, mais ils ont une fièvre modérée et rarement du délire.

Si l'angine est franchement diphtéritique, on voit d'abord sur les amygdales, et plus tard sur le voile du palais et dans l'arrière-gorge, des taches blanchâtres analogues à celles du muguet. Si c'est une angine maligne ulcéreuse et gangréneuse, la muqueuse, au lieu d'être tapissée de taches blanches, est pointillée de noir. Bientôt les amygdales, plus ou moins tuméfiées, se couvrent d'ulcérations profondes et saignantes, à bords taillés à pic et dont le fond présente des aspérités grisâtres semblables jusqu'à un certain point à de la couenne de porc déchiquetée.

J'appelle l'attention des mères de famille sur ces deux points : 1° les taches blanches; 2° le pointillé noir; dans ces deux cas, l'enfant est exposé à une angine terrible. Heureusement, il existe un remède héroïque, c'est la glace.

Donc à dater du moment où l'on observe sur la muqueuse buccale les taches blanches, ou les points noirs que j'ai signalés, il faut maintenir dans la bouche de l'enfant un petit morceau de glace que

l'on renouvelle aussitôt qu'il est fondu ; ce morceau
de glace sert à la fois de topique et de boisson ;
l'effet en est prodigieux. Après une heure, deux
heures au plus de cette médication, le gonflement
des amygdales diminue et la déglutition devient facile ; quelle que soit la période de la maladie, on
peut assurer qu'il n'est jamais trop tard. J'ai vu des
enfants mourants revenir ainsi à la vie comme par
enchantement. Ce remède si simple et si efficace, je
l'ai découvert et administré pour la première fois en
1850, et depuis cette époque je n'ai pas eu à déplorer un seul insuccès ; il est donc inutile d'indiquer
les traitements employés avant cette précieuse découverte. Il est évident, toutefois, que dans les cas
où l'on serait dans l'impossibilité de se procurer de
la glace, il faudrait bien avoir recours à d'autres
moyens. Le plus sûr serait alors de s'adresser à un
médecin, qui emploierait suivant les cas, soit les
gargarismes alumineux très-astringents, soit les cautérisations avec l'acide hydrochlorique, soit toute
autre médication qui, je dois le dire, n'aurait d'effet
utile qu'à la condition d'être appliquée au début
de la maladie. Arrivée à la période gangréneuse, elle
a toujours été considérée comme au-dessus des ressources de l'art ; c'était vrai avant ma découverte,
actuellement cette triste vérité n'est plus qu'une
erreur ; s'il reste encore la moindre énergie vitale
dans l'organisme de l'enfant, la glace triomphera du
mal, quelle que soit l'époque de son application.

Croup.

Le croup est ordinairement décrit comme appartenant à la classe des affections catarrhales, mais l'apparition des fausses membranes, étant une condition essentielle de cette terrible maladie, il me semble plus rationnel d'en parler après la diphtérite et les angines malignes.

Le croup appartient presque exclusivement aux maladies de l'enfance, on le rencontre rarement chez les adultes, plus rarement encore dans l'âge mûr et jamais chez les vieillards.

C'est une inflammation du larynx, essentiellement caractérisée par la production d'une fausse membrane, qui oblitère les voies de la respiration et fait mourir les enfants par asphyxie.

Il est souvent sporadique, c'est-à-dire qu'il peut ne frapper qu'un seul individu, mais il est plus souvent encore épidémique.

Sa marche est insidieuse. Il débute ordinairement par un rhume, un léger catarrhe avec un peu d'enrouement et une fièvre modérée; bientôt la fièvre, le catarrhe et l'enrouement font des progrès. On peut déjà voir sur les amygdales quelques taches diphtéritiques, mais ce symptôme n'est pas constant. Plus tard, la déglutition devient sèche et râpeuse. Enfin, l'émission des sons devient à peu près impossible, l'enfant parle à voix basse, et dans les efforts de toux il fait entendre un bruit rauque et déchiré assez semblable au cri d'un coq et parfois à l'aboiement d'un chien qui serait enroué. Cette toux est rarement accompagnée d'expectoration; celle-ci, quand elle existe, se compose d'un mucus filant assez épais et contenant des bulles d'air.

Enfin, une gêne excessive de la respiration se manifeste. A chaque effort d'inspiration, la base de la poitrine s'abaisse fortement, et l'enfant, dans une angoisse inexplicable, porte les mains à son cou, comme pour se débarrasser d'un lien qui l'étrangle; de moment en moment, la dyspnée (difficulté de respirer) augmente, sa face est anxieuse, ses regards expriment l'effroi, et dans son agitation, il se jette dans les bras des personnes présentes comme pour y chercher un refuge.

Dans la dernière période de l'asphyxie apparaît un phénomène remarquable, la sensibilité de la peau s'éteint; dès ce moment, toute médication est inutile, il faut procéder à l'ouverture de la trachée.

On comprend combien il est utile d'attaquer ce mal terrible à son début.

On a préconisé surtout les vomitifs; les plus recommandés sont le sulfate de zinc, l'ipéca et l'émétique; celui-ci, par la constance et l'énergie de son action, doit être préféré. On peut cependant débuter par l'ipéca. Il existe, en effet, certaines angines, comme l'angine striduleuse, le faux croup, qui débute par une toux rauque, et ne donne jamais naissance à la production de fausses membranes. Ici l'ipéca est suffisant. Or, il est de règle de se tenir sur ses gardes, et d'agir aussitôt que la toux rauque se fait entendre; on débute par l'ipéca, de 50 à 60 centigrammes de cette poudre dans un quart de verre d'eau tiède sucrée, à prendre par cuillerées de cinq minutes en cinq minutes, jusqu'à ce que l'on ait obtenu au moins trois vomissements. Si l'angine n'est pas croupale, elle rétrocède aussitôt. Si la maladie fait des progrès, sans attendre les symptômes si graves que nous avons décrits, on donne l'émétique à haute dose dans la potion suivante :

Potion gommeuse. .   100 grammes ;
Sirop diacode. . . .   10 grammes ;
Émétique. . . . . .   50 centigrammes ;

une demi-cuillerée à bouche toutes les demi-heures.

Contre les fausses membranes on recommande le brome. M. Ozanam, qui le premier a expérimenté cette substance, l'a considérée comme douée de propriétés spéciales antidiphtéritiques.

Il administre aux petits malades l'eau bromurée récemment préparée, et composée de cinq à dix gouttes de brome dans 150 grammes d'eau distillée; une demi-cuillerée d'heure en heure.

Il faut tenir cette potion à l'abri de la lumière, qui favorise sa décomposition.

Le bromure de potassium aux mêmes doses est également efficace.

Les vésicatoires au cou, les sangsues, les cataplasmes employés par quelques médecins sont sans effet, ils compliquent le traitement et fatiguent le malade; tout cela doit être rejeté.

La maladie arrivant à la période d'asphyxie n'est plus accessible qu'à la chirurgie. Il faut pratiquer la trachéotomie.

Si l'on peut se procurer de la glace, et on le peut presque toujours, il faut l'employer comme je l'ai dit pour l'angine diphtéritique, son action n'est pas moins efficace contre le croup : depuis treize ans, je n'emploie pas d'autre médication, et le succès ne s'est jamais démenti.

Je le dis une fois pour toutes, et j'en fais un précepte général dans toutes les angines, de quelque nature qu'elles soient, bénignes ou malignes, aussi bien que dans le croup, on est assuré de faire immédiatement avorter la maladie en soumettant le sujet qui en est atteint à l'usage de la glace.

Angine striduleuse. — Faux croup.

L'angine striduleuse est une inflammation du larynx qui atteint surtout les enfants à la mamelle ; comme le véritable croup, elle est ordinairement précédée d'un rhume ou très-légère affection catarrhale.

Dans la plupart des cas, elle éclate soudainement la nuit ; l'enfant se réveille tout à coup avec une gêne considérable de la respiration ; celle-ci devient bruyante dans l'inspiration ; une toux se déclare, sèche, rude et sifflante et revenant par quintes, il semble qu'elle va faire périr l'enfant par suffocation. Enfin, moins la fièvre et les fausses membranes, on trouve ici les symptômes signalés pour le croup à sa deuxième période ; le calme succède à cette scène d'angoisse, et l'enfant repose comme s'il n'avait pas le moindre mal ; rarement l'accès se reproduit dans la même nuit et même dans la journée suivante ; c'est encore pendant la nuit qu'il se présentera de nouveau, jusqu'à ce qu'il ne reste plus à l'enfant qu'un léger catarrhe dont l'angine striduleuse a marqué le début.

Le faux croup n'a qu'une gravité apparente, cependant il peut précéder le croup véritable, et je recommande l'usage de la glace ; si on n'en a pas sous la main, on administre un léger vomitif à l'ipéca, et dans le courant de la journée suivante une potion antispasmodique, composée de la manière suivante :

Eau distillée de menthe. . 100 grammes ;
Sirop de gomme. 15   id. ;
Essence de valériane. . . 1 goutte ;
Laudanum . . . . 1 goutte ;
Éther. . . . . 1 goutte ;
une cuillerée toutes les deux heures.

Les homœopathes recommandent *ipéca* ou *Drosera*, 4 globules dans huit cuillerées d'eau à prendre en deux jours, une cuillerée le matin, une à midi et une le soir. On peut recourir à l'une ou l'autre de ces médications avec d'égales chances de succès.

Œdème de la glotte.

Il existe une autre inflammation du larynx caractérisée par une tuméfaction ou infiltration plus ou moins considérable de la muqueuse qui tapisse le larynx et particulièrement son ouverture supérieure qu'on appelle la glotte.

Elle commence comme un rhume, mais à un moment donné la toux devient sifflante, et l'enfant est en proie à des accès de suffocation.

Cette affection est rare, et les médecins la signalent comme étant presque toujours mortelle. Comme pour le croup, on est obligé quelquefois de recourir à la trachéotomie.

Son traitement est celui de l'angine striduleuse.

Entérite. — Inflammation des intestins.

Les irritations ou les inflammations du tube intestinal sont communes dans la première enfance, leur gravité s'explique par les considérations suivantes :

Au moment de la naissance le système digestif est imparfait ;

La bouche est dépourvue de dents, et ses glandes sécrètent peu de salive : de là ce précepte si important et si rarement suivi, que dans les premiers mois de la vie, l'enfant ne doit prendre d'autre nourriture que le lait de sa mère ou de sa nourrice.

La situation de l'estomac, au lieu d'être transversale comme elle le deviendra plus tard, est presque perpendiculaire ; ce que contient cet organe est facilement régurgité, et cette circonstance explique la disposition à vomir observée chez tant de nouveau-nés ;

A cette époque de la vie, le gros intestin a des dimensions peu supérieures à celle de l'intestin grêle, il n'est donc pas disposé pour recevoir une quantité considérable de matières excrémentitielles, et l'enfant devra les évacuer plus souvent que ne le fait l'adulte ;

Les fibres musculaires qui entrent dans la composition des intestins, ont peu d'énergie, sont faibles et se contractent mollement, elles ne pourraient faire cheminer des matières solides.

De ces considérations il résulte que les aliments qui composent la nourriture de l'adulte ruineraient les forces naissantes du canal intestinal de l'enfant.

Diarrhée.

Le signe le plus commun de l'entérite, c'est la diarrhée ; j'ai déjà entretenu mes lecteurs de ce symptôme si fréquent, mais il me reste beaucoup de choses à dire à ce sujet.

Rien n'est plus commun que le cours de ventre chez les enfants nouveau-nés ; il n'est pas toujours facile d'en apprécier la cause. Tantôt il résulte simplement d'une augmentation notable des liquides sécrétés par la muqueuse intestinale, sans altération organique de cette membrane ; tantôt elle résulte d'une inflammation.

Dans le premier cas, c'est un catarrhe de l'intestin ; dans le second c'est une entérite.

Quoique ce chapitre soit plus spécialement destiné à l'étude de l'entérite, j'entrerai dans quelques considérations sur les différentes espèces de diarrhée. Rosen en signalait quatorze; c'est trop, et je ne trouve aucune utilité à entretenir les mères de famille de ces distinctions minutieuses, je dirais presque puériles, où l'on ne saurait puiser aucune bonne indication pratique.

Nous acceptons seulement deux espèces de diarrhée : 1° la diarrhée catarrhale, qui comprend la diarrhée nerveuse ou spasmodique; 2° la diarrhée inflammatoire ou l'entérite aiguë ou chronique.

Les diarrhées catarrhales et nerveuses se développent sous l'influence des causes les plus diverses, les principales sont d'abord les imprudences de la mère ou de la nourrice; si elle laisse refroidir l'enfant, si elle lui donne le sein immédiatement après avoir mangé, après une violente émotion, si elle lui donne des aliments solides pendant la dentition, si elle l'allaite trop souvent, si elle mange trop de crudités, si étant indisposée, par exemple, ayant des coliques, elle continue à nourrir, sans prendre pour elle-même aucune précaution.

Une autre cause de la diarrhée, c'est la mauvaise digestion, celle-ci résulte ordinairement d'une nourriture trop abondante ou de mauvaise qualité;

L'agglomération d'un grand nombre d'enfants dans le même local;

Les impressions morales trop vives, telles qu'un accès de colère ou une grande frayeur;

L'évolution dentaire, nous en avons déjà longuement parlé ;

La présence des vers dans l'intestin, etc., etc.

Chez les petits enfants, la diarrhée catharrale est ordinairement précédée d'agitation, la physionomie s'altère, et des signes de douleurs intestinales se manifestent.

Bientôt les selles deviennent plus abondantes, elles exhalent une odeur à la fois aigre et fétide, elles présentent quelquefois une acidité si corrosive que le linge en est brûlé. Elle ressemblent d'abord à des œufs brouillés, mais plus tard elles sont vertes, on y trouve quelquefois des débris d'aliments, des fragments de légumes ou de viandes qui n'ont pas été digérés, et dans cette circonstance la diarrhée prend le nom de lienterie.

La figure pâlit et les yeux s'enfoncent dans les orbites. L'enfant maigrit et s'affaiblit visiblement, les chairs se ramollissent, la peau se flétrit.

La peau du ventre n'est pas tendue, ni douloureuse au toucher. L'anus et les parties génitales présentent leur coloration normale ; on n'observe pas non plus aux fesses et aux cuisses l'érythème dont nous parlerons plus tard et qui complique si fréquemment la diarrhée inflammatoire.

La conséquence le plus à redouter, c'est le passage à l'état inflammatoire. Circonscrit dans l'état catarrhal, le flux du ventre présente rarement du danger ; on doit cependant le considérer comme une maladie sérieuse, car indépendamment du péril que nous venons de signaler, s'il n'est pas suffisamment combattu, il jette les enfants dans un état de marasme et de faiblesse dont il est quelquefois bien difficile de les relever.

Le traitement varie nécessairement suivant les causes de la maladie : si, par exemple, on reconnaît que l'état de la nourrice exige des soins, on y pourvoit aussitôt. On peut relire ce que j'ai dit à ce sujet.

Dans tous les cas, il n'y a pas d'inconvénient à demeurer deux ou trois jours sans combattre la diarrhée, à supposer cependant qu'elle ne soit pas immodérée.

Si l'enfant s'est refroidi, on l'abrite et on le couvre soigneusement.

On redouble les soins de propreté, on doit éviter surtout que les déjections ne demeurent en contact avec la peau, qu'elles irritent et font rougir.

On leur administre quelques grains de la poudre des nourrices, dont j'ai donné la formule.

On leur applique sur le ventre un emplâtre de thériaque aromatisée avec l'essence de cumin.

> Thériaque. . . . . . . 10 grammes.
> Essence de cumin. . . 5 gouttes.
> Teinture d'opium . . 6 —

On étend cela sur une peau, que l'on maintient

sur le ventre de l'enfant, jusqu'à cessation de la diarrhée.

On administre quelques grammes de sous-nitrate de bismuth dans une potion gommeuse. Il réussit à merveille contre la lienterie.

Un moyen excellent, auquel on a trop rarement recours, c'est la viande crue ; cette médication est indiquée, lorsque la diarrhée vainement combattue a passé à l'état chronique, et a jeté l'enfant dans l'état de marasme. On recommande de réduire la chair maigre de bœuf réduite en boullie ou pulpe assez atténuée pour passer à travers un tamis ; on la mélange avec de la confiture ou du sucre, et l'on en fait avaler à l'enfant. L'indocilité de celui-ci oppose trop souvent un obstacle difficile à surmonter, cependant j'ai toujours réussi à faire accepter la chair de bœuf bien maigre, filet ou culotte, bien battue et saupoudrée d'un peu de sel ; on amuse l'enfant, on lui présente un morceau et on le retire, on fait semblant de le manger, de le trouver délicieux jusqu'à ce que le petit bonhomme prenne lui-même le morceau dans ses mains et le porte à sa bouche ; non-seulement il s'y accoutume bien vite, mais il devient friand de chair fraîche.

Ce moyen, je le répète, convient exclusivement aux diarrhées passées à l'état chronique. Comme on voit, ce n'est pas un remède, c'est un mode d'alimentation dont l'utilité est prouvée par de nombreuses observations.

J'ai désigné les médicaments recommandés par les allopathes. Je dois dire que, dans cette affection, la médecine homœopathique m'a paru beaucoup plus efficace.

Quand la diarrhée est muqueuse, et sans coliques, on donne *pulsatille* 2 globules 30ᵉ, à prendre en trois fois dans la journée ; on continue jusqu'à guérison.

Si elle est attribuée à un refroidissement, on donne alternativement *dulcamara* et *nux vomica*, un jour l'un, un jour l'autre, à la dose indiquée pour *pulsatille*.

Si la matière est jaune ou verte, avec accompagnement de douleurs d'entrailles ou coliques, *camomille* et *mercurius solubilis* alternativement, comme il vient d'être dit pour *dulcamara* et *nux*.

En cas de lienterie, on donne *china*, encore à la dose de 2 globules chaque jour.

Avec ces moyens, pourvu que l'on maintienne l'enfant dans de bonnes conditions hygiéniques, on obtient ordinairement une très-rapide guérison.

Diarrhée inflammatoire. — Entérite entéro-colite.

Les causes de la diarrhée inflammatoire sont les mêmes que les causes de la diarrhée catarrhale, et celle-ci peut en être considérée, souvent comme le début.

C'est une maladie grave et difficile à combattre; la prédisposition s'annonce par la pâleur et la maigreur du sujet, sa santé délicate, ses digestions difficiles, ses fréquentes diarrhées.

Ses chairs sont molles, et souvent excoriées aux fesses, aux cuisses et vers le scrotum. Il vit ordinairement dans des conditions de misère, de privation, de mauvaise hygiène.

Au début, le malade est inquiet et agité ; des signes de douleurs intestinales se manifestent, signes identiques à ceux que nous avons décrits en parlant des tranchées. Cependant, les premiers jours s'écoulent sans qu'il soit possible de déterminer si la diarrhée demeurera catarrhale ou si elle deviendra inflammatoire, les symptômes suivants déterminent bientôt le diagnostic.

L'enfant maigrit, la peau se ride et se flétrit, la face se ratatine, les yeux s'excavent, et les traits se déforment au point de ressembler à ceux d'un vieillard décrépit.

L'abattement et la souffrance sont visibles.

Les vomissements arrivent et se renouvellent plusieurs fois dans la même journée.

Souvent la muqueuse buccale présente des altérations ou des taches de muguet; nous avons dit plus haut que ces taches étaient moins une maladie particulière, qu'un symptôme d'affection plus ou moins profonde des voies digestives. Eh bien ! la diarrhée inflammatoire est assurément la cause la plus fréquente du muguet.

Nous avons dit que dans la diarrhée catarrhale le ventre conservait ordinairement son volume normal, qu'il n'était pas météorisé ni douloureux au toucher ; dans l'entéro-colite, au contraire, il est gros, tendu et sensible. Les muscles des parois abdominales se raidissent sous la main qui les palpe, et l'enfant jette un cri de douleur.

Le nombre des selles augmente et s'élève jusqu'à quinze et vingt par jour, leur aspect varie à l'infini, molles, séreuses, jaunes, vertes, neutres, acides, quelquefois sanguinolentes, etc.

Quatre fois sur cinq et même plus, il existe aux cuisses et aux parties naturelles, un érythème, ou inflammation superficielle de la peau accompagnée de l'ulcération de ces parties ; c'est d'abord une rougeur surmontée de papules plus ou moins nombreuses. Chacune de ces papules devient le siége d'une érosion.

L'érosion devient une ulcération, la rougeur se couvre de petites plaies, et suivant leur nombre et l'espace qu'elles occupent, elles constituent à elles seules, et en dehors de l'entérite, une assez grave maladie.

Avec cet érythème coïncide souvent une rougeur qui colore les malléoles internes (les chevilles) et les talons ; ici l'on n'observe plus les symptômes que nous venons de décrire, c'est une rougeur analogue à celle qui se manifeste au sacrum pendant les longues maladies ; c'est comme une modification de la peau, produite par la pression mécanique, le poids matériel des parties. Ces points rouges s'élèvent et présentent alors une plaie profonde et grisâtre ; on évite cet accident en empêchant le frottement réciproque des malléoles et des talons.

Le mouvement fébrile est fort, mais rarement continu. Il affecte le type rémittent, excepté dans les derniers jours de l'existence ; alors toute rémission disparaît, et le pouls se maintient dans un état d'accélération extraordinaire.

Cette maladie affecte tantôt un caractère aigu, tantôt elle passe à l'état chronique.

Dans le premier cas, les enfants peuvent mourir avec une effrayante rapidité, dans le second la maladie persiste avec tout son cortége de symptômes, pendant des semaines et des mois entiers.

La diarrhée inflammatoire peut exister isolément, mais elle complique la plupart des maladies de la première enfance.

Elle se complique elle-même de l'érythème, de l'ulcération des malléoles et quelquefois de convulsions.

Passée à l'état chronique, il est rare que l'on puisse en triompher.

Le traitement, quant aux précautions hygiéniques, à l'alimentation et à la médication pharmaceutique, présente des indications identiques à celles qui concernent la diarrhée catarrhale. L'érythème exige cependant quelques précautions particulières ; ce sont des soins de propreté plus minutieux encore que de coutume et l'usage du cérat simple. On en prépare une centaine de grammes et trois ou quatre fois par jour, on pratique nne légère onction sur toutes les parties érythémateuses.

Ce même accident fournit à l'homœopathie une indication très-précise. On administre pendant quatre jours camomille, et pendant les quatre jours suivants *arsenic* à la dose de 2 globules 30ᵉ à prendre chaque jour dans trois demi-cuillerées d'eau, une le matin, une à midi, une le soir.

Quand les selles sont sanguinolentes, on doit administrer *mercurius corrosivus*, à la dose de 2 globules 30ᵉ dans trois cueillerées d'eau à prendre en trois fois, et l'on continue chaque jour jusqu'à ce que ce symptôme ait disparu.

Choléra.

Quelques autours ont donné le nom de *choléra enfantil* à une forme d'entérite caractérisée par des évacuations excessives ; les pages précédentes me dispensent de parler de cet accident, qui ne doit pas être considéré comme une maladie spéciale, mais comme un symptôme dont il est toujours facile de mesurer la gravité. On le combat, ce symptôme, par les moyens indiqués contre la diarrhée catarrhale ou inflammatoire.

Actuellement, disons quelques mots du choléra épidémique, maladie si redoutable, qui n'épargne pas plus les petits enfants que les adultes et les vieillards.

Le choléra-morbus ne peut être considéré ni comme une entérite, ni comme une violente diarrhée ; c'est un véritable cataclysme, un effroyable ébranlement des forces vitales, sous l'influence duquel tous les éléments aqueux du sang et des tissus se précipitent vers la muqueuse gastrique et intestinale, inondent les cavités digestives, et sont rejetés au dehors par les vomissements et les selles. Un mouvement analogue se produit quelquefois à la surface de la peau, et le corps tout entier se trouve soudainement inondé de sérosité. Sous l'influence de cette énorme déperdition, on voit en quelques heures les yeux s'excaver, les joues s'amaigrir, les parties molles diminuer de volume. La peau se flétrit et perd sa souplesse. On la pince et elle conserve le pli que l'on vient de former. Les muscles se contractent douloureusement, et les membres sont le siége de crampes insupportables. Chez les tout petits enfants, le choléra est presque toujours mortel. Chez les autres on peut en triompher, mais à une condition, c'est qu'on luttera avec une extrême énergie Frictions aromatiques et stimulantes sur toutes les surfaces du corps avec l'eau-de-vie cam-

phrée légèrement ammoniacale, couvertures de
laine, et briques chaudes pour réveiller la chaleur
de la peau, boissons stimulantes alcooliques, punch
au rhum, infusions de menthe additionnées de co-
gnac, jusqu'à produire l'ivresse, inhalations d'éther
continuées jusqu'à l'ébriété, petits morceaux de
glace dans la bouche pour contenir les vomissements, larges sinapismes aux membres inférieurs,
lavements fortement éthérés, tels sont les moyens
les plus efficaces pour enrayer une attaque de choléra. L'homœopathie m'a paru radicalement impuissante. Le laudanum, préconisé par un grand nombre
de médecins, est un médicament des plus dangereux.
J'ai assisté à quatorze épidémies de choléra et depuis longtemps j'ai renoncé au laudanum qui, dans
cette maladie, peut être considéré comme un véritable poison.

Hépatite.

L'inflammation du foie est très-commune chez
les enfants et les plus forts y sont plus sujets que les
autres.

Cette maladie éclate si tôt après la naissance,
qu'il y a lieu de croire qu'elle existe chez quelques
sujets dans les derniers jours de la vie intra-utérine,
et la preuve, c'est la coloration jaune de la peau, si
remarquable chez certains enfants au moment de
leur naissance, coloration que les médecins ont appe-
lée ictère des nouveau-nés. Cet ictère ou jau-

nisse est toujours le symptôme d'une inflammation du foie et rentre, par conséquent, dans l'histoire de la maladie que nous allons décrire.

L'hépatite simple se montre, nous l'avons déjà dit, chez un très-grand nombre de nouveau-nés.

La peau devient d'un rouge jaunâtre et souvent le rouge prédomine assez pour que la teinte ictérique soit difficile à reconnaître à la simple inspection ; mais si l'on presse la peau avec le bout du doigt, au lieu d'observer une tache blanche, on voit une tache citrine et dès lors il ne peut y avoir d'équivoque. Bientôt la jaunisse devient très-apparente et la teinte ictérique est manifeste. Si l'on palpe le ventre, on le trouve tendu vers la région du foie, et celui-ci dépasse sensiblement les fausses côtes.

La peau conserve sa température normale, et le pouls demeure calme.

Après une semaine environ, la coloration ictérique commence à disparaître, et bientôt la teinte rosée naturelle aux enfants reparaît.

C'est la maladie réduite à l'hépatite bénigne ou simple. Elle n'exige pas de traitement. Il est utile cependant de couvrir les enfants de flanelle, et de faire chaque jour quelques frictions aromatiques sur le ventre et sur la région du foie. Le baume opodeldoch, et mieux encore les teintures de lavande ou de romarin, suffisent pour cette indication.

Dans l'hépatite grave ou maligne, la fièvre se

déclare. La chaleur de la peau s'élève et celle-ci devient complétement jaune. Le blanc des yeux et le dessous de la langue prennent également une teinte ictérique.

Le ventre est dur, douloureux, tendu. L'engorgement du foie est beaucoup plus considérable que dans l'hépatite simple, et les urines, qui paraissent teintes de bile, tachent en jaune les drapeaux de l'enfant.

La respiration semble douloureuse, le hoquet est fréquent, et les traits s'altèrent. Il n'est pas très-rare d'observer chez le sujet malade des convulsions, apparentes surtout à la face et dans les muscles des membres.

La maladie arrivant à son summum d'intensité, il se forme des abcès dans le foie, et l'on a vu des dépôts aux mains, aux doigts et jusque dans le scrotum. D'autres enfants sont frappés de gangrène aux doigts, aux jambes, aux malléoles, et jusqu'à la surface des vésicatoires. Il est bien évident qu'arrivée à cette période, la maladie est fatalement mortelle. Donc au premier symptôme alarmant, il faut la combattre avec énergie.

Et d'abord une première précaution à prendre chez l'enfant naissant où la maladie apparaît par la rougeur spéciale de la peau, il faut, avant de lier le cordon, le laisser saigner abondamment.

On enveloppe l'enfant de linges doux et usés. On évite toute contrainte, on lui laisse la liberté entière de ses membres, on le prive du sein pendant les premiers jours, on remplace le lait nourricier par l'eau sucrée. On évacue le méconium par l'emploi du sirop de manne ; on plonge deux ou trois fois par jour l'enfant dans un bain tiède.

Si la maladie fait des progrès, on a recours aux émissions sanguines.

On applique quelques sangsues sur la région hypocondriaque droite. On les place aussi avec avantage à la marge de l'anus, et dans les cas moins graves aux extrémités inférieures.

Les sangsues doivent être appliquées en petit nombre, parce que la peau des enfants saigne avec abondance, et l'écoulement est parfois difficile à arrêter. On y revient, s'il le faut ; on doit porter son attention sur les symptômes qui dominent et méritent d'être réprimés. On dit que les vomissements sont calmés par l'eau froide administrée à petites cuillerées, ou par quelques gouttes de teinture de laudanum de Rousseau dans une eau distillée aromatique. (Je désapprouve formellement ce précepte.) Les convulsions exigent les antispasmodiques, les infusions de tilleuls aromatisées avec l'eau de fleurs d'oranger et quelques gouttes d'éther, les fomentations émollientes, les cataplasmes, les lavements huileux rendus laxatifs par la manne et le miel.

Quand les accidents inflammatoires ont cédé, on doit prémunir l'enfant contre leur retour. C'est à celui-là surtout qu'il faudra choisir une nourrice convenable. Elle doit être jeune et son lait peu avancé. La nourrice dont le lait est crémeux offre à l'enfant une nourriture trop stimulante, il lui faut une plus grande abondance de sérum et moins de crème.

Ces recommandations sont textuellement extraites de l'excellent ouvrage de M. Richard, de Nancy ; elles sont bonnes, consacrées par l'expérience, et à défaut de médication plus efficace on pourrait s'y tenir. Mais l'homœopathie nous fournit heureusement des indications bien autrement précises, et surtout bien autrement sûres.

Depuis longtemps je donne aux enfants atteints d'hépatite les remèdes suivants. Je les recommande instamment aux mères de famille.

S'il y a de la fièvre et de la chaleur à la peau, on débute par *aconit*, deux gouttes de *teinture* mère dans six petites cuillerées d'eau à prendre dans la même journée, une cuillerée d'heure en heure.

S'il y a de l'oppression, c'est-à-dire si l'enfant respire laborieusement, s'il semble souffrir, si l'engorgement du foie est considérable, *bryone*, deux globules dans quatre cuillerées à café d'eau fraîche, une toutes les trois heures.

S'il y a de la sensibilité au toucher, lorsque l'on palpe la région du foie, *nux vomica* à la même dose et de la même manière que *bryone*.

Dès que les symptômes se calment, on s'en tient à *nux vomica* et *mercurius solubilis*, alternés de

deux jours en deux jours, et à la dose quotidienne de
2 globules 30e jusqu'à cessation de la jaunisse.

En cas de diarrhée dans le cours de la maladie,
on administrerait *pulsatille* deux jours de suite à la
dose de 2 globules 30e dans quatre petites cuillerées
d'eau pour une seule journée.

Cette médication est simple, d'une exécution facile ; elle est à la portée de toutes les mères, et appliquée dès le début elle amène constamment la
guérison.

Hépatite chronique.

Cette maladie, extrêmement rare, est particulièrement observée chez les nouveau-nés atteints de syphilis ou maladie vénérienne congénitale. On la reconnaît au volume et à la dureté du foie et à la teinte
ictérique de la peau. L'indication thérapeutique
s'appuie surtout sur la nature de la maladie, c'est
donc moins l'inflammation du foie qu'il faut combattre, que la maladie générale avec laquelle elle
coïncide; nous en parlerons en traitant de la syphilis
chez les nouveau-nés.

Coryza.

Avant de parler de la bronchite ou rhume de poitrine, disons quelques mots du coryza ou rhume de
cerveau.

Les auteurs décrivent diverses espèces de coryza ;

ils signalent un coryza diphtéritique ou pseudo-
membraneux, un coryza syphilitique, un coryza inflammatoire aigu, enfin un coryza chronique. Nous
parlerons seulement des deux derniers.

Cette maladie, peu grave chez l'adulte, est très-
commune chez les enfants, dont elle compromet
quelquefois l'existence. Elle est connue de toutes
les mères et de toutes les nourrices ; pour me servir
de leur langage, au début de la maladie, l'enfant
commence par être enchifrené, une matière glaireuse et transparente coule du nez sur la lèvre supérieure, la muqueuse nasale se gonfle et le passage
de l'air, obstrué d'abord, finit par s'oblitérer complétement ; les nourrissons en souffrent cruellement
par plusieurs raisons. La première, c'est qu'ils res-
pirent toujours par le nez ; la deuxième, c'est que
s'il ne leur est pas absolument impossible de respirer par la bouche, évidemment ils ne peuvent à la
fois respirer et teter ; aussi l'enfant qui approche ses
lèvres du mamelon, après quelques efforts de succion, se retire-t-il en poussant des cris de colère et
de douleur ; s'il n'y avait pas d'autres moyens que
l'allaitement au sein pour nourrir l'enfant, celui-ci
mourrait certainement de faim ; heureusement on
peut suppléer à l'allaitement par le lait donné à la
cuiller, mais la difficulté de la respiration, le retrait
de la langue en arrière, un des symptômes les plus
fréquents de cette maladie, symptôme qui rend la
respiration encore plus laborieuse, les exemples,

cités par quelques auteurs, de l'inflammation de la pituitaire s'étendant jusqu'au cerveau et déterminant une hydrocéphale aiguë, toutes ces circonstances font du coryza, dans la première enfance, une maladie assez grave pour exiger une prompte médication. En la traitant à son début, on préviendra presque toujours les accidents dont nous avons parlé.

Je recommande spécialement le remède de bonne femme qui consiste dans les onctions pratiquées avec le suif de chandelle. On a soin d'étendre avec le bout du doigt le suif fondu, sur le front et le nez, on recouvre le front avec un morceau de papier de soie (c'est un papier très-mince dont les dames se servent pour faire leurs papillotes. On renouvelle cette onction trois ou quatre fois par jour).

Si l'enfant semble respirer facilement par la bouche, on bouche les deux narines avec une petite boulette de coton recouverte d'un peu de cérat camphré. Il faut préalablement nettoyer exactement les narines, et les débarrasser des mucosités et des croûtes qui les obstruent.

Si la maladie est plus avancée, ou si le coryza semble augmenter d'intensité, on injecte dans les narines, au moyen d'une petite seringue, la solution suivante :

  Eau distillée . . . . 50 grammes.
  Alun. . . . . . . 50 centigrammes.
  Laudanum de Sydenham. 1 gramme.

On chauffe au bain-marie avant de procéder à l'injection, qui doit être tiède. On la renouvelle quatre fois par jour.

Dans les cas où la muqueuse nasale paraît très-rouge et très-enflammée, on peut insuffler deux fois par jour dans les narines, au moyen d'un canon de plume, la poudre suivante :

> Alun calciné . . . . 2 grammes.
> Sucre . . . . . . 4 grammes.

Les homœopathes recommandent de donner à l'intérieur *pulsatille* à la dose de 2 globules 30ᵉ dans trois petites cuillerées d'eau, à prendre en trois fois dans la journée. J'ai constaté mainte fois l'efficacité merveilleuse de ce moyen employé concurremment avec les remèdes externes que je viens d'indiquer.

Les enfants lymphatiques ou scrofuleux sont, plus que tous les autres, sujets au coryza.

Les symptômes sont les mêmes, ils diffèrent seulement par leur ténacité. Ici le coryza passe fréquemment à la chronicité. Il faut, dans cette circonstance, unir au traitement externe une médication anti-scrofuleuse ; je renvoie, en ce qui concerne le traitement allopathique, au chapitre consacré à l'étude du vice scrofuleux ; quant au traitement homœopathique, outre les moyens hygiéniques connus, il se réduit à l'usage de deux médicaments dont l'influence heureuse se fait rarement attendre. C'est *pulsatille* et *calcarea* donnés alternativement de semaine en semaine, à la dose de 2 globules 30e dans trois cuillerées d'eau, à prendre en trois fois dans le courant de la journée.

Dans le chapitre consacré à la syphilis des nouveau-nés, je dirai quelques mots du coryza qui accompagne quelquefois cette cruelle maladie.

Le coryza diphtéritique ou pseudo-membraneux ne s'observe jamais isolément, il apparaît dans le cours des diverses maladies diphtéritiques, et le moyen spécial qu'il exige consiste soit dans les insufflations d'alun, soit dans la cautérisation avec le nitrate d'argent; ici la présence du médecin devient nécessaire.

Maladies des bronches et des poumons.

La bronchite, connue généralement sous les noms de rhume ou de catarrhe, est très fréquente chez les enfants à la mamelle. Suivant que l'irritation de la muqueuse ne dépasse pas la trachée et les grosses bronches, ou qu'elle s'étend jusque dans les plus petites ramifications bronchiques, la maladie existe avec des caractères et un danger bien différents; la première s'appelle bronchite simple, la seconde bronchite capillaire, et quelquefois catarrhe suffocant.

Dans la bronchite simple, la fièvre est très-modérée, même au début; elle passe même assez souvent inaperçue. L'enfant tousse, mais dans le principe la toux est sèche, plus tard elle mûrit, elle devient grasse, comme dit le vulgaire, mais il n'y a pas d'expectoration, ou plutôt les crachats ne sont pas expulsés. Ils viennent jusque dans l'arrière-gorge et provoquent un mouvement de déglutition qui les précipite dans l'estomac. Ordinairement, la toux se présente par quinte, mais ce n'est pas constant.

Les traits de l'enfant ne sont pas altérés, sa respiration est un peu accélérée mais elle n'est pas laborieuse.

Le pouls présente un peu plus de fréquence le soir, à l'approche de la nuit. Circonscrite dans ces symptômes, la bronchite est une maladie bénigne ne présentant qu'un danger, celui de passer de l'état simple à l'état de bronchite capillaire.

Les signes qui caractérisent celle-ci présentent beaucoup plus de gravité, la toux est plus fréquente, plus sèche, plus violente, la fièvre est plus forte, l'aspect du visage plus altéré, plus abattu, quelquefois les lèvres passent de la coloration rose à la coloration bleuâtre, les yeux sont cernés, et quand les accès de toux sont très-violents, les paupières sont bouffies ou infiltrées.

La respiration s'accélère, et à chaque effort d'inspiration on observe un profond abaissement des parois de la poitrine et une forte élévation du ventre.

Si l'on applique l'oreille sur la poitrine, on entend certains bruits respiratoires ou râles caractéristiques bien connus des médecins, mais qu'il est inutile de décrire aux mères de famille. Je n'ai pas la prétention de les familiariser avec l'auscultation, cela n'est pas de leur ressort. Et d'ailleurs les symptômes que je viens de décrire suffisent pour appeler toute la sollicitude des mères, et les diriger dans l'application d'un bon traitement.

La durée de la bronchite simple varie ordinairement de quinze jours à trois semaines ; au delà de cette limite, si la toux continue , la bronchite passe à l'état chronique.

La bronchite capillaire dure rarement plus de cinq à six jours, une semaine au plus ; rarement elle rétrograde pour revenir à l'état de bronchite simple, elle fait au contraire des progrès, et devient une pneumonie lobulaire, maladie dont nous dirons plus loin quelques mots.

Le catarrhe suffocant n'est qu'une des formes de la bronchite capillaire et principalement caractérisée par l'accélération, la difficulté de la respiration et les râles muqueux et sibilants que je n'ai pas voulu décrire.

La bronchite capillaire est ordinairement précédée de la bronchite simple. On l'observe assez fréquemment dans le cours de la rougeole , de la scarlatine et de certaines fièvres typhoïdes.

Quand l'affection est bénigne, c'est-à-dire dans les cas où la bronchite ne franchit pas le premier degré, la nature peut se suffire à elle-même. Il suffit de redoubler de précautions , de bien abriter l'enfant contre l'humidité et le froid ; cependant, je recommande aux mères de famille pour les cas les plus simples, les onctions de suif fondu ou graisse de chandelle, pratiquées deux ou trois fois par jour sur le dos et la poitrine, en ayant soin après chacune de ces onctions, de recouvrir les parties graissées, avec du papier de soie (on appelle ainsi le papier très-mince dont se servent les dames pour faire leurs papillotes).

C'est le moyen que j'ai préconisé déjà pour le coryza ou rhume de cerveau ; j'ai toujours observé que les rhumes des petits enfants traités ainsi mûrissaient plutôt et ne s'aggravaient pas.

Si, dès le principe, la toux est violente, il est bon de débuter par quelques cuillerées de sirop d'ipécacuanha continuées deux ou trois matins de suite, à dose suffisante, pour obtenir trois ou quatre efforts de vomissements.

La bronchite capillaire exige un traitement plus énergique, on donne d'abord l'ipéca, ensuite des potions gommeuses contenant quelques grammes de sirop diacode ou bien un centigramme d'extrait de belladone ; on couvre la poitrine de flanelle bien chaude. On peut mettre pendant quelques minutes un sinapisme sur le dos, le long de la colonne vertébrale.

Si les symptômes sont très-graves, s'il y a menace de suffocation, on peut même appliquer un large vésicatoire entre les deux épaules. Il faut que ce vésicatoire soit bien camphré ; on le maintient en place quatre heures seulement, et on lui substitue un large cataplasme de farine de lin, dont l'humidité et la chaleur favorisent singulièrement la formation de l'ampoule. Ce précepte, soit dit en passant, doit être généralisé. On laisse trop longtemps en place les sinapismes et les vésicatoires chez les petits enfants. Leur peau, comme nous l'avons dit, est douée d'une grande vitalité et d'une sensibilité extrême ; un sinapisme trop longtemps maintenu peut déter-miner, non-seulement une très-vive souffrance, mais d'énormes ulcérations qui se cicatrisent avec une lenteur désespérante. Les vésicatoires peuvent éga-lement mortifier le derme et former des eschares semblables à celles que l'on obtient par l'application des plus violents caustiques. Règle générale, quel que soit l'effet, en apparence très-modéré, d'un sina-pisme ou d'un vésicatoire, le premier ne doit pas être maintenu plus de dix à quinze minutes et le se-cond plus de cinq heures.

On a préconisé les frictions pratiquées au-devant de la poitrine avec l'huile de croton tiglium ou la pommade au tartre stibié, quatre fois par jour, jus-qu'à l'apparition d'un amas de boutons qui agissent favorablement par la révulsion qu'ils opèrent.

Quand la maladie rétrocède, c'est-à-dire lors-qu'elle semble marcher vers la convalescence, si la toux persiste et menace de passer à l'état chronique, on recommande d'appliquer un large emplâtre de poix de Bourgogne sur le dos du sujet ; cet emplâtre irrite et agace les enfants, il est mal supporté, il vaut mieux cuirasser le dos avec un grand morceau de sparadrap au bord duquel on fait préalablement quelques entailles, afin qu'il s'adapte exactement aux parties sur lesquelles on l'applique.

Il existe dans toutes les pharmacies des remèdes magistraux, des pâtes, des pastilles, des sirops, contre les rhumes et les bronchites plus ou moins graves ; je me suis bien trouvé des sirops de Lamouroux, de Vauquelin, de Labeylonie etc., etc., et de bien d'autres encore, mais il est inutile de se charger la mémoire de tous ces noms. Le traitement exposé ci-dessus contient à peu près tout ce que l'allopathie recommande de mieux contre la bronchite simple ou capillaire.

Si je n'entre pas dans des considérations plus précises, c'est qu'ici encore l'homœopathie me semble de beaucoup préférable, et je conseille aux mères de famille de s'en tenir, autant que possible, aux médicaments que je vais indiquer.

Et d'abord même en administrant le traitement homœopathique, je maintiens l'usage des onctions de suif chaud sur le dos et la poitrine de l'enfant.

Si la fièvre est forte, quelle que soit la période de la maladie, on donnera pendant quelques heures la teinture d'aconit comme nous l'avons dit plusieurs fois déjà, pour les maladies accompagnées d'un mou_ vement fébrile plus ou moins intense.

Quand la toux est sèche et forte, on donne alternativement *Belladone* et *Bryone* deux globules 30ᵉ dans quatre cuillerées d'eau à prendre en quatre fois; on commence par *Belladone*, le lendemain on *continue* par *Bryone* et le jour suivant on revient à *Belladone*. Si la maladie s'est produite à la suite d'un refroidissement, au lieu de *Bryone* on donne *Chamomille*; si c'est pour avoir été mouillé avec de l'eau froide, on donne *pulsatille* aux mêmes doses et de la même manière; quand la toux devient grasse, on s'en tient à *pulsatille.*

Quand la bronchite tourne au catarrhe suffocant, quand la respiration devient laborieuse, quand les symptômes s'aggravent, on administre deux jours de suite *ipéca*, et deux jours *sulphur,* et ainsi de suite alternativement. Si *ipéca* ne détermine pas une amélioration très-sensible, et surtout si les accès sont violents et se manifestent par quintes comme dans la coqueluche, on donne deux jours de suite *drosera*, 2 globules 30ᵉ chaque jour, dans quatre petites cuillerées d'eau.

Pendant que le malade est soumis au traitement homœopathique, on ne lui donne pas d'infusions de plantes médicamenteuses. S'il est à la mamelle, il ne prend que le sein, et, trois ou quatre fois par jour, quelques cueillerées d'eau légèrement édulcorée avec un peu de sirop de gomme.

Ici doit se placer une observation déjà faite, mais que je ne me lasserai pas de répéter. Les conseils que je donne, en ce qui concerne les traitements des diverses maladies, ont principalement pour but de maintenir celles-ci dans leur première période. Je n'en désigne pas moins les soins à prendre quand les symptômes s'aggravent, mais je ne saurais trop recommander aux mères de famille d'appeler un médecin toutes les fois que, malgré leurs soins intelligents, la maladie peut devenir grave et semble faire des progrès.

Grippe.

La grippe est presque toujours une bronchite épidémique spécialement caractérisée par un état fébrile plus ou moins intense, dont la durée varie de trois à dix jours. Le traitement ne diffère pas de celui de la bronchite ordinaire. L'intensité de la fièvre fournit, cependant, quelques indications spéciales. Quelques allopathes jugent à propos d'administrer, le premier ou le second jour, un vomitif d'ipéca. Cela ne me paraît point nécessaire. Le repos, la diète, les infusions pectorales, suffisent. Ajoutons, cependant, que le moyen le plus sûr de diminuer ou même d'enrayer le mouvement fébrile consiste dans la teinture d'aconit administrée homœopathiquement, comme nous l'avons dit plus haut ; le lendemain on donne *belladone,* et les jours suivants, pulsatille, 2 globules 30e dans 3 cuillerées d'eau, à prendre, une le matin, une à midi, une le soir.

La chaleur de la peau et l'accélération du pouls offrent de nombreuses variétés, mais, en général, la réaction fébrile est bien moins intense que dans beaucoup d'autres maladies, par exemple dans les affections éruptives.

Un des caractères les moins équivoques de la pneumonie chez les enfants, c'est dans l'expiration, quelque chose de gémissant et de saccadé.

Un autre, c'est la respiration haletante accompagnée du mouvement continuel des ailes du nez.

J'ai nommé, dans les pages précédentes, la pneumonie lobulaire; au point de vue pratique, les distinctions entre la pneumonie franche ou lobaire et la pneumonie lobulaire nommée, par quelques médecins, fausse pneumonie, n'ont qu'une importance médiocre, je dirai seulement que la pneumonie lobulaire est une aggravation de la bronchite capillaire.

On a décrit aussi une pneumonie granuleuse ou tuberculeuse, c'est une inflammation produite par la présence, dans le parenchyme pulmonaire, de certaines granulations, premier élément matériel de la phthisie.

C'est une question d'anatomie pathologique, intéressante assurément pour les médecins, mais dont il est inutile d'entretenir les mères de famille.

On a dû remarquer, d'ailleurs, que tous les symptômes que nous venons de décrire présentent la plus grande analogie avec ceux de la bronchite capillaire.

Cette analogie se rencontre plus manifeste encore dans le traitement.

Je renvoie donc mes lectrices au chapitre précédents, qu'elles relisent le traitement de la bronchite capillaire, c'est exactement celui de la pneumonie, seulement il faut dans celle-ci insister plus fortement sur les vomitifs et les vésicatoires; si l'on se décide pour ce dernier moyen, il faut l'employer énergiquement, c'est-à-dire appliquer un emplâtre assez large pour couvrir le dos de l'enfant, en ne négligeant, bien entendu, aucune des précautions que j'ai recommandées.

On a fait de grands éloges de la saignée générale ou locale, mais ces éloges ne se fondent pas sur des observations bien faites. En général, dans toutes les maladies inflammatoires, accompagnées d'une réaction fébrile plus ou moins vive, l'*aconit*, même en médecine allopathique, doit remplacer la saignée. Administré à la dose de trois ou quatre gouttes de teinture mère dans un demi-verre d'eau et par cuillerées, de demi-heure en demi-heure, rarement plusieurs heures s'écoulent sans obtenir une douce moiteur et une diminution dans le nombre et la dureté des pulsations artérielles.

La saignée produit quelquefois ce résultat, mais beaucoup moins sûrement et presque toujours aux dépens de l'avenir. Les malades qui ont perdu beaucoup de sang, tombent plus facilement dans l'état de faiblesse qu'on appelle adynamie. Les réactions ultérieures nécessaires à la résolution de la maladie, s'effectuent péniblement, et précèdent une convalescence interminable. L'aconit, au contraire, s'adapte à merveille aux phénomènes fébriles inflammatoires. Il les neutralise sans rien enlever à l'organisme, il y a donc un avantage incontestable, même au point de vue allopathique, à le substituer à la saignée.

Quelques médecins, contre la pneumonie des enfants, préfèrent le tartre stibié à l'ipéca, je ne partage pas cette opinion. L'action du tartre stibié, sur les organes si délicats de l'enfant, est des plus redoutables. Une seule dose suffit souvent pour jeter le sujet dans un état de prostration des plus alarmants, on doit renoncer à l'usage de ce poison.

Le meilleur traitement, sans contredit, est le traitement homœopathique que j'ai indiqué pour la bronchite capillaire.

Débuter par *aconit*, continuer par *bryone*, et passer à *pulsatille*, *camomille*, etc., suivant les indications que j'ai signalées.

Quant au régime, une fois pour toutes je dirai, que dans toutes les maladies inflammatoires, si l'enfant est encore à la mamelle, on ne doit rien ajouter au lait de la nourrice ou de la mère, sinon quelques boissons délayantes, encore doit-on tâtonner, donner celles-ci avec parcimonie, et n'en continuer l'usage que si l'enfant paraît les boire avec une certaine avidité. Si l'enfant a déjà quelques dents, s'il est arrivé à cette période de l'allaitement où l'on commence à lui accorder en dehors du lait nourricier un peu de nourriture, on doit supprimer celle-ci dès qu'une maladie inflammatoire se déclare, c'est de rigueur, et même devant les caprices, les cris, les sollicitations de l'enfant, la mère doit demeurer ferme dans son refus ; au reste l'enfant sérieusement malade réclame rarement de la nourriture, mais il y a des exceptions et elles suffisent pour motiver ce précepte.

Pleurésie, ou inflammation de l'enveloppe séreuse des poumons.

La pleurésie est si rare chez les jeunes enfants, et son diagnostic est tellement obscur, qu'il est presque inutile d'en parler dans un livre qui ne s'adresse pas aux médecins. Nous devons cependant, pour ne pas être incomplet, dire quelques mots de ses symptômes et de son traitement.

La pleurésie se manifeste presque toujours à la suite d'un refroidissement. Elle débute par un frisson qui passe inaperçu chez l'enfant. La fièvre se déclare et avec la fièvre une grande faiblesse, une toux sèche, fréquente et évidemment douloureuse. Dès le second jour, au plus tard le troisième, une douleur plus ou moins vive se fait sentir dans un des côtés de la poitrine, l'enfant ne peut s'en plaindre, mais on le reconnaît aux cris poussés par le malade, lorsque l'on percute le thorax.

La respiration est pénible, haletante et comme entrecoupée par la douleur. Si le mal n'est pas enrayé, il se forme bientôt dans la poitrine un épanchement de sérosité qui refoule le poumon contre la colonne vertébrale, et ajoute encore à la difficulté de la respiration. Pour reconnaître ce symptôme, il faut savoir explorer la poitrine. Dans l'état normal, si l'on appuie l'oreille sur un point quelconque de la cavité thoracique, on entend parfaitement le murmure respiratoire, un souffle ample et doux qu'il est inutile de décrire ; si l'on percute le thorax, en appliquant le médius ou l'index sur n'importe quel point de la région des côtes, et en frappant de petits coups secs avec la pointe des doigts de l'autre main la poitrine résonne comme une cavité creuse. Quand un enfant est atteint de pleurésie, on trouve une diminution très-sensible ; et quelquefois une cessation complète du bruit respiratoire du côté malade.

Si l'on percute la poitrine, le côté sain continue à rendre le son d'une cavité creuse, mais le côté malade rend un son mat, comme si l'on frappait sur le bras ou sur la cuisse. Ce genre d'exploration exige une certaine expérience, mais il est familier à tous les médecins. En cas de doute, il est de règle qu'une mère de famille consulte immédiatement un homme de l'art.

Le traitement allopathique consiste surtout dans l'emploi des vésicatoires appliqués largement sur le dos de l'enfant, la diète, et pour toute alimentation l'usage exclusif du lait ; quand la fièvre tombe et que l'épanchement de sérosité persiste, il convient d'essayer encore les vésicatoires, et de faire prendre à l'intérieur un peu d'eau sucrée et gommée contenant de trois à six gouttes de teinture de digitale à prendre en trois ou quatre fois dans la journée. Si ces moyens sont sans effet, il faut pratiquer une opération appelé par les chirurgiens, thoracenthèse. Elle consiste dans l'introduction d'une canule à travers les parois de la poitrine, et par cette canule toute la sérosité s'écoule. Autrefois, cette opération présentait de graves dangers, mais depuis le modifications apportées dans le manuel opératoire par MM. Reybard et Trousseau, elle est d'une simplicité et d'une innocuité parfaite. Dans tous les cas, c'est l'affaire du chirurgien et c'est à lui qu'il faut avoir recours.

Les homœopathes traitent la pleurésie comme la pneumonie, le premier jour *Aconit* et les jours suivants *Bryone.* Voir le chapitre précédent.

Si l'amélioration obtenue par aconit est très-sensible, il faut s'en tenir là, et continuer avec le même médicament.

Contre l'épanchement succédant à la pleurésie ils donnent *Bryone, kali-carbonicum* et digitale, alternés de semaine en semaine à la dose de deux globule 30ᵉ dans trois cuillerées d'eau, à prendre en trois fois dans la journée.

Je dois ajouter que dans la pleurésie comme dans la pneumonie, le traitement homœopathique est celui qui doit être préféré.

Coqueluche.

Cette maladie, rarement observée chez l'adulte, appartient presque exclusivement à l'enfance, elle est ordinairement épidémique et contagieuse.

Elle débute comme un rhume ordinaire, et comme dans la rougeole avec larmoiement des yeux. Après une période d'incubation qui varie de quelques jours à quelques semaines, la toux prend tout à coup un caractère tout à fait spécial. C'est un accès violent, rapide, saccadé, comme si un corps étranger avait pénétré dans le larynx, ou bien, semblable à la toux spasmodique qui se produit lorsqu'on avale de travers. Une titillation poignante, irrésistible, prolonge l'effort de la toux, et ne permet pas au malade de reprendre son haleine; l'inspiration semble impossible, le visage s'injecte, les yeux larmoient, et l'enfant tend les bras comme pour s'accrocher, se soutenir à quelque chose. A force d'énergie, il parvient à faire une longue inspiration, mais celle-ci s'effectue laborieusement, avec un bruit sonore, ou plutôt un cri gémissant qu'on ne peut oublier lorsqu'une fois on l'a entendu; cette inspiration à peine achevée, la toux recommence avec la même violence, entrecoupée ainsi d'inspirations sonores, jusqu'à ce que la quinte se termine par un vomissement de matières glaireuses d'un jaune marbré.

Cette toux convulsive dure ordinairement de deux à huit semaines ; elle peut cependant continuer pendant des mois entiers, avec des alternatives de calme et d'exaspération. Dans le dernier cas, la congestion qui résulte de la violence de la toux peut déterminer d'abondantes hémorrhagies nasales et même des hémorrhagies pulmonaires. Celles-ci annoncent une lésion plus ou moins profonde de l'appareil respiratoire. Une de ces lésions fréquemment observée, c'est la rupture d'une ou plusieurs vésicules pulmonaires, et par suite le boursouflement du tissu cellulaire du cou, et quelquefois de la poitrine, occasionné par l'infiltration de l'air.

Quand la maladie se modère, le spasme diminue, le vomissement disparaît, la toux ne se présente plus par quintes, et elle finit par cesser tout à fait.

Un des caractères les plus singuliers de la coqueluche c'est la présence à la base du frein de la langue, d'une vésicule jaunâtre, qui ne tarde pas à s'ulcérer, et présente alors une plaie grise et lardacée qui disparaît dans la période décroissante de la maladie.

Ce symptôme est commun, mais il n'est pas constant.

Le danger de la coqueluche est ordinairement

relatif à la bénignité ou à la malignité de l'épidémie. Je dis ordinairement, car dans certains cas exceptionnels, et dans l'épidémie la plus bénigne, on voit des enfants présenter les symptômes les plus graves, et la maladie se prolonger presque indéfiniment.

Les sujets gros et lymphatiques sont en général les plus fortement atteints.

Cette maladie, qui mériterait jusqu'à un certain point d'être rangée parmi les maladies convulsives, diffère essentiellement des rhumes et des catarrhes.

Ceux-ci ont pour siége exclusif l'appareil de la respiration, la coqueluche frappe en même temps les poumons et l'estomac.

Il existe un nerf que les anatomistes ont nommé le pneumo-gastrique, parce qu'il se divise en deux branches, dont l'une appartient aux poumons et l'autre à l'estomac. Cette disposition anatomique explique la coïncidence constante des vomissements avec la toux spasmodique qui caractérise la coqueluche, et ce double phénomène signale le rôle du pneumo-gastrique dans la maladie dont nous parlons. Cette observation ayant échappé à la plupart des médecins, il n'est pas étonnant qu'ils combattent la coqueluche avec si peu de succès. Le nombre des moyens préconisés comme spécifiques est considérable, mais aucun ne mérite une grande confiance. Les auteurs qui ont écrit sur les maladies des enfants, conviennent qu'il faut évidemment se résigner à voir la coqueluche accomplir toutes ses phases, et demeurer en possession du terrain qu'elle a choisi jusqu'à ce qu'il lui plaise de l'abandonner.

Cependant comme il est humiliant de rester dans l'inaction devant cette cruelle maladie, on prescrit généralement les infusions pectorales chaudes, les potions gommeuses, le sirop diacode, ou l'extrait de belladone. On administre aussi quelques vomitifs, des purgatifs doux, et l'on met des sinapismes quand les quintes déterminent une forte congestion. On a recommandé les antispasmodiques, le sirop d'éther, le castoréum, le musc, l'assa fœtida.

On a vanté la cochenille en potion, et l'on a fait à cette substance l'honneur de lui accorder des propriétés spécifiques qu'elle ne possédait pas. La ciguë, le soufre, le fer, le café ont été expérimentés, tantôt avec succès, tantôt sans résultats; en définitive, s'il faut porter un jugement sur tout ce qui a été écrit sur cette matière, on peut raisonnablement conclure qu'en présence de la coqueluche l'inaction est égale à l'action.

Et cependant j'affirme qu'il existe contre cette maladie un traitement efficace.

Je vais dire en peu de mots ce que l'expérience m'a appris.

D'après l'idée que j'ai exprimé sur le rôle du pneumo-gastrique dans la coqueluche, j'ai pensé qu'il fallait exercer sur ce nerf une double influence : l'une en agissant directement sur les poumons, l autre en agissant sur la muqueuse de l'estomac.

A la première indication je satisfais de la manière suivante : trois fois par jour, je mets sous les narines de l'enfant au-devant de sa bouche une éponge imbibée d'éther, et je lui fais respirer cette vapeur pendant environ trois minutes.

La seconde indication demande : 1° les vomitifs trois jours de suite; je fais prendre, suivant l'âge de l'enfant, soit quelques cuillerées de sirop, soit la poudre d'ipéca, en quantité suffisante pour obtenir deux ou trois vomissements. Le sirop se donne par petites cuillerées de cinq minutes en cinq minutes, jusqu'à production de l'effet voulu, et la poudre à la dose de 0,60° dans un demi-verre d'eau tiède un peu sucrée, à prendre par grandes cuillerées également de cinq en cinq minutes.

Tous les jours, je fais prendre aux petits malades la potion suivante :

Eau commune	60	grammes.
Sirop de fleurs d'oranger	10	—
Bi-carbonate de soude	0,60°.	—
Teinture de belladone	2 gouttes.	

Ou bien un demi-centigramme d'extrait ; à prendre : une petite cuillerée toutes les deux heures.

Cette dose est pour les enfants de un à deux ans.

Pour les enfants plus âgés, on augmente la proportion de bi-carbonate de soude et de teinture de belladone.

On peut remplacer la teinture de belladone par

cinq grammes de sirop diacode, ou deux gouttes de laudanum. Il est même convenable d'alterner. Cela présente d'ailleurs un avantage particulier, c'est que sans rien perdre de ses propriétés calmantes, chacune de ces substances est le contre-poison de l'autre, dans le cas où une dose un peu trop forte aurait été administrée.

A ces moyens internes, j'ajoute un moyen externe dont j'ai toujours eu beaucoup à me louer.

Une fois par jour, le matin à l'heure du lever, je fais pratiquer sur tout le tronc une friction avec une serviette trempée dans l'eau froide, c'est-à-dire à la température ambiante. La serviette doit être bien imbibée d'eau, on frictionne vivement et avec une certaine énergie, pendant une minute et même une minute et demie.

On fait une seconde friction avec un linge bien sec, et l'on habille l'enfant. On doit mettre sur la peau, de la flanelle, et ne pas le tenir constamment dans la chambre. Nous l'avons déjà dit, la coqueluche n'est pas un rhume, c'est une maladie toute spéciale, exigeant par conséquent des soins spéciaux; ainsi les boissons chaudes, utiles dans le catarrhe, doivent être ici absolument proscrites; le grand air est nécessaire, ainsi que l'exercice et surtout une nourriture substantielle et abondante. Par conséquent, si l'enfant est sevré, on se gardera bien de le mettre à la diète; on ne négligera rien, au contraire, pour lui donner bon appétit et satisfaire celui-ci. Le meilleur moyen, c'est l'exercice au grand air, en évitant, bien entendu, l'humidité et les refroidissements.

Les vésicatoires, les pommades au croton tiglium et au tartre stibié, employés comme révulsifs, sont plutôt nuisibles qu'utiles.

Depuis bien des années, je ne traite pas autrement les enfants atteints de coqueluche, et j'ai rarement vu la maladie dépasser trois semaines.

Les homœopathes donnent *bryone*, quand la toux s'aggrave le soir et après les repas.

Ipéca, si elle est forte, surtout au milieu de la nuit, et lorsqu'elle est accompagnée, soit de vomissements très-violents, soit d'hémorrhagie nasale.

Pulsatille, si les quintes sont modérées, et se caractérisent particulièrement par l'abondance des matières expectorées et vomies.

Enfin *drosera*, le vrai spécifique, d'après Hahnemann, quand la toux caractéristique de la coqueluche, parfaitement confirmée, se distingue par l'inspiration bruyante dont nous avons parlé.

Tous ces médicaments homœopathiques se prennent à la dose de 2 globules 30e dans 3 petites cuillerées d'eaux ; une, trois fois par jour.

Les résultats constamment obtenus par le traitement allopathique, exposé plus haut, ont été trop favorables pour que je m'en sois jamais départi.

Comme je me fais un devoir d'appuyer mes conseils sur mes observations personnelles, je ne puis rien dire de l'homœopathie en ce qui concerne le traitement de la coqueluche, je désigne les remèdes, et c'est par analogie, seulement, que je suis *disposé à croire* à leur efficacité.

Inflammation du cerveau et de ses membranes, Méningite, Hydrocéphale aiguë, Fièvre cérébrale.

Sous les noms de méningite et d'hydrocéphale aiguë, les médecins désignent deux maladies différentes, mais à cause de l'analogie de leurs symptômes et surtout de leur traitement, il convient, dans un livre spécialement destiné aux mères de famille, de les désigner sous le nom générique de fièvre cérébrale. On donne le nom de méningite à l'inflammation des deux membranes, l'arachnoïde et la pie-mère, qui tapissent le cerveau ; on donne le nom d'hydrocéphale aux épanchements de sérosités qui se forment dans l'intérieur du crâne et du cerveau. Il ne saurait entrer dans mon plan de donner une description scientifique et complète de ces terribles maladies, je dirai seulement ce qu'il est essentiel de connaître, au point de vue du diagnostic et du traitement. Ainsi, je ne ferai point connaître les divisions que les divers auteurs ont jugé à propos d'établir. Quelle utilité trouverions-nous à décrire séparément la méningite granuleuse et la méningite aiguë simple ? Aucune assurément. Les symptômes sont, pour ainsi dire, identiques ; la seule différence entre ces deux maladies, c'est que la méningite aiguë éclate soudainement, frappe surtout les enfants vigoureux, tandis que la méningite granuleuse est précédée d'une période d'incubation et sévit de préférence sur les enfants lymphatiques, scrofuleux ou disposés à la phthisie.

La fièvre cérébrale est remarquable par la rapidité de son évolution, surtout quand elle se termine par la mort. Cependant, l'hydrocéphale aiguë est ordinairement précédée d'une période d'incubation dont nous dirons bientôt quelques mots. Les causes de cette affreuse maladie varient à l'infini. Tantôt elle est le résultat d'une violence extérieure, d'un coup porté sur le crâne, d'une chute ; tantôt elle éclate pendant une maladie éruptive, dans le cours de la rougeole, de la scarlatine, de la petite vérole ; tantôt on l'observe à la suite de la disparition soudaine d'une maladie cutanée, telle que la teigne ou les gourmes ; souvent elle est due à l'action des rayons solaires (un enfant qu'on laisse exposé au soleil peut être le même jour ou le lendemain soudainement atteint) ; tantôt elle se manifeste pendant une violente épidémie. J'ai vu, à la Havane, en 1850, alors que le choléra sévissait avec fureur, des enfants être frappés tout à coup de fièvre cérébrale, et mourir dans quelques heures. Circonstance vraiment digne d'être notée et méditée ! ceux dont on faisait l'autopsie présentaient dans leurs intestins l'abondante matière séreuse qui caractérise les selles de cholériques. Dans le premier âge, les enfants les plus robustes sont les plus exposés ; plus tard, ce sont les enfants d'une intelligence précoce, d'une grande mémoire, qui sont le plus souvent atteints.

La maladie, quand elle ne débute pas soudainement, commence ordinairement par les symptômes suivants.

Insomnie, réveil en sursaut, agitation, visions fantastiques, cris d'effroi, accès de colère, l'enfant devient maussade et taciturne, indifférent à tout ce qui lui plaisait ; le bruit l'épouvante, les mouvements sont pénibles et la peau semble quelquefois devenue très-sensible et même douloureuse ; dans cette période, la maladie peut être efficacement combattue.

Arrivée à la seconde période, celle que les médecins nomment période d'invasion, elle prend un caractère de gravité qui laisse peu d'espoir de guérison.

Aux symptômes précités s'ajoutent une forte fièvre, des vomissements fréquents, de la constipation, et une congestion cérébrale évidente. La face est animée, l'œil rouge, le regard fixe, l'ouïe d'une sensibilité extrême.

Si l'on palpe le cou, l'on trouve les carotides vibrantes, et l'on peut même suivre de l'œil leurs énergiques pulsations.

La langue est rouge et sèche, et le malade, cependant, ne donne aucun signe de soif.

Si l'enfant est assez grand pour exprimer ses sensations, il se plaint constamment de sa tête. Bientôt le délire se manifeste, quelquefois ce n'est pas le délire, c'est la stupeur ; l'enfant souffre en silence, il respire avec précipitation et s'arrête tout à coup pendant quelques secondes.

Plus tard, la fièvre redouble, les yeux ne peuvent supporter la lumière, l'agitation est à son comble. De moment en moment, endormi ou éveillé, l'enfant se lève tout à coup et pousse un cri aigu, arraché probablement par la douleur de tête. Jusque-là il y avait de l'intermittence dans le délire ou la stupeur ; bientôt l'intelligence s'éteint tout à fait, les membres sont immobiles ou agités de convulsions, les yeux se rouvrent, le regard est louche, les pupilles se dilatent, les paroxysmes de convulsions sont remplacées par la paralysie. Pendant cette troisième et dernière période, la face devient pâle, elle conserve de la chaleur, mais le nez est froid, et le crâne, au contraire, demeure le siége d'une chaleur brûlante.

Le symptôme le plus grave, celui que l'on peut considérer comme l'avant-coureur de la mort, c'est l'abaissement subit du pouls, qui de 120, 150 et 200 pulsations par minute tombe tout à coup à 50. C'est un signe de compression cérébrale inaccessible à toutes les ressources de l'art.

Les urines claires et très-abondantes sont considérées comme un signe fâcheux; lorsqu'elles sont
épaisses et contiennent un sédiment abondant, c'est
au contraire un signe favorable. L'hémorrhagie na
sale, la sueur et quelques heures d'un sommeil
calme sont également de bons signes; l'insomnie
continue doit faire présager une terminaison fatale.

Les allopathes recommandent un traitement énergique. Ils insistent particulièrement sur la saignée
locale et générale; les sangsues au cou, derrière les
oreilles ou même aux tempes.

Ils prescrivent le tartre stibié très-étendu d'eau
$^1/_2$ grain (2 centigrames et $^1/_2$) dans une demi-pinte
d'infusion de violette à prendre par grandes cuillerées toutes les heures; le calomel à dose purgative
de 15 à 40 centigrammes suivant l'âge des malades;
l'application de la glace sur la tête; les sinapismes
aux jambes, les vésicatoires aux mollets, et dans les
cas très-graves, sur la tête, après avoir préalablement rasé les cheveux. Parmi ces moyens, les uns
sont inutiles, les autres dangereux, tous sans exception sont insuffisants; je condamne de la manière la
plus expresse la saignée, les sangsues et les vésicatoires. Le tartre stibié et les sinapismes peuvent
rendre quelques services, la glace sur la tête soulage
la douleur mais n'arrête point le mal; le vésicatoire
est très-infidèle, et souvent au lieu de provoquer
une révolution favorable, il augmente l'irritation et
l'agitation du malade; les purgatifs ont produit sou-

vent une sensible amélioration. Parmi les moyens allopathiques les plus efficaces, je dois signaler les affusions et les inspirations d'éther sulfurique. On trouvera au chapitre qui traite des *convulsions,* les détails les plus précis sur l'emploi externe de ce médicament.

Voici, en définitive, la médication que je recommande aux mères de famille. Dès qu'un enfant présente quelques-uns des symptômes qui caractérisent la première période, lorsqu'il devient triste, maussade, sujet à des mouvements de colère inaccoutumés, lorsqu'il se réveille en sursaut, jette sans raison un cri d'effroi, on lui fait prendre deux ou trois jours de suite *stramonium* à la dose de deux globules 30ᵉ dans trois cuillerées d'eau, petites ou grandes suivant l'âge de l'enfant.

Dès que la fièvre se déclare, on lui donne *aconit,* de une à trois gouttes de teinture mère dans six cuillerées d'eau à prendre de demi-heure en demi-heure; le lendemain on administre *belladone* 2 globules 30ᵉ dans 4 cuillerées d'eau. C'est incontestablement le moyen par excellence contre toutes les affections cérébrales. Si malgré *aconit* et *belladone,* la maladie suit son cours, si les yeux sont convulsés, la face rouge, le ventre dur, les selles nulles, on donne *bryone* aux mêmes doses que l'on a donné *belladone.*

Les symptômes s'aggravant encore, on donne un globule d'*ellébore* 30ᵉ en une fois, dans une cuillerée d'eau ou simplement sur la langue du malade, et sept ou huit heures plus tard, si les accidents persistent, *sulphur* 2 globules 30e dans 4 cuillerées d'eau, à prendre dans une journée. Si la tête de l'enfant est renversée en arrière, on donne *chamomille* 2 globules 30e dans quatre cuillerées d'eau, à prendre dans les vingt-quatre heures.

Contre la stupeur ou le *coma, opium;* contre les cris, les hallucinations, les convulsions, *hyosciame* à la dose indiquée pour *belladone.*

Le seul moyen externe véritablement efficace, c'est le drap mouillé; on enveloppe tout le corps de l'enfant dans un grand drap préalablement imbibé d'eau fraîche, et légèrement exprimé, on jette par-dessus le drap une petite couverture de laine, et l'on maintient sur toute la tête des compresses d'eau glacée ou simplement d'eau fraîche. Tant que la peau de l'enfant demeure brûlante, on change de drap chaque demi-heure ou chaque trois quarts d'heure, à moins qu'il ne repose et que le sommeil ne succède à l'insomnie. Quand la température brûlante de la peau s'abaisse, quand une douce moiteur se déclare, on remet l'enfant dans un petit lit sec et l'on continue les soins d'après les indications que nous avons signalées. Ce moyen, qui appartient à l'hydrothérapie, se combine à merveille avec les remèdes homœopathiques, et rarement quelques heures s'écoulent sans qu'on obtienne un apaisement sensible de tous les symptômes. Je le recom-

mande avec d'autant plus de confiance que dans ma
longue pratique je ne me rappelle pas qu'il ait jamais
déterminé le plus léger accident, et je conserve dans
mes notes et dans mes souvenirs les faits nombreux
attestant les services qu'il a rendus.

Aucune maladie n'exige de la part de la mère des
soins plus minutieux et plus multipliés, aucune
n'exige plus d'attention, plus de vigilante sollicitude ; mais si l'on s'est bien pénétré des conseils que
je viens de donner, si on les applique avec intelligence, on verra bien rarement cette maladie, si généralement fatale, accomplir toutes ses phases, et les
poignantes angoisses de la mère seront compensées
par le bonheur d'avoir sauvé son enfant.

Scrofules.

La scrofule est un état morbide spécial de toute
l'organisation, une sorte de tempérament maladif,
sous l'influence duquel apparaissent des inflammations aiguës ou sub-aiguës des parties les plus diverses de l'organisme. Les glandes ou plutôt les ganglions
lymphatiques particulièrement en sont fréquemment
le siége, et dans cette circonstance l'inflammation
prend des caractères spéciaux connus de toute an-
tiquité. C'est la maladie que les anciens appelaient
écrouelles.

Il est évident que les phénomènes inflammatoires
produits par le vice scrofuleux ne se présentent pas

d'emblée; quelque chose les précède, et ce quelque chose, c'est la viciation des humeurs. Donc, la scrofule a son siége primitif dans les parties liquides et plus tard dans les solides qui composent l'organisme humain.

Elle est héréditaire, et il n'est pas certain qu'elle ne soit point contagieuse.

On ne l'observe presque jamais au moment de la naissance, ni dans la première année de la vie ; plus tard elle est extrêmement commune, surtout chez les petite filles.

Les causes principales en dehors de l'hérédité et de la constitution congéniale des sujets, sont l'habitation dans les lieux bas et humides, l'absence du soleil, les maisons malsaines, le voisinage des marais, la misère, la mauvaise hygiène, l'alimentation insuffisante ou de mauvaise qualité, l'usage des farineux, etc., etc.

Les enfants les plus disposés aux scrofules sont ceux qui ont la peau fine et blanche, les cheveux blonds, le cou maigre et un peu long, les traits délicats, les yeux bleus et humides, la physionomie douce, les chairs potelées mais un peu molles, la tête grosse, la poitrine étroite, le ventre saillant.

Quand le vice scrofuleux commence à exercer son influence, ses caractères se dessinent plus nettement, et la lèvre supérieure grossit. Elle est comme enflée et légèrement proéminente. Parmi ces enfants les uns sont ce que l'on appelle : des lymphatiques délicats. Ils sont nerveux, impressionnables. Leur intelligence est vive, leur mémoire excellente, mais ils ont des muscles sans vigueur ; aussi demeurent-ils nonchalants et peu disposés aux violents exercices.

Les autres sont épais, boursouflés, mous et presque stupides.

Tous sont sujets aux fréquentes diarrhées.

Jusque-là, nous n'avons décrit que la constitution scrofuleuse. Mais le vice strumeux fait son chemin, les accidents se déclarent et ils varient à l'infini.

Tantôt ce sont des maladies de la peau, des gourmes, des pustules, des croûtes, des dartres rongeantes ; tantôt des ophthalmies, des maladies des paupières ; tantôt c'est le coryza ou rhume de cerveau, des aphthes, des maux d'oreille, internes ou externes, des abcès, des suppurations, des maux de gorge chroniques, une tuméfaction des amygdales, qui ne peut guérir sans opération. Assez souvent plusieurs de ces maladies existent à la fois chez le même sujet.

Les glandes du cou s'engorgent, les bronchites se déclarent et les enfants conservent un temps indéfini la poitrine grasse, c'est-à-dire que la muqueuse des bronches est le siége d'une sécrétion abondante.

La muqueuse intestinale n'est pas épargnée, comme celle des bronches elle fournit des sécrétions copieuses, principal élément des diarrhées dont nous avons déjà parlé.

Les intestins sont soutenus par de vastes replis membraneux dont l'ensemble porte le nom de mésentère. Dans la trame organique de ces replis existe tout un système de petits organes sécréteurs et élaborateurs, nommés *glandes mésentériques*. Ces glandes s'engorgent comme celles du cou, et dans la suite elles contiennent une matière crayeuse semblable aux tubercules observés dans les poumons des phthisiques. A ce degré, la maladie est vulgairement nommée *carreau*, mais les savants aiment les grands noms et ils l'appellent *tuberculose* entéro-mésentérique.

Des abcès se forment sous la peau, dans le tissu cellulaire, soit à la poitrine, soit au tronc ou dans la continuité des membres. Quand ils s'ouvrent au dehors, ils donnent lieu à des ulcérations scrofuleuses extrêmement rebelles; s'ils ne s'ouvrent pas, ils passent à l'état d'abcès froids et peuvent persister plusieurs années sans guérir.

Enfin, les os eux-mêmes deviennent le siége d'une inflammation spéciale qui, suivant ses caractères et son siége, prend le nom de carie scrofuleuse, ostéite, périostite, tumeur blanche.

Les parties molles, dans le voisinage des os malades, participent à l'inflammation. Des ulcérations apparaissent, de petites plaies s'ouvrent à la surface de la peau, et ces plaies communiquent avec l'os malade par des canaux ou trajets fistuleux.

Toutes les parties de la charpente osseuse peuvent subir l'influence du vice scrofuleux. Les caries, les nécroses atteignent et les os des membres et les os du tronc, particulièrement ceux de la colonne vertébrale. Dans ce dernier cas, l'affection osseuse prend le nom de *maladie de Pott*. Des abcès se forment au contact de la vertèbre cariée; le pus chemine à travers les parties molles, et cherche une issue à de grandes distances. Des fragments de vertèbres sont entraînés avec lui, la colonne vertébrale se déforme et présente des incurvations vicieuses qu'il ne faut pas confondre avec celles dues au rachitisme ou ramollissement des os.

Dans la troisième et dernière période de la scrofule, un élément nouveau apparaît, c'est la matière tuberculeuse. Nous en avons dit un mot à propos des glandes mésentériques. Cette matière se présente sous la forme de tubercules ou petits grains arrondis, d'abord d'une couleur grisâtre, plus tard passant au jaune. A l'état cru, ils offrent la consistance et la dureté du marron à peine cuit; plus tard ils s'humectent, se ramollissent et se réduisent en bouillie; d'autres fois, au contraire, ils durcissent, se pétrifient pour ainsi dire et cessent alors d'être un danger pour l'économie. Ils restent implantés dans les tissus comme un grain de plomb qu'on n'aurait pu extraire.

Tel est, en abrégé, le tableau des maladies scrofuleuses. Quelques-unes d'entre elles seront, dans un chapitre particulier, l'objet d'une étude plus approfondie.

Actuellement occupons-nous du traitement.

Ce traitement doit être à la fois général et local,
c'est-à-dire qu'il doit, d'une part, s'adresser à la
constitution tout entière, de l'autre, aux symptômes
ou altérations organiques qui appellent plus spécialement l'attention.

La première de toutes les indications pour un
traitement antiscrofuleux, c'est l'absolue nécessité
de mettre l'enfant dans de bonnes conditions hygiéniques. S'il vit dans une maison malsaine, s'il habite
dans une vallée profonde et humide, s'il respire l'air
d'un marécage, il doit être immédiatement dépaysé;
il lui faut un domicile aéré, sec et visité souvent par
le soleil. Par une bonne gymnastique on sollicite
l'action musculaire, on l'accoutume peu à peu à la
fatigue, on augmente insensiblement son énergie et
sa vigueur. Ses vêtements seront de laine, toujours
propres et secs.

Une ou deux fois par semaine, il prendra un bain
d'eau salée.

Chaque jour, à son lever, on frottera le corps tout
entier avec un linge rude préalablement trempé dans
l'eau froide. Cette première friction qui doit durer à
peine deux minutes est immédiatement suivie d'une
seconde friction pratiquée avec un linge sec, et
aussitôt après, l'enfant, chaudement habillé, est conduit à la promenade. Cette pratique hydrothérapique
ne doit jamais être négligée, même dans les jours les
plus froids.

On interdit à l'enfant les jeux sédentaires, on lui

cherche de petits camarades; les plus bruyants et les plus vifs sont les meilleurs. On abandonne pour quelque temps les livres et l'école, et, sans négliger les soins de l'âme, on s'occupe provisoirement de l'enveloppe. Faites d'abord une bonne santé à votre enfant, développez son corps, et vous aurez bien moins de peine plus tard pour développer son intelligence.

On devra le soumettre à une alimentation substantielle et généreusement réparatrice. Pas de farineux, pas de sucreries, mais de bonnes viandes rôties ou grillées; des bouillons gras, des soupes aux pommes de terre et au pain grillé, des poissons frais, salés même, si toutefois l'intestin est en bon état. Du bon beurre, quelques légumes frais, et à chaque repas une petite goutte de vin vieux.

Comme médicaments, les allopathes prescrivent, pendant cette première période les sirops antiscorbutiques, celui de quinquina, les diverses eaux ferrugineuses, naturelles ou artificielles, et l'huile de foie de morue.

Quand le vice scrofuleux se manifeste par un ou plusieurs des accidents que nous avons signalés, tels que maladies de la peau, coryza, écoulement d'oreilles, glandes engorgées, etc., etc., on continue, autant que la chose est possible, les soins hygiéniques déjà recommandés, et l'on soumet l'enfant malade à l'une des nombreuses médications préconisées contre cette cruelle maladie.

11.

Les principales sont :

Le traitement par l'iode et ses dérivés;
Par l'huile de foie morue;
Par les mercuriaux;
Par les sulfureux;
Par l'hydrochlorate de baryte;
Par l'arsenic;
Par les feuilles de noyer;
Par le sous-carbonate de potasse et de soude.

Il faudrait un volume pour dire toutes les formes sous lesquelles ces divers médicaments ont été employés. Passons-les rapidement en revue et n'insistons guère, attendu que la pharmacopée homœopathique nous fournira des substances bien autrement efficaces.

L'iode a été considéré longtemps comme l'anti-scrofuleux par excellence. De nombreux mécomptes ont affaibli singulièrement sa réputation; d'autres médicaments ont pris sa place, et s'il n'est pas abandonné, il est assurément beaucoup moins préconisé. On l'emploie généralement à l'état d'eau iodée, en potion et en inhalations. On prescrit aussi l'iodure de potassium en solution dans l'eau distillée, et le sirop de proto-iodure de fer préparé d'après la formule de Dupasquier. Toutes ces préparations, avec les indications nécessaires pour leur meilleure administration, se rencontrent dans les pharmacies.

L'huile de foie de morue clarifiée ou non clarifiée,

s'administre à l'état naturel et à la dose de deux à six cuillerées par jour à prendre en trois fois un instant avant les repas.

Les mercuriaux sont donnés sous la forme de proto-iodure ou de bi-iodure de mercure et à la dose quotidienne d'un demi-centigramme à deux centigrammes par jour. On associe quelquefois ce médicament à l'iodure de potassium.

La médication sulfureuse consiste dans l'usage des bains sulfureux naturels ou artificiels.

L'hydrochlorate de baryte se donne à la dose de 1 à 20 centigrammes chez les petits enfants, et de 50 centigrammes à 2 grammes chez les adultes, dans une potion gommeuse que l'on prend chaque jour en quatre fois.

L'arsenic a été chaudement recommandé par M. Bouchut, dont l'autorité et le savoir présentent toutes les garanties possibles. Il recommande de faire dissoudre 5 centigrammes d'arséniate de soude dans 500 grammes de sirop de quinquina, et il en fait prendre de une à cinq cuillerées à café par jour. La nature de cette substance, et la dose prescrite par M. Bouchut, en font, dans cette circonstance, un véritable médicament homœopathique. Notre savant confrère affirme, qu'administré ainsi, l'arséniate de soude donne de l'appétit, colore les tissus, augmente les forces, et cicatrise rapidement les plaies scrofuleuses. Jamais, à cette dose, il ne produit d'accidents sérieux. Quelquefois il occasionne des vomissements ou des coliques, alors on diminue la dose, et cela n'a pas d'autre conséquence.

Les feuilles de noyer sont préconisées par le docteur Négrier. Il les emploie :

1° En tisane.

Feuilles sèches de noyer   5 grammes.
Eau bouillante   500   id.

Faites infuser, et édulcorez avec du miel ou du sirop de noyer. (Deux ou trois tasses par jour.)

2° en décoction :

Feuilles sèches de noyer   50 grammes.
Eau   1000   id.

Dix minutes d'ébullition.

Cette décoction est employée en applications topiques ou en bains locaux.

3° en vin de noyer.

Feuilles fraîches de noyer 60 grammes.
12 noix vertes
Vin de Malaga ou de Lunel 1 litre.

Laissez macérer de quinze jours à un mois. (Une cuillerée matin et soir.)

4° en extrait :

Celui-ci se prescrit en pilules de vingt centigrammes. (Deux à quatre par jour.)

5° en sirop. (Deux ou trois cuillerées par jour.)

6° en pommade. (S'emploie en frictions sur les parties malades.)

Ces trois dernières préparations existent dans les pharmacies.

M. le docteur Négrier assure que ce traitement peut être considéré comme spécifique. Son influence est lente, mais inoffensive et durable. La guérison devient la terminaison la plus ordinaire de la maladie.

Une circonstance cependant mérite d'appeler l'attention : Les feuilles de noyer et les remèdes qui en dérivent, sont sans action sur les sujets secs et nerveux. C'est malheureusement une large exception. Pour les enfants que nous venons de désigner, M. Negrier préfère l'huile de foie de morue.

Le sous-carbonate de soude est ordinairement donné à la dose de un à quatre grammes par jour dans un peu d'infusion de houblon ou de sirop de gentiane. Il convient alors de soumettre les enfants à l'usage des bains alcalins.

Par les motifs que j'ai donnés plus haut, je ne dis rien de la digitale, de la centaurée, de la gentiane, de la ciguë, de l'oxyde de cuivre, des poudres altérantes dont la base est le calomélas uni au soufre doré d'antimoine.

J'arrive au traitement homœopathique, et fondé sur une solide expérience, c'est celui que je recommande le plus spécialement aux mères de famille.

Et d'abord, je maintiens tout ce qui a été dit, en ce qui concerne l'hygiène et le régime de l'enfant; en l'absence de cette condition, il n'existe pas de traitement contre le vice scrofuleux.

S'il s'agit seulement de modifier un tempérament scrofuleux, on donnera, en les alternant, de semaine en semaine, les trois médicaments suivants : *Calcarea*, *Sulphur*, *Arsenicum*, à la dose d'un globule 30e dans deux cuillerées d'eau, à prendre, une le matin, une le soir.

Chaque semaine on change de médicament.

Quand les premiers accidents inflammatoires se manifestent, on emploie, suivant les circonstances, les médicaments suivants : si les glandes du cou sont engorgées, s'il y a des ophthalmies, un gonflement du nez ou des lèvres, des saiguements de nez, des angines, de l'incontinence d'urine, on alterne de semaine en semaine *Belladone* avec *Calcarea*. Deux globules 30e dans trois cuillerées d'eau, à prendre, une cuillerée, trois fois par jour.

Les glandes dures et très-engorgées, le catarrhe bronchique, la toux sèche et violente surtout la nuit, exigent *Conium* altérné avec *Calcarea*.

Les scrofuleux à face bouffie, à tempérament mou, nonchalant et toujours disposés au sommeil, demandent *Baryte* alternée avec *Sulphur*.

Contre les diarrhées tenaces, les dartres et ulcères, l'amaigrissement excessif, on donne *Arsenic* alterné avec *Cina*.

Contre la constipation, la suppuration des glandes, les écoulements muqueux très-abondants, les éruptions, les maux d'oreilles, on donne *Lycopode* alterné avec *Calcarea*.

Quand il existe une grande faiblesse physique et intellectuelle, une grande facilité à se refroidir et à transpirer, quand on observe des aphthes, des dartres rongeantes, des ophthalmies, des angines, des diarrhées, on donne *Mercurius* alterné avec *Belladone*.

Quand il existe, à la fois, des engorgements et des suppurations des glandes, des caries osseuses et des trajets fistuleux, on donne *Silicea* alterné avec *Assa-fœtida*.

Tous ces médicaments sont donnés à la même dose. Deux globules 30° dans trois cuillerées d'eau à prendre dans la journée en trois fois.

Le même médicament se prend pendant une semaine, on alterne, comme il a été dit, et si l'on obtient de l'amélioration, on continue avec les mêmes substances; si le mal s'aggrave, ou si, après deux semaines, l'amélioration obtenue ne fait pas de progrès, on passe à deux autres médicaments.

L'homœopathie en signale un plus grand nombre, mais ceux que je conseille suffisent pour toutes les éventualités, et maniés avec sagacité, ils donnent de rapides succès.

Les accidents scrofuleux qui méritent une mention particulière, sont :

1° L'ophthalmie scrofuleuse;
2° L'adénite cervicale;
3° L'otite ou l'otorrhée.

Ophthalmie scrofuleuse.

L'ophthalmie scrofuleuse est très-commune chez les enfants en bas âge. Elle n'atteint pas, avec le même degré de fréquence, toutes les parties de l'œil. Les paupières, la conjonctive, la cornée, sont ordinairement ses siéges d'élection.

La conjonctive est la membrane séro-muqueuse qui tapisse le globe de l'œil. La cornée est une membrane solide, épaisse et transparente qui s'enclave sur le globe oculaire comme un petit verre de montre, et que l'on appelle vulgairement miroir de l'œil.

La forme la plus fréquente de l'ophthalmie scrofuleuse, c'est l'inflammation de la conjonctive. Quand on dit qu'un enfant a les yeux rouges, c'est dire en même temps qu'il a une conjonctivite. On reconnaît la conjonctivite scrofuleuse aux symptômes suivants :

Rougeur partielle de la surface de l'œil. Ramuscules vasculaires partant de la circonférence de l'œil et se dirigeant vers la cornée. Ordinairement les extrémités de ces ramuscules convergent et aboutissent vers une petite pustule jaunâtre ou grisâtre et demi-transparente. Cette pustule ou petit bouton effleure quelquefois la cornée, mais le plus souvent elle en est séparée par un petit espace qui varie de 1 à 3 millimètres.

Dans ces limites, cette ophthalmie ne détermine pas de photophobie. (On appelle photophobie la sensation douloureuse produite par le grand jour ou la lumière artificielle.)

Le traitement le plus simple triomphe facilement du mal.

Ce traitement consiste dans l'usage du collyre suivant :

Eau distillée . . . . . . 25 grammes.
Nitrate d'argent cristallisé. 0,05 centigr.

Une goutte dans l'œil quatre fois par jour.

Les homœopathes recommandent *Sulphur ;* tous les jours 2 globules 30ᵉ dans trois cuillerées d'eau, à prendre en trois fois.

A un degré plus intense l'ophthalmie scrofuleuse envahit la cornée. Quelques vascularités d'une extrême finesse franchissent le bord de cette membrane et viennent ordinairement aboutir à une ou plusieurs taches gris clair. Chacune de ces taches est le commencement d'une ulcération superficielle qui tend à détruire lentement le tissu de la cornée. Si le mal n'est pas enrayé, on observe bientôt, à la place de la tache, un petit ulcère à bords réguliers ou inégaux, tantôt incolore et transparent, tantôt conservant la couleur grisâtre de la tache qui l'a précédé.

Il est rare qu'à ce degré l'ophthalmie scrofuleuse ne soit pas accompagnée de photophobie, mais ce symptôme n'est pas constant.

L'inflammation gagnant en surface et en profondeur, les parties les plus délicates de l'œil participent à l'irritation, et bientôt la lumière produit une impression douloureuse et insupportable.

Tant que la photophobie n'existe pas, le collyre de nitrate d'argent suffit encore ; mais il est bon d'opérer une révulsion sur le canal intestinal, et l'on administre trois jours de suite à l'enfant un purgatif composé de 30 grammes de manne dans un peu de lait, s'il a moins de deux ans, et de 20 centigrammes de calomel avec 60 centigrammes de jalap en poudre, dans un peu de chocolat, si l'enfant a plus de deux ans.

Aussitôt que la lumière produit une sensation douloureuse, on renonce provisoirement à l'emploi du collyre ; on administre, comme il est dit ci-dessus, les trois purgatifs, et l'on fait usage de la pommade suivante :

Extrait de belladone. . .　2 gr. 50 cent.
Onguent napolitain . . .　7 gr. 50 cent.

Gros comme une noisette, en frictions douces sur le front, un peu plus haut que les sourcils, quatre fois par jour.

Deux ou trois fois par jour, on applique pendant une demi-heure sur les paupières un petit cataplasme de cerfeuil bouilli.

Si les larmes sont brûlantes, si la photophobie est intense, on met, suivant l'âge de l'enfant, de quatre à huit sangsues derrière les oreilles.

Les homœopathes recommandent béaucoup *belladone* alternée avec *sulphur*, de deux jours en deux
jours, 2 globules 30° dans trois cuillerées d'eau,
et *apis mellifica*, aux mêmes doses, contre la photophobie ou horreur de la lumière.

Malgré ma prédilection pour l'homœopathie, je
confesse que le traitement allopathique m'a paru,
contre cette maladie, incontestablement préférable.

Si l'ulcération de la cornée devient plus profonde une perforation est à craindre. Effectivement,
la maladie n'étant pas efficacement combattue, l'ulcération traverse la cornée de part en part, la sérosité qui remplit la cavité antérieure de l'œil s'é-
coule, l'iris, membrane d'une délicatesse extrême,
est poussé en avant, et vient, par un de ces points,
adhérer à la perforation. Dès ce moment, l'œil devient le siége d'une difformité incurable.

Quand l'ophthalmie scrofuleuse a déterminé la
formation d'un ulcère à la surface de la cornée, il
faut chaque jour explorer l'œil de l'enfant. Si l'ulcère au lieu de se cicatriser, creuse davantage, il
faut le cautériser avec le nitrate d'argent, ou le
toucher avec un pinceau trempé dans le laudanum
de Sydenham. La cautérisation est préférable.

J'ai dit, à l'occasion de la rougeole et de la variole,
comment cette petite opération devait être pratiquée, j'ajoute qu'une mère ne doit pas avoir le courage de s'en charger. Dût-elle le faire, il est probable qu'elle s'en acquitterait mal. Il faut donc, de

toute nécessité, avoir, dans cette circonstance, recours au médecin.

Quand la maladie est opiniâtre, on emploie très-utilement la pommade stibiée.

> Axonge. . . . . 7 gram. 50
> Tartre stibié . . . . 2 — 50

Gros comme une noisette, quatre fois par jour en frictions entre les deux épaules, dans une étendue large comme la paume de la main. Cette friction se fait bien exactement avec le bout du doigt, recouvert d'un gant. On met sur la partie frictionnée une petite compresse de linge qui ne doit pas être renouvelée tant que l'éruption ne s'est pas produite.

Après un temps variable, ordinairement deux jours, quelquefois trois, de petits boutons apparaissent, on continue les frictions, mais ces boutons ne tardent pas à augmenter de volume. Ils affectent la forme et l'aspect des boutons de vaccine ou de petite vérole. Quand deux ou trois de ces boutons présentent ce caractère, on cesse d'employer la pommade stibiée; et l'on fait deux fois par jour, sur l'éruption, une onction avec le cérat simple.

La révulsion opérée par la pommade stibiée remplace très-efficacement celle qu'on obtiendrait avec un vésicatoire. Elle est aussi énergique, elle est plus durable, et ce qui vaut mieux encore, elle n'a aucun de ses inconvénients.

L'inflammation scrofuleuse des paupières siége

Pneumonie. — Inflammation du poumon.

La pneumonie ou fluxion de poitrine a, dans le premier âge, des caractères tout à fait spéciaux. Le principal, c'est la rapidité de son évolution. Chez l'adulte ou l'homme fait, la maladie à son début attaque ordinairement un seul poumon, chez l'enfant elle frappe presque d'emblée les deux poumons à la fois; cette circonstance, indépendamment des autres symptômes, explique le danger, toujours si grave, de cette affection quand elle atteint les nouveau-nés.

Ici, comme dans la bronchite capillaire, il existe dans la poitrine des bruits respiratoires dont les caractères bien connus des médecins aident singulièrement à assurer le diagnostic; il est à regretter que les mères de famille ne puissent être éclairées à ce sujet, d'autant plus que la fièvre n'est pas ordinairement proportionnelle à la gravité de l'inflammation pulmonaire chez l'enfant; cependant les autres signes de la maladie sont généralement assez nets pour qu'une erreur soit rarement possible. Les principaux consistent dans les mouvements de totalité de la poitrine dans l'effort d'inspiration; la respiration abdominale, c'est-à-dire la forte élévation des parois du ventre à chaque respiration, la toux, l'altération des cris et de la voix. Celle-ci devient plus faible, plus maigre, si l'on peut s'exprimer ainsi et elle finit par s'éteindre.

surtout dans les *follicules de Meibomius*. Je demande pardon à mes lectrices d'émailler mon discours de quelques expressions techniques. Je les évite, autant que je le puis, mais elles me sont quelquefois imposées par la nécessité.

Les follicules de Meibomius sont de petites glandes, ou cryptes, logées dans l'épaisseur d'un cartilage très-mince destiné à consolider le bord libre de la paupière. Ces follicules s'irritent, s'engorgent, se tuméfient, et forment au-dessus du bord palpébral un chapelet de petites nodosités. Sous l'influence de l'irritation, elles sécrètent une matière qui se concrète au contact de l'air, adhère fortement aux cils, et constitue par sa présence un véritable corps étranger qui, non-seulement incommode le malade, gêne le mouvement des paupières, mais ajoute au mal principal une cause matérielle et secondaire d'irritation.

Abandonné à lui-même, le mal fait des progrès, il envahit peu à peu toutes les glandes palpébrales, irrite les bulbes ciliaires, provoque quelquefois leur oblitération, d'où résulte nécessairement la perte irréparable des cils.

Cette maladie se distingue facilement de l'orgeolet. Celui-ci est ordinairement isolé, d'un volume plus considérable. Il se termine le plus souvent par la suppuration, et parcourt toutes ses phases en peu de jours.

La blépharite scrofuleuse exige toujours le traitement général que nous avons indiqué. Si elle existe sans complication, elle cède rapidement à l'usage de la pommade suivante :

> Axonge . . . . . 10 grammes.
> Camphre . . . . . 0,15 cent.
> Précipité rouge . . 0,15 cent.

Trois fois par jour on étend sur le bord des paupières gros comme un grain de blé de cette pommade.

On donne en même temps, à l'intérieur, *calcarea*, 1 globule 30e en deux cuillerées d'eau, une le matin, une le soir. Il faut continuer l'usage de la pommade et le globule de calcarea pendant un mois, pour prévenir les récidives.

Tous les matins, quand l'enfant se réveille, on lotionne les parties malades avec du lait tiède ou de l'infusion de fleurs de sureau, jusqu'à ramollissement complet des croûtes, afin que les paupières s'ouvrent facilement et sans tiraillement des cils.

Adénite scrofuleuse.

L'adénite, ou inflammation des glandes, est assurément l'expression la plus commune du vice scrofuleux.

Tantôt la glande est le siége d'un simple engorgement ; elle se tuméfie et s'indure ; elle peut se maintenir dans cet état pendant des années entières ;

tantôt elle s'enflamme franchement, et arrive en peu de jours à la suppuration. Un abcès se forme, mais il tarde à s'ouvrir, et lorsque enfin la peau s'ulcère et livre passage à la matière purulente, au lieu d'un pus crémeux et bien lié, on trouve une matière grumeleuse mêlée de sérosité. La peau, très-amincie, demeure décollée, la cicatrisation s'opère avec une lenteur désespérante, et laisse des traces indélébiles, des dépressions, des coutures à aspect repoussant, véritables stigmates du vice scrofuleux.

Le cou est la région privilégiée de ces sortes de cicatrices.

L'indication la plus précise, en ce qui concerne le traitement de l'adénite cervicale, c'est d'empêcher la formation de ces hideux stigmates. Rien n'est plus facile. Au lieu d'attendre l'ouverture spontanée de l'abcès, il faut, aussitôt que par la fluctuation on a pu reconnaître la présence du pus, il faut, dis-je, passer à travers le foyer, c'est-à-dire à travers la base de tumeur, un séton filiforme. Ce séton se compose d'un gros fil que l'on passe au moyen d'une longue aiguille. Quand le fil est passé et dégagé de l'aiguille, on noue ses deux bouts de manière à laisser flotter au-devant de la tumeur une anse passablement lâche, et tous les jours, deux fois, on fait courir le fil, c'est-à-dire qu'on lui imprime quelques mouvements de va-et-vient pour rendre plus facile et plus complète de l'évacuation la matière purulente. Chaque jour on voit diminer le volume de la tumeur.

Les parois de l'abcès se rapprochent et leur cicatrisation s'opère sans la moindre difformité à la peau. Je n'ai pas besoin d'ajouter qu'à cette médication externe on doit joindre concurremment et le traitement général, et la médication interne spéciale que nous avons conseillée plus haut. L'application du petit séton doit être confiée à un médecin.

Otite scrofuleuse, Otorrhée.

L'otite, ou inflammation de l'oreille, l'otorrhée ou écoulement puriforme du même organe, sont presque toujours la conséquence du vice scrofuleux.

Je ne parlerai pas de l'otite qui occupe le conduit auditif interne, avec nécrose ou carie des os ; celle-ci ne se produit jamais qu'à la longue. Elle est toujours la suite d'une négligence coupable ou de l'absence des soins au commencement d'une otite simple. Nous parlerons seulement de celle-ci, et mes conseils suffiront, je l'espère, pour apprendre à la guérir et à prévenir l'otite avec carie, qui en est quelquefois la conséquence.

L'otite aiguë est très-rare chez les enfants ; elle débute par une douleur très-vive dans l'oreille, suivie bientôt d'un écoulement puriforme.

Si elle n'est pas immédiatement combattue, elle peut se propager jusqu'aux os qui font partie de l'oreille interne, ou bien passer à l'état chronique. Dans ce dernier cas, les douleurs se dissipent, mais

il reste un écoulement d'oreille ou otorrhée, très-
lent et très-difficile à guérir.

Des fragments d'os expulsés par le conduit auditif
annoncent une désorganisation profonde de l'oreille
interne, la perforation du tympan, la carie des os, et
une surdité incurable.

Quand l'otite aiguë est très-douloureuse, les allopathes conseillent d'introduire des boulettes de coton
imbibées de laudanum, une ou deux sangsues derrière l'oreille et une potion narcotique à l'intérieur.
Quand l'écoulement se prononce, ils ont recours aux
injections d'eau de mauve, de graine de lin, de
quinquina. Je me suis bien trouvé, dans plusieurs
circonstances, surtout quand l'oreille était le siége
de douleurs atroces, d'instiller dans le conduit auditif quelques gouttes d'huile d'olive chaude laudanisée
(1 gramme de laudanum, 10 grammes d'huile), et je
maintenais dans ce même conduit un petit suppositoire ou cône de lard grillé et chaud.

L'homœopathie fournit pour l'otite et l'otorrhée
des remèdes excellents.

Au début de l'otite aiguë, on donne *pulsatille* à
la dose de 3 globules 30ᵉ dans six cuillerées d'eau,
à prendre une toutes les deux heures dans une
journée; mais, si la douleur est excessive, s'il y a
des vomissements, de l'angoisse, du délire ou menace de transport au cerveau, on donne *belladone*
avant *pulsatille,* de la même manière et aux mêmes
doses. Si la maladie s'est déclarée à la suite d'un

refroidissement et si elle résiste à *belladone* et à *pul-satille*, on donne alternativement *chamomille* et *bryone*. Quand la douleur a disparu, on donne contre l'otorrhée *pulsatille* et *sulphur*, alternative-ment de semaine en semaine, à la dose de 2 glo-bules 30° chaque jour, dans trois cuillerées d'eau, à prendre en trois fois. Si le mal devient chronique, on a recours à *pulsatille, calcarea, mercurius*, al-ternés de semaine en semaine comme il vient d'être dit pour les deux médicaments précédents.

Carreau, Atrophie mésentérique.

Dans nos considérations générales sur le vice scrofuleux, nous avons dit quelques mots du car-reau ou de la dégénérescence tuberculeuse des glandes mésentériques.

On ne l'observe jamais chez les enfants au-dessous de deux ans. Développée sous l'influence de la scro-fule, elle frappe surtout les enfants qui se trouvent dans les mauvaises conditions hygiéniques que nous avons déjà signalées.

Le premier effet de cette terrible maladie, c'est le trouble des digestions. Diarrhée, appétit inégal, langue sale, face maladive, tels sont les symptômes primitivement observés. Plus tard, le ventre se tu-méfie, les selles sont liquides, blanches ou grisâtres et souvent vermineuses.

La maigreur augmente et, avec elle, l'émaciation des membres inférieurs. Les chairs semblent se fondre, la peau se plisse et les jambes sont presque toujours infléchies et croisées sous le siége.

A ces symptômes se joint une fièvre lente, le dévoiement augmente et souvent les membres s'infiltrent.

S'il faut en croire la plupart des médecins, le carreau est toujours incurable. S'il est effectivement produit par la formation des tubercules dans les glandes mésentériques, il y a peu de chance de guérison; mais les exemples d'enfants atteints du carreau et revenus à la santé sont trop nombreux pour s'arrêter à ce désolant pronostic. L'expérience m'a démontré ou que les tubercules mésentériques peuvent se guérir, ou que le carreau n'est pas toujours constitué par la dégénérescence tuberculeuse.

M. Richard de Nancy et M. Baumès ont obtenu des succès par la rhubarbe employée comme purgatif, à la dose de 4 à 5 onces de teinture aqueuse associée à la manne ou au séné.

Le traitement qui m'a paru incomparablement supérieur à tous les autres, c'est celui que les homœopathes recommandent.

Ils préconisent un assez grand nombre de médicaments; je conseille aux mères de famille de s'en tenir à *calcarea, china,* et *sulphur.* Ces trois substances répondent à toutes les indications. On les donne alternativement, de semaine en semaine, à la dose de 2 globules par jour dans trois cuillérées d'eau, à prendre une le matin, une à midi et une le soir.

Ici le traitement général ne doit pas être négligé un seul jour. On insistera particulièrement sur la friction sèche et le massage. On surveillera scrupuleusement l'alimentation ; les viandes grillées et rôties feront la base de la nourriture ; c'est le cas également de mettre l'enfant malade au régime de la viande crue. Les bains d'eau salée, la promenade au soleil, l'extrême propreté, enfin tous les soins hygiéniques possibles, devront être donnés si l'on veut lutter avec quelques chances de succès contre cette redoutable maladie.

Rachitisme.

Le rachitisme consiste dans le ramollissement des os. Cette maladie appartient si bien à la première enfance, qu'elle existe quelquefois chez le fœtus dans le sein de sa mère.

Ses causes apparentes sont ordinairement les mêmes que celles de la scrofule, mais il atteint surtout les enfants qui ont été sevrés trop tôt. Règle générale : un enfant doit être allaité au minimum jusqu'à douze mois ; à dater du sixième, il n'y a pas d'inconvénient à lui donner du lait de vache et des potages maigres, mais il ne doit prendre ni bouillon gras, ni viande, ni même des légumes. C'est dans le cours de la deuxième année qu'on peut commencer à lui don-

ner des œufs et de la viande., sans pour cela renoncer à faire du lait l'élément principal de sa nourriture.

C'est principalement pendant les convalescences
des maladies aiguës et dans le cours des maladies
chroniques, que se manifestent les premiers symptômes du rachitisme.

La privation de sommeil, le défaut d'exercice,
le travail sédentaire, la marche et les efforts musculaires trop précoces, prédisposent à cette affection.

L'accroissement général, dans un moment donné,
toute évolution de phénomènes organiques consti-
tuant une période essentielle de la vie, comme la
dentition et la puberté, semblent favoriser le rachitisme.

Que se passe-t-il alors ?....

Sans examiner par quel travail mystérieux les
os perdent leur dureté et une partie de leurs éléments calcaires, supposons que par une ou plusieurs
des causes ci-dessus énumérées, les os se soient ra-
mollis, les muscles du côté le plus vigoureux du
tronc vont entraîner, dans le sens de leur traction,
la colonne vertébrale. C'est donc ordinairement vers
le côté droit que se dirigera la courbure. L'épaule
du côté opposé s'abaisse et s'incline vers la hanche.
La poitrine se déforme au détriment des organes
qu'elle contient. Aussi avec le rachitisme observe-
t-on souvent l'asthme, la phthisie, les palpitations,
la chlorose.

Les os du bassin se déforment, ceux de la cuisse et de la jambe se courbent en sens inverse, le fémur présentant une concavité interne, et les tibias une concavité antérieure externe.

Toutes les extrémités osseuses sont notablement tuméfiées ; la mâchoire inférieure est portée en avant, le menton formant la pointe ; le front proémine et les tempes sont déprimées.

Au début, les enfants paraissent tristes et abattus, ils se meuvent péniblement, et souvent le moindre effort de locomotion détermine de la douleur. Quelquefois, soutenus par leur mère ou leur nourrice, ils tendent leurs petites jambes pour essayer de marcher, mais elles ne peuvent les soutenir, ils s'arrêtent et ils pleurent.

Généralement, leur visage est jaune et amaigri. Les digestions sont incomplètes, les diarrhées sont fréquentes, et l'on trouve dans les urines un dépôt calcaire abondant.

Ces symptômes, d'après M. Bouchut, peuvent exister longtemps sans que l'on sache à quelle affection les attribuer. Mais le diagnostic s'établit, avec tous les caractères de l'évidence, aussitôt que la déformation des membres ne peut être mise en doute.

La plupart des enfants rachitiques accusent de la douleur aussitôt qu'on examine leurs membres. Pendant le traitement, la cessation de ce symptôme est un indice presque certain du retour à la santé.

Malgré l'analogie que l'on observe entre les causes et certains symptômes du rachitisme, avec ceux de la scrofule, ces deux affections diffèrent l'une de l'autre par un point essentiel. Les scrofuleux mal soignés deviennent presque fatalement tuberculeux, les rachitiques, au contraire, semblent réfractaires à la formation des tubercules.

TRAITEMENT.

Allopathes ou homœopathes, les médecins sont unanimes pour recommander contre le rachitisme les soins hygiéniques les plus parfaits; si les enfants tettent encore, on s'assurera de la bonté du lait de sa mère ou de sa nourrice, on reculera l'époque du sevrage et l'on ajoutera au lait nourricier le lait de vache et les potages au beurre frais. On se gardera bien de lui donner prématurément de la viande, on le promènera à bras ou en voiture au grand air et au soleil, on pratiquera journellement les frictions et le massage de la peau, on ne l'obligera pas à marcher si ses membres s'y refusent, car tout effort musculaire un peu violent favorise la déformation des os.

Les médicaments conseillés par les allopathes se réduisent au phosphate uni au carbonate de chaux, à l'huile de foie de morue et aux toniques amers.

Carbonate de chaux. . . . . . 10 grammes.
Phosphate de chaux. 5   id.

Sucre en poudre. 15   id.
Essence d'anis. . . . . 4 gouttes.

Une pincée de cette poudre trois fois par jour à l'heure des repas.

L'huile de foie de morue s'administre, comme nous l'avons dit, pour les maladies scrofuleuses.

Les amers, tels que le sirop de gentiane ou de quina, les décoctions de houblon ou de centaurée, ont une efficacité très-contestables.

Les homœopathes préconisent, comme antirachitiques, un assez grand nombre de médicaments.

J'en signalerai quatre qui me paraissent suffire à toutes les indications : *assa fœtida, calcarea, silicea et sulphur*. On les donne alternativement, chacun d'eux pendant une semaine, à la dose quotidienne de 2 globules dans 3 petites ou 3 grandes cuillerées d'eau suivant l'âge des enfants, à prendre en trois fois dans le courant de la journée.

J'ai vu des enfants qui ne pouvaient se soutenir, marcher facilement après une semaine de l'usage de calcarea. Les succès ne sont pas toujours aussi brillants, et le traitement exige souvent plusieurs mois pour obtenir la guérison. Dans ce cas, il faut continuer l'administration des médicaments, en les donnant toujours dans le même ordre.

Je dois faire observer aux mères de famille que si l'on soumet les enfants rachitiques à un traitement quelconque, alors que les os ont déjà subi une transformation, ceux-ci ne reprennent plus leur aspect normal. La difformité reste irremédiable ; la guérison n'est pas moins définitive, car les os se consolident et le ramollissement disparaît.

Déviation non rachitique de la colonne vertébrale.

Nous avons dit qu'il ne fallait pas confondre les incurvations rachitiques de la colonne vertébrale, avec celles qui sont produites exclusivement par les contractions de certains muscles.

Dans l'état normal, il existe dans les contractions des muscles la même symétrie que dans leurs dispositions anatomiques. Si, par une cause quelconque; l'équilibre est rompu ; si, d'un côté du tronc, un ou plusieurs muscles se contractent avec une énergie notablement plus grande que les muscles congénères du côté opposé, il en résulte, à la longue, une déclinaison vicieuse de la colonne vertébrale, les vertèbres sont entraînées du côté qui est le siége de la contraction la plus énergique ; comprise dans ce mouvement, l'une des épaules s'abaisse, l'autre s'élève, et si l'on n'y remédie pas aussitôt, la taille est irréparablement déviée. Ces déviations de la colonne vertébrale s'observent surtout à l'époque de la puberté, et bien plus souvent chez les jeunes filles que chez les garçons. Aussitôt qu'une mère croit reconnaître que la taille de son enfant a quelque tendance à se déformer, elle doit le faire examiner par un médecin habile, qui dira à quel genre d'exercices gymnastiques l'enfant devra se livrer, et quel appareil orthopédique peut être utilement appliqué. Mes conseils doivent se borner là, les limites restreintes de cet ouvrage ne me permettent pas de faire ici un cours d'orthopédie. Il me suffit d'éveiller l'attention des mères de famille, de leur conseiller la vigilance. Leur rôle, en ce qui concerne les déviations de la taille, ne peut aller au delà. Il faut l'expérience et les connaissances anatomiques du médecin.

Coxalgie, Luxation spontanée du fémur.

La coxalgie se déclare bien rarement chez les enfants qui ne sont pas scrofuleux. C'est une maladie essentiellement caractérisée par un engorgement et une inflammation des parties qui forment l'articulation la plus considérable du corps humain.

Sans entrer dans des détails anatomiques, je dirai que l'os de la cuisse ou *fémur*, se termine à sa partie supérieure par un renflement sphérique volumineux, qui est reçu dans une dépression profonde de l'os principal du bassin, dépression nommée par les anatomistes cavité cotyloïde. L'os du bassin, ou os coxal, est d'abord composé de trois pièces principales, qui se réunissent plus tard, et c'est à leur point de réunion qu'existe le centre de la cavité cotyloïde. Ce point est le siége précis des douleurs qui caractérisent le premier symptôme de la luxation spontanée du fémur. Cette maladie ne s'observe jamais dans la première enfance, rarement dans la seconde, elle atteint surtout les sujets arrivés à l'âge de la puberté. Les jeunes filles y paraissent infiniment plus sujettes que les garçons, et sur cette circonstance on a fondé une théorie dont il ne me paraît pas nécessaire de discuter la valeur. On a dit que la coxalgie était une douleur sympathique de l'appareil générateur gêné dans son développement. Pourquoi? Parce que le plus ordinairement, chez les jeunes filles atteintes de coxalgie, l'âge pubère était arrivé sans l'apparition des phénomènes de la puberté. Et l'on disait : Les efforts insuffisants de la nature pour le développement de l'ovaire, de l'utérus, pour l'établissement des règles, réagissent sur l'os coxal, comme on voit une dentition pénible réagir sur le globe oculaire et creuser la cornée transparente d'une ulcération qui ne se guérit qu'avec la sortie de la dent canine. Chez les jeunes garçons, l'appareil générateur est presque tout entier hors du bassin, et le développement pubère est plus tardif. L'ossification est arrivée à une période plus avancée ; elle est plus dure et moins disposée à ressentir la sympathie des affections morbides d'un autre appareil.

Vraie ou non, cette théorie est assez ingénieuse, mais au point de vue pratique, elle présente un médiocre intérêt.

Tant que la maladie n'existe pas, il n'y a pas à se préoccuper d'elle ; quand elle existe, la cause dont nous venons de parler ne donne que de faibles indications thérapeutiques.

Dans le principe, il n'existe pas d'autre symptôme qu'une douleur plus ou moins violente dans l'articulation supérieure de la cuisse. Bientôt son intensité augmente, la partie la plus saillante de la hanche se tuméfie, et l'inflammation articulaire s'aggrave de jour en jour. La marche devient impossible, le membre inférieur immobile d'abord, se fléchit et la cuisse se rapproche du bassin. Le travail inflammatoire s'établit, et sur les os et sur les parties molles. Le premier effet de la tuméfaction osseuse est de diminuer peu à peu la cavité cotyloïde ; la proportion des liquides sécrétés augmente, la synovie remplit outre mesure le sac formé par les membranes fibreuses et synoviales, qui concourent à l'articulation. Enfin la cavité cotyloïde ne peut plus contenir la tête du fémur, celle-ci l'abandonne, et une luxation définitive est le résultat de tout ce travail morbide.

Arrivée à ce degré, la maladie peut guérir, c'est-à-dire que l'inflammation peut disparaître, le travail morbide peut cesser, le sujet peut reprendre sa santé et ses forces, mais la claudication est incurable.

Il est donc important de combattre efficacement le mal, à son début. Aussitôt qu'un enfant se plaint de la douleur dont nous avons parlé, il faut d'abord, le mettre dans les conditions hygiéniques les meilleures, et recourir au traitement général du vice scrofuleux. On pratique le massage, on fait sur la colonne vertébrale, la hanche et tout le membre inférieur du côté malade, des frictions aromatiques avec le baume Opodeldoch, ou le baume de Fioraventi, ou l'huile camphrée et opiacée, aromatisée avec quelques gouttes d'essence de thym. Si la tuméfaction se déclare, on laisse de côté les frictions aromatiques et l'on applique sur la hanche, au niveau de l'articulation, de larges vésicatoires *volants*. On les appelle ainsi, parce qu'on ne les fait pas suppurer. On se borne à percer l'ampoule formée par l'épiderme, et on panse avec du cérat simple, jusqu'à dessiccation complète. Les bains, dans lesquels on met quelques poignées de cendre de sarment, sont très-utiles. On revient de semaine en semaine à l'application du vésicatoire, et l'on interdit à l'enfant toute tentative de marche ou d'effort musculaire. Le séjour au lit est de rigueur.

Si le sujet malade est une jeune fille pubère, dont la menstruation n'a pas encore paru, on lui fait faire tous les jours, pendant un quart d'heure, une fumigation aromatique, avec la décoction d'armoise et du thym. (V. à la table, *Accidens de la puberté*.) A l'intérieur, les antiscrofuleux, l'huile de foie de morue, l'iode, les ferrugineux, etc., en un mot, les remèdes que nous avons déjà énumérés, dans l'étude des diverses maladies scrofuleuses, trouvent ici leur indication.

Les homœopathes combattent la coxalgie par les remèdes suivants : *belladone, calcarea, colocyntis, sulphur*, alternés de semaine en semaine, à la dose de deux globules 30e par jour, dans trois cuillerées d'eau. Les frictions sèches, le massage, et les soins hygiéniques antiscrofuleux ne doivent pas être négligés. Pour quiconque a expérimenté ces deux traitements, le dernier, c'est-à-dire le traitement homœopathique, a une supériorité incontestable ; c'est donc celui que je conseille aux mères de famille.

Convulsions.

Il est des maladies dont le nom seul épouvante les mères ; les convulsions sont de ce nombre. Nous montrerons, je l'espère, premièrement qu'elles sont moins terribles qu'on ne le croit ; secondement, que dix-neuf fois sur vingt, on conjure très-facilement le péril.

Et d'abord établissons, en principe, que les convulsions ne constituent pas une maladie essentielle. Elles sont toujours le symptôme d'une influence morbide quelconque agissant sur le système nerveux.

On appelle convulsion tout mouvement désordonné et involontaire dans les muscles ordinairement soumis à la volonté.

On sait que le cerveau et la moelle épinière tiennent sous leur dépendance tout le système musculaire moteur, que la volonté, par un mécanisme dont le Créateur peut seul comprendre l'inextricable perfection, suffit pour produire un mouvement, et que sans avoir aucune connaissance des muscles, elle met précisement en action chaque faisceau musculaire qui doit concourir à ce mouvement, réglant, par un miracle de mécanisme physiologique, le nombre, la force et la durée des contractions, dans un rapport mathématiquement exact, avec l'effort qu'elle veut produire ou le but qu'elle veut atteindre.

Eh bien ! toutes les fois qu'une contraction musculaire se produit sous une autre influence que celle de la volonté, il y a désordre, il y a symptôme morbide, et ce symptôme est précisément le phénomène connu sous le nom de convulsion.

Ce phénomène ou plutôt cet accident se produit sous l'influence des causes les plus variables.

Voyons d'abord pourquoi l'enfance y est plus spécialement sujette.

On a dit que le cerveau était l'organe prédominant de l'enfance, et l'on considère les jeunes sujets comme doués d'une sensibilité exquise; on ajoute que leur système nerveux est dans un état d'irritabilité presque voisin de la maladie. C'est vrai jusqu'à un certain point, mais ce n'est pas là qu'il faut chercher la véritable cause des convulsions. Nous la trouvons, cette cause, dans le développement encore très-imparfait des organes qui président aux mouvements.

Plus un organe est éloigné de l'époque de son

entière perfection, plus sa vie plastique est active, c'est-à-dire plus les forces physiologiques travaillent à la trame ou aux tissus qui composent cet organe, mais aussi plus sa puissance d'agir est faible.

Plus un organe s'approche de l'époque de son entière perfection, plus sa vie plastique se ralentit, et plus sa puissance d'agir se développe, et la preuve, c'est que le volume relatif de certains organes chez l'enfant, l'emporte de beaucoup sur celui des mêmes organes chez l'adulte, et cependant les fonctions, chez celui-ci, sont beaucoup plus parfaites que chez l'enfant.

Dès la première page de ce livre, nous l'avons dit : l'enfant est un être incomplet. Le volume disproportionné de son cerveau, bien loin d'être un indice de puissance, est plutôt un indice de faiblesse, il n'y a pas encore harmonie parfaite entre sa constitution et les fonctions auxquelles il est destiné; il ne gouverne pas aussi bien qu'il le fera plus tard les mouvements volontaires, et bien des causes, sans influence sur l'adulte, suffiront chez l'enfant pour troubler la rectitude des contractions des muscles.

Donc la prédisposition des petits enfants aux maladies convulsives s'explique par l'imperfection plus rationnellement que par la prédominance du système nerveux. Cette idée, on ne peut plus judicieuse, est parfaitement développée dans le *Traité des maladies de l'enfance,* par Richard de Nancy.

En dehors des graves maladies que nous avons

décrites, maladies trop souvent compliquées de convulsions, celles-ci peuvent se manifester sous l'influence de causes nombreuses.

Voici les principales : la constipation, les tranchées, la dentition, l'imprudence de la nourr ce qui donne à teter à son nourrisson après une violente émotion morale, surtout après une colère sourde et contenue. Un transport de joie inopiné peut produire le même résultat; je signalerai encore la disparition subite ou, en d'autres termes, la répercussion d'une maladie cutanée, telle que la teigne, la gale, les gourmes; la présence des vers dans l'estomac ou l'intestin; certaines fièvres intermittentes; une alimentation insuffisante; l'usage de vêtements trop serrés, — ainsi les convulsions paraissent bien moins fréquentes depuis que l'on a généralement abandonné le supplice du maillot; les études commencées trop tôt, et portées à l'excès; une douleur vive et prolongée, par exemple la douleur produite par une épingle maladroitement enfoncée et laissée à demeure dans la peau de l'enfant; l'impression vive et soudaine de l'air froid, surtout au commencement d'une fièvre éruptive; le lait trop vieux d'une nourrice; les hémorrhagies abondantes; l'air trop échauffé d'un appartement; la douleur produite par certaines maladies, telles que les oreillons, les abcès; la congestion du cerveau par suite d'une impression trop vive; un accès de terreur ou de colère; l'ivresse; enfin le vertige occasionné par l'escarpolette ou le mouvement rapide de rotation.

Les convulsions apparaissent quelquefois d'une manière tout à fait inopinée, le plus souvent elles sont précédées de quelques signes qui, malheureusement, ne sont pas assez caractéristiques pour ne jamais échapper même à l'œil exercé du médecin. Le plus constant et le plus significatif, c'est l'insomnie ; c'est encore le rire figé sur les lèvres de l'enfant pendant son sommeil, l'impatience, les cris de terreur, enfin les accès de colère incompatibles avec le caractère bien connu de l'enfant.

Aussitôt que l'enfant promène ses regards rapidement et dans tous les sens, pour les fixer ensuite vers le front ou le nez, et qu'en même temps le visage bleuit, la convulsion commence. Bientôt les muscles se contractent, les membres sont violemment et involontairement entraînés dans des directions vicieuses. Les doigts fléchissent en enfermant le pouce et s'appliquent fortement contre la paume de la main. Les mâchoires sont serrées, souvent la bouche se remplit d'écume. Assez souvent aussi la tête est renversée en arrière et le tronc se courbe dans le même sens.

Les muscles de la face grimacent et se livrent à des soubresauts qui semblent excités par une pile électrique. La langue elle-même est convulsée, quelquefois cependant elle est saisie et fortement comprimée et blessée par les mâchoires.

La respiration est profondément troublée, et les muscles qui concourent à cet acte se contractent avec tant d'énergie et de persistance, que l'asphyxie est quelquefois imminente.

Les battements du cœur sont irréguliers et tumultueux.

Les contractions des muscles de l'abdomen sont quelquefois assez violentes pour déterminer le vomissement et l'évacuation involontaire des selles et des urines.

Ce tableau représente les convulsions envahissant tout le système moteur, mais les choses ne se passent pas toujours ainsi. Les contractions et les soubresauts musculaires peuvent être généraux ou limités à quelque partie du corps, ils sont souvent accompagnés de la perte de connaissance. Cette circonstance constitue un des caractères essentiels de l'épilepsie, et c'est pour cela, probablement, que les médecins appelaient anciennement *épilepsie*, les convulsions des enfants.

La durée de chaque crise convulsive n'a rien de précis. Tantôt elle est très-courte, tantôt elle se prolonge pendant plusieurs heures, et dans ce cas on observe quelques moments d'un calme imparfait.

Après la crise, l'enfant tombe ordinairement dans un profond sommeil accompagné de râlement, et si la maladie doit se terminer d'une manière fatale, c'est précisément pendant ce sommeil que le malade succombe.

TRAITEMENT.

Si l'on se reporte à l'énumération des causes de ces terribles accidents, il tombe sous le sens que la première de toutes les indications est d'écarter du jeune sujet la cause déterminante de son accès convulsif.

Dans les chapitres qui traitent de la constipation, des tranchées, de la dentition, des nourrices, des vers, etc., on a vu ou l'on verra quelle médication exige chacune de ces circonstances considérée comme cause de convulsions. Si cette cause est une alimentation insuffisante, il est facile d'y remédier, j'en dirai autant pour le lait trop vieux d'une nourrice, pour les vêtements trop serrés, pour l'épingle enfoncée dans les chairs, pour le mauvais air ou la température trop élevée de la chambre ; en un mot, pour toutes les causes matérielles, qu'il suffit de connaître pour savoir comment on doit les écarter ou les neutraliser. Certaines causes fournissent des indications précises, ainsi l'accès convulsif, affectant un type intermittent, exige ordinairement la quinine. (Voy. le chapitre consacré à l'*étude des fièvres intermittentes.*) Les convulsions déterminées par l'impression du froid ou par une répercussion d'une maladie de la peau, cèdent ordinairement à l'immersion dans un bain d'eau tiède.

Ce n'est pas tout : en présence de l'accès convulsif, il ne suffit pas d'en éloigner la cause ; le symptôme est, par lui-même, chose assez grave pour exiger une médication directe et spéciale.

On a recommandé l'ammoniaque liquide, alcali volatil, à la dose de deux à huit gouttes dans un peu d'eau sucrée, ou dans une infusion de tilleul.

L'oxyde de zinc uni à l'extrait de jusquiame noire dans les proportions suivantes :

Oxyde de zinc. . . . . 10 centigrammes.
Extrait de jusquiame. . de 10 à 20 centigram.
Miel commun. . . . . deux cuillerées à café.

Mélanger exactement, et faire prendre cela au malade en six portions dans l'espace de 24 heures.

On a vanté la saignée locale, quelques sangsues derrière les oreilles, dans le cas où la congestion cérébrale était le symptôme prédominant.

La racine de belladone en poudre, à la dose de cinq à 15 centigrammes mêlée à un peu de sucre en poudre, à prendre en deux fois dans les 24 heures.

Le moyen dont l'action directe m'a paru la plus prompte et la plus efficace, c'est l'éther tombant goutte à goutte sur la tête de l'enfant, comme je l'ai recommandé dans le chapitre qui traite de la fièvre cérébrale. Cette affusion d'éther doit être continuée avec persévérance (une demi-heure au moins) et renouvelée plusieurs fois dans la journée. On peut fait tomber ainsi goutte à goutte sur la tête de l'enfant, jusqu'à 200 grammes d'éther dans un jour,

Restent les médicaments homœopathiques sur la valeur desquels j'hésite à me prononcer, parce que je les ai trop rarement expérimentés contre les maladies convulsives des enfants. J'en ai vu assez toutefois pour espérer, qu'entre les mains des mères de famille, ces médicaments seront au moins aussi

13.

efficaces que les remèdes allopathiques désignés ci-dessus. De ceux-ci j'excepterai cependant, l'éther qui m'a rendu dans mainte circonstance des services que je ne saurais oublier.

Les homœopathes recommandent d'abord l'immersion dans un bain tiède, ils donnent ensuite belladone 30ᵉ deux ou trois globules dans 4 cuillerées d'eau à prendre dans le courant d'une journée. Belladone est surtout indiquée si l'accès se termine par un profond sommeil. Quand la tête est renversée en arrière, on administre camomille à la même dose et de la même manière; si le trouble de la respiration est considérable, on donne *ipéca;* si l'état soporeux est inquiétant, c'est à l'*opium* qu'il faut avoir recours, trois globules en six cuillerées à prendre d'heure en heure; si les convulsions sont très-violentes et si la bouche se remplit d'écume, on donne *jusquiame,* 3 globules 30ᵉ dans six cuillerées d'eau, une chaque demi-heure. Dans tous les cas, il convient quelle que soit l'indication ultérieure, de débuter par belladone. Ces divers moyens allopathiques ou homœopathiques administrés convenablement et en temps utile, écarteront presque toujours le danger. Il est clair cependant que les accès convulsifs, apparaissant dans le cours d'une maladie très-grave par elle-même, ne sont plus dans la catégorie des accidents faciles à conjurer. Règle générale, la gravité du mal se mesure dans cette circonstance à la gravité de la cause. Ainsi, comme le fait observer très-judicieusement,

Richard de Nancy, les convulsions occasionnées par un poison narcotique sont plus dangereuses que celles qui résultent d'un lait trop vieux ou d'une nourrice violente.

Les convulsions bornées à un membre sont moins à redouter que les convulsions générales.

Celles des organes de la déglutition, pharynx et œsophage, annoncent ordinairement une terminaison fatale.

Répétées fréquemment avec de longues crises, séparées par de courts intervalles de temps, elles présagent un péril extrême.

Celles des membres inférieurs sont plus redoutables que celles de la face.

Celles qui revêtent le caractère tétanique et qui se développent sous l'influence d'une plaie en suppuration, sont toujours mortelles.

L'hérédité semble jouer un certain rôle dans la prédisposition à cette maladie. Ainsi, les enfants nés de parents qui ont eux-mêmes été atteints de convulsions dans leur bas âge, y ont une prédisposition native; il suffira de connaître cette circonstance pour prévenir le mal. La mère, dont la sollicitude sera tenue en éveil par ce triste commémoratif, prendra ses précautions, ne négligera rien, écartera les mauvaises influences et réussira presque toujours, sinon à prévenir d'une manière absolue les accidents convulsifs, au moins à les conjurer dès leur début.

Chorée ou danse de Saint-Guy.

Sans être absolument exclusive à l'enfance, la chorée atteint surtout les sujets âgés de dix à treize ans, et les jeunes filles bien plus souvent que les garçons.

Cette maladie est caractérisée, moins par des mouvements convulsifs que par une certaine désobéissance des muscles à l'acte de volition qui les met en mouvement.

L'enfant essaye vainement de tracer une ligne droite; il veut mettre sa main dans la vôtre, son bras exécute un brusque mouvement d'écart comme si une force invisible l'avait poussé par surprise.

Cette anomalie dans les mouvements volontaires s'observe, tantôt sur un seul membre, tantôt sur le système musculaire tout entier. Dans ce dernier cas, il est impossible au malade d'exécuter avec précision un seul mouvement.

La jambe surtout, quand elle est atteinte de mouvements choréiques, exécute toute sorte d'évolutions bizarres; elle s'embarrasse dans les appuis, bâton ou béquille, anxquels le sujet a recours pour assurer sa marche, de telle sorte qu'il est obligé d'y renoncer.

L'intelligence semble rétrograder sous l'influence de cette bizarre maladie. Les jeunes filles deviennent mélancoliques, et par leurs raisonnements elles se rapprochent des enfants au-dessous de leur âge.

Il est rare qu'une jeune fille atteinte de chorée ne présente pas une incurvation vicieuse de la colonne vertébrale. Cette difformité n'a, dans cette circonstance, aucun rapport avec le rachitisme; c'est l'effet de l'action musculaire dont nous avons parlé à propos de certaines déviations de l'axe vertébral.

La chorée ou danse de Saint-Guy ne compromet pas l'existence du malade. Tantôt elle persiste des mois et des années, tantôt elle se dissipe en peu de jours.

Cette différence dans la durée tient probablement à la différence des causes. Ainsi, quand elle apparaît sous l'influence de la dentition ou des vers intestinaux, elle disparaît aisément. Si elle est produite par le travail de la puberté, elle présente beaucoup plus de résistance.

Le traitement consiste surtout dans l'emploi des moyens hygiéniques; les frictions sèches, les bains, les exercices gymnastiques, l'air pur et une alimentation généreuse sont les premières conditions d'un traitement efficace. On a vanté les antispasmodiques, mille remèdes spécifiques ont été proposés, et c'est une preuve pertinente de leur inutilité. Je ne désignerai donc ici que les médicaments homœopathiques; des succès nombreux et bien attestés leur assignent une valeur incontestable.

On administre alternativement, de semaine en semaine et dans l'ordre suivant, *belladone, zincum,*

cuprum, nux vomica, à la dose de 2 globules 30ᵉ
dans trois cuillerées d'eau, à prendre en trois fois
dans une journée.

Les moyens hygiéniques recommandés plus haut
doivent être continués pendant le traitement homœopathique.

Épilepsie.

L'épilepsie par ses causes et par ses symptômes
a beaucoup d'analogie avec les convulsions, que nous
avons déjà décrites. Elle frappe l'espèce humaine à
toutes les époques de la vie, mais les enfants y semblent plus spécialement prédisposés. Jusqu'à l'âge de
sept ans, les deux sexes en sont également atteints,
mais depuis cette époque jusqu'à l'âge de la puberté,
le nombre des jeunes filles épileptiques est plus considérable que celui des jeunes garçons. On peut lire
de nouveau l'énumération des causes qui favorisent
les convulsions, elle s'applique également à l'épilepsie. Ajoutons à ces causes l'aspect d'un épileptique; il n'en faut pas davantage pour déterminer
un accès chez l'enfant qui y est fortement prédisposé.
Certain vice solitaire et honteux est également une
cause puissante de cette terrible maladie.

Les enfants destinés à devenir épileptiques ont
souvent le crâne mal conformé, les yeux saillants
et largement ouverts, le regard incertain.

Leurs glandes cervicales sont engorgées, leur ventre est douloureux.

Ils poussent des cris en dormant, sans s'éveiller ; sans cause apparente ils sont frappés de terreur.

La plupart ont eu des convulsions.

Plus l'enfant est jeune, moins l'accès est violent.

Quand ils tettent encore, il est souvent difficile de reconnaître un accès bien caractéristique. Cependant, s'il est saisi soudainement d'accès convulsifs, avec tremblement des jambes et agitation par saccades, constriction des mâchoires, écume aux lèvres, et convergence des regards vers la racine du nez, on peut hardiment diagnostiquer un accès épileptique.

Plus tard, le signe caractéristique, c'est la perte de connaissance jointe aux symptômes que nous venons de décrire.

Ordinairement l'accès est précédé d'un signe, que les malades eux-mêmes savent reconnaître.

C'est un malaise qui varie suivant les sujets.

Tantôt c'est une douleur dans un membre, un sentiment de gêne dans la poitrine ou dans le ventre, un certain courant fluidique qui part d'un point quelconque de l'économie et semble monter vers le cerveau. On donne à cette sensation le nom d'*aura epileptica,* souffle épileptique.

A la sensation produite par l'aura épileptique, les malades reconnaissent l'invasion de l'accès, et peuvent se mettre en garde contre les accidents. Mais tous n'ont pas cet avertissement. Il n'est pas rare de voir un épileptique tomber dans le feu, être précipité de cheval, faire une chute terrible. On doit, par conséquent, prendre toutes les précautions possibles pour écarter les occasions de danger.

Quelques sujets ont des attaques rapides comme l'éclair, c'est un évanouissement subit qui dure à peine quelques secondes ; mais chez la plupart la crise se prolonge, et les désordres qui l'accompagnent sont à la fois effrayants et hideux. Les muscles de la face se contractent en distorsions impossibles à décrire, la bouche se remplit d'écume. La langue serrée entre les dents est meurtrie, déchirée, et le sang vient rougir l'écume qui mouille les lèvres. Les membres sont convulsés, la tête se renverse en arrière et la respiration est inégale et haletante.

La durée de la crise est variable, et pendant tout ce temps la perte de connaissance et l'insensibilité sont complètes.

Après l'accès, il reste un peu de stupeur ou d'hébétude, la langue est épaisse comme dans l'ivresse, la parole mal articulée, et les malades ne conservent pas le moindre souvenir de leur crise.

Dans la première enfance, l'épilepsie est très-souvent mortelle. Plus tard son danger immédiat est moins grave, mais ses conséquences sont terribles. Elle mène presque fatalement à l'idiotisme, à la folie.

On en guérit quelquefois spontanément, surtout dans le jeune âge ; dans cette période de la vie, on peut aussi la combattre avec succès, mais si elle persiste chez un adulte, après avoir existé dans son enfance, elle est ordinairement incurable.

TRAITEMENT.

La première indication, la plus utile assurément, est celle que fournit la cause déterminante de la maladie. Dès le premier accès, il est ordinairement facile de constater si la crise est déterminée par la dentition, par la présence des vers, par une violente douleur, un mauvais lait, des tranchées, une impression de terreur, etc., etc., et chacune de ces causes exige une médication spéciale.

On trouvera au chapitre qui traite des convulsions toutes les indications possibles. J'y renvoie le lecteur, pour éviter d'inutiles répétitions. Je ne dois pas oublier un signe observé par le célèbre Rosen. Il assure que la proéminence de l'ombilic, pendant la crise, est un signe certain de la présence des vers.

M. Richard, de Nancy, prétend que les accès de fièvre intermittente, coupés brusquement, se changent en accès épileptiques. Aussi recommande-t-il de ne point couper brusquement ces accès chez les enfants, surtout quand ils sont très-jeunes. Pendant mon séjour en Afrique j'ai soigné des milliers d'enfants atteints de fièvre intermittente, j'ai toujours coupé l'accès le plus promptement possible, et je n'ai pas eu l'occasion d'observer une seule fois que l'épilepsie fût la conséquence de cette pratique.

Les soins hygiéniques ont, chez les épileptiques, un importance capitale. Air pur, exercices gymnastiques, frictions, massages, bains, distractions choisies avec intelligence, bonne nourriture, enfin rien de ce qui peut contribuer à faire une santé vigoureuse ne doit être négligé.

Quand le mal résiste à ces moyens généraux, il faut avoir recours à l'un des nombreux remèdes qui ont été préconisés contre cette terrible maladie. On a recommandé l'indigo, la cochenille, la coquille de limaçon en poudre, le nitrate d'argent à l'intérieur, l'oxyde de zinc, mille autres substances, et enfin la racine de valériane. J'ai vu beaucoup d'enfants épileptiques, j'ai eu l'occasion d'observer plusieurs fois les effets des médicaments que je viens de nommer, et parmi tous ces remèdes allopathiques, je n'ai trouvé que la valériane qui parût avoir une influence marquée sur cette cruelle maladie. Il faut l'administrer à haute dose.

Valériane (racine) fraîchement pulvérisée, 2 à 10 grammes, trois fois par jour dans une infusion de feuilles de menthe. On commence par 2 grammes et tous les trois jours on augmente de 1 gramme jusqu'à ce que l'on soit arrivé à la dose de 10 grammes, c'est-à-dire 30 grammes dans la journée, que l'on continue également trois jours. Alors on rétrograde, de trois jours en trois jours on diminue de 1 gramme, jusqu'à ce que l'on soit revenu à la dose de 2 grammes, et le traitement est terminé. Avec cette médication j'ai constaté quelques rares succès, mais elle est inapplicable aux tout petits enfants, à moins qu'on n'administre le remède en lavements, mais dans ce cas son efficacité devient très-douteuse. J'en dirai autant de l'arcanum de Weitz, dont voici la formule :

    Poudre de fève de Saint-Ignace.   0,50 c.
        Id.   d'ipécacuanha. . . . .   0,25 c.
        Id.   d'écorce d'orange. . . .   4 grammes.
    Carbonate de magnésie.   4   id.
    Sucre blanc.   30   id.
    Huile essentielle de menthe. . .   5 gouttes.

A prendre à la dose de deux à quatre cuillerées à thé par jour, dans le temps où l'accès doit venir.

Les médicaments homœopathiques sont de beaucoup préférables. M. Richard, de Nancy, raconte que dans les environs de Lyon, un charlatan guérissait l'épilepsie par l'emploi d'un remède dont le premier effet était de provoquer un accès exagéré.

A la suite de cette médication énergique, le malade était guéri ou exempt de son mal pendant plusieurs années.

Un fait de cette nature, attesté par un témoin aussi autorisé que M. Richard, de Nancy, est tout ce que l'on peut avancer de plus probant en faveur de l'homœopathie. Administrer au malade une subs-

tance qui peut produire articiellement des symptômes analogues ou semblables à ceux de la maladie
que l'on veut combattre, tel est le principe qui domine toute la médication homœopathique. Or, le
charlatan dont parle M. Richard, avec un arcane
dont la composition n'a pas été révélée, provoquait
un accès exagéré, et le malade était guéri. Donc, ce
charlatan guérissait homœopathiquement, et l'on ne
doit pas en être surpris, car ce principe fondamental
de la découverte d'Hanhemann, *les semblables* op-
posés *aux semblables*, est, sans contredit, mille fois
plus fécond en applications pratiques que tous les
systèmes vivants ou morts, enseignés dans nos
grandes facultés.

Les homœopathes donnent des médicaments différents, suivant que la maladie est récente ou passée
à l'état chronique.

Quand l'attaque a lieu principalement la nuit et
quand les signes de congestion cérébrale prédomi-
nent, on donne belladone 2 globules 30e dans trois
cuillerées d'eau, à prendre trois fois dans la journée.

On donne *cicuta*, si la crise est caractérisée par
une violente distorsion des membres, avec serrement
des mâchoires, face livide, écume aux lèvres, et respiration entrecoupée.

Si l'accès se renouvelle ordinairement dans l'après-
midi frappe un côté du corps plutôt que l'autre, si
les pouces sont fermés avec une grande force, si le

patient rejette beaucoup d'écume, c'est *jusquiame* qui doit être administrée.

Si l'attaque commence par un cri, avec renversement de la tête en arrière, une violente distorsion de la face, et de violentes convulsions dans les membres, on donne *nux.*

Si la maladie frappe une jeune fille à l'époque de la menstruation, on donne *pulsatille.* Ces quatre derniers médicaments s'administrent aux mêmes doses et de la même manière que belladone.

Chacun d'eux doit être continué au moins pendant une semaine. Tant que l'amélioration fait des progrès, on ne doit pas changer de médicament. Si l'état du malade reste stationnaire, on choisit un nouveau médicament parmi ceux qui paraissent le mieux indiqués.

L'épilepsie est très-sujette aux récidives, il faut donc insister sur le traitement, longtemps après que la guérison semble définitive. Lorsque trois mois se sont écoulés sans une crise, on peut suspendre toute médication, mais les soins hygiéniques doivent être continués avec la plus grande sollicitude.

A l'état chronique on emploie tour à tour *calcarea, belladone, lachésis, cuprum, jusquiame, sulphur.* Chacun de ces médicaments doit être administré pendant quinze jours à la dose de 2 globules 30ᵉ dans trois cuillerées d'eau, à prendre en trois fois dans la journée. On laisse écouler trois ou quatre jours avant de passer au médicament suivant.

Pour compléter ce que nous avons à dire sur le traitement homœopathique de l'épilepsie, nous ferons observer aux mères de famille que les diverses causes de la maladie leur fournissent des indications spéciales. Elles trouveront, par conséquent, aux divers chapitres de la Dentition, des Convulsions, des Vers, etc., le médicament qu'elles doivent donner à l'enfant épileptique lorsque la maladie est sous l'influence de l'une de ces causes.

On verra plus tard que ces moyens de traiter et de guérir l'épilepsie ne sont pas les seuls. D'autres non moins puissants, que dis-je ? plus puissants mille fois, sont à la disposition des mères, et à leur disposition exclusive. Mais n'anticipons pas sur les considérations générales qui doivent servir de conclusion à ce modeste livre.

Influence de l'accroissement sur la santé de l'enfant.

Personne n'ignore que la croissance la plus rapide a lieu immédiatement après la naissance. Dans la première année, l'enfant croît ordinairement de deux décimètres ; jusqu'à la fin de la quatrième ou de la cinquième année, la croissance diminue dans une proportion pour ainsi dire arithmétique. Ainsi, pendant la seconde année, l'enfant grandit moitié moins que pendant la première, trois fois moins pendant la troisième, et quatre fois moins pendant la quatrième. A dater de la cinquième année, jusqu'à la seizième ou dix-septième, l'accroissement cesse de diminuer chaque année; il se maintient avec de nombreuses variations, et donne une moyenne annuelle définitive de 52 à 58 millimètres. Après la puberté, la taille croît encore, mais faiblement, et avec des variétés infinies suivant les sujets.

Pour peu que l'accroissement dépasse les proportions ordinaires, il en résulte quelques troubles qu'il est utile de signaler. Le sujet maigrit, les chairs se ramollissent, les muscles perdent leur énergie. Le moindre effort détermine de la fatigue et même de la courbature. L'enfant se lève à regret, demande à dormir encore. Quelques parents veulent à toute force secouer cette paresse; ils se mettent par leur exigence en contradiction formelle avec la voix de la nature. Celle-ci demande le repos; en le lui refusant, on torture le jeune enfant, on peut même ainsi compromettre sa santé.

On a vu, sous l'influence d'une croissance rapide, des enfants de quatre à cinq ans redevenir, quant au besoin de sommeil, comme ceux de la première enfance; il leur faut, dans le courant de la journée, une sieste comme aux nourrissons.

D'autres qui, depuis longtemps, savaient parfaitement veiller sur eux-mêmes, redeviennent sujets aux déjections involontaires, particulièrement à l'incontinence d'urine.

Leurs facultés mentales s'affaiblissent comme leur force matérielle.

Ces phénomènes n'ont rien d'inquiétant si les fonctions digestives ne sont pas troublées. Dans ce cas, l'énergie de l'appétit, et la nourriture abondante suffisent aux exigences d'un accroissement, même anormal. Si l'enfant mange au contraire avec dégoût, s'il digère mal, s'il a de la diarrhée, une croissance trop rapide devient une complication inquiétante. Il faut à tout prix ramener l'estomac dans de bonnes conditions, on y réussit ordinairement, en mettant l'enfant à l'usage du lait de chèvre, et en lui donnant à doses homœopathiques *china* et *nux*, alternativement de semaine en semaine, à la dose de deux globules dans trois cuillerées d'eau, à prendre en trois fois dans la journée.

Nous avons vu que le rachitisme arrêtait la croissance. C'est probablement la seule maladie qui produise cet effet. Par contre, beaucoup de maladies ont une influence toute différente. Presque tous les enfants, et même les adultes qui ont été longtemps retenus au lit, soit pour une fièvre typhoïde, soit pour une fièvre éruptive, soit pour la consolidation d'une fracture, se relèvent convalescents avec une taille sensiblement plus élevée qu'avant leur maladie. On a cru longtemps que le mouvement fébrile était la cause principale de cette rapide croissance, on admet aujourd'hui qu'il faut simplement l'attribuer au repos dans la position horizontale.

Une chose digne de remarque, c'est que toutes les parties du corps n'obéissent pas avec la même docilité aux lois de la croissance. Quelques-unes, dans certaines circonstances, semblent recevoir une impulsion exagérée ; M. Richard, de Nancy, a signalé particulièrement la poitrine, les membres supérieurs et inférieurs, et la tête, comme plus spécialement sujets à un accroissement anormal. Citons-le textuellement :

« La poitrine chez l'enfant n'a point la conformation de celle de l'adulte. Son diamètre perpendiculaire est plus petit, son diamètre entéro-postérieur, plus grand, toute proportion gardée ; en un mot, le cône auquel on a l'habitude de comparer le thorax, a un axe plus petit et une base plus large.

« La raison de cette disposition se trouve dans l'immense développement du ventre de l'enfant, qui renferme un appareil digestif accommodé aux besoins de la nutrition et de l'accroissement tout à la fois.

« Le thorax diminué dans son diamètre vertical doit donc s'accroître d'avant en arrière, afin de loger le cœur, qui est très-volumineux chez le fœtus, et le thymus qui n'existe plus chez l'adulte. Aussi le sternum de l'enfant est-il fortement incliné de haut en bas et d'arrière en avant, de manière que l'appendice xyphoïde est très-éloigné de la colonne vertébrale.

(Le sternum est l'os médian et antérieur de la

14

poitrine ; c'est comme la clef de voûte du thorax à laquelle aboutissent presque toutes les côtes. L'appendice xyphoïde est une pointe cartilagineuse qui termine inférieurement le sternum).

« A mesure que le sujet grandit, c'est surtout dans la portion dorsale de la colonne que le mouvement d'élongation se fait sentir, par la raison bien simple que cette partie occupe à elle seule la moitié de toutes les vertèbres. Pour que l'harmonie ne soit pas troublée, il faut que les dimensions transversales s'accroissent en même temps, et c'est ce double travail qui est souvent difficile.

« Quand le sujet grandit trop rapidement, le mouvement d'élongation l'emporte nécessairement ; le mouvement d'accroissement transversal est suspendu ou ralenti.

« Quelle que soit la période de la vie où ce mouvement trop précipité s'exécute, tout autre développement s'arrête. Les dents sont en retard dans la première enfance, les dents surtout qui viennent de la quatrième à la cinquième année.

« Plus tard, un accroissement énergique dans la longueur du thorax arrête les phénomènes de la puberté, suspend les règles de la jeune fille quand elles avaient déjà paru, et influe visiblement sur la nutrition, la maigreur et l'habitude extérieure des sujets.

« De vives douleurs se font quelquefois sentir dans les membres, par suite de la tension des muscles dont les points d'attache sont écartés avec une vitesse que leur propre élongation ne peut suivre.

« Jusqu'ici la santé n'est troublée qu'à peine. Mais dès que certaines limites sont dépassées, l'appareil de la circulation, le cœur, les poumons, se trouvent mal à l'aise dans une poitrine trop étroite.

« Il en résulte des accidents divers qui ont fait dire aux observateurs que, vers l'âge adulte, l'organisation était sous la prédominance de la poitrine ; ils ont ainsi caractérisé des faits dont nous donnons l'explication.

« Le pouls, à cet âge, et par l'effet d'un accroissement désordonné dans la longueur du thorax, est ordinairement rapide, le cœur suppléant par la prompte répétition de ses mouvements au peu d'espace qui lui est livré ; les joues sont colorées, l'hémorrhagie nasale est fréquente.

« A un degré plus prononcé, le crachement de sang se montre quelquefois ; il y a dyspnée et palpitation pour la moindre accélération dans la marche.

« Si de tels sujets étaient livrés à des travaux pénibles, la phthisie serait le résultat de la tourmente de l'organisation. »

Ces pages où l'on distingue une expérience, un esprit d'observation et une sagacité de premier ordre, méritent d'être méditées, non-seulement par les hommes de l'art, mais encore par les mères de famille. Avec une intelligence ordinaire il sera facile de comprendre les conséquences pratiques qui en découlent.

Si l'on y prend garde, on ne sera jamais surpris par les accidents si graves décrits par le savant professeur de l'École de Lyon. Mais aussitôt qu'une tendance à une croissance anormale est constatée, on modifiera l'hygiène de l'enfant de la manière suivante : on le mettra, pour son alimentation, à un régime très-animalisé ; on augmentera, s'il le faut, le nombre de ses repas ; sans lui interdire le repos qui lui est absolument nécessaire, on lui fera faire chaque jour un bon exercice ; on l'habituera à une gymnastique intelligente ; on l'accoutumera à faire à pied quelques promenades en portant sur la tête un fardeau proportionné à ses forces ; on attachera deux cordes à un support horizontal ; ces deux cordes suspendues perpendiculairement au-dessus du sol, porteront chacune à leur extrémité inférieure un anneau ; elles seront assez éloignées l'une de l'autre pour que l'enfant soit obligé d'étendre fortement les bras s'il veut saisir un anneau de chaque main. Dans cette position, il s'exercera à se soulever et à se maintenir suspendu par la force des bras. Rien n'est plus propre à combattre l'étroitesse de la poitrine et à favoriser son développement transversal.

On pourra, à chaque repas, faire boire à l'enfant un doigt de vin généreux.

Les affusions d'eau froide pratiquées chaque jour, ou plutôt la friction avec le linge mouillé dont nous avons déjà parlé avec détails, à propos du traitement de la scrofule, rendront ici d'excellents services.

Quant à la matière médicale, elle ne fournit aucun remède qui, dans cette circonstance, puisse être utilement employé.

Accroissement anormal des membres.

Ce phénomène s'observe particulièrement chez les enfants soumis trop jeunes à des travaux fatigants. La conséquence le plus à redouter, c'est l'épuisement du tronc. Tandis que les bras grossissent démesurément, la poitrine reste petite, et l'enfant demeure prédisposé aux maladies des poumons et du cœur. Cette considération porte avec elle son enseignement. Il est évident qu'une seule indication se présente, c'est la modération dans le travail, c'est de suspendre au plus tôt les efforts qui ont déterminé cet accroissement de mauvais augure.

Accroissement anormal de la tête.

Parmi les enfants à tête volumineuse, les uns sont hydrocéphales, les autres ont un cerveau prématurément développé. Nous avons déjà longuement parlé des premiers, occupons-nous actuellement des autres.

Au moment de la naissance, la tête, par son volume, égale presque le tiers de l'enfant; plus tard le corps se rattrape, si je puis m'exprimer ainsi, et la disproportion tend chaque jour à s'effacer.

Quand la tête conserve trop longtemps un volume considérable, le poids du crâne et des organes qu'il renferme rend la démarche chancelante, et détermine de fréquentes chutes.

Souvent les lobes antérieurs du cerveau prennent un accroissement immodéré, et le front proémine d'une manière notable.

Cette proéminence du front s'observe aussi chez les enfants hydrocéphales, mais deux circonstances capitales écartent toute possibilité d'erreur en ce qui concerne le diagnostic.

Chez l'hydrocéphale, l'intelligence demeure obtuse, la parole difficile, et la fontanelle antérieure demeure indéfiniment ouverte.

Chez les enfants, dont les lobes cérébraux antérieurs présentent un développement anormal, la fontanelle est fermée, l'intelligence est vive et la parole précoce, mais, par une triste compensation, les membres inférieurs sont faibles et supportent difficilement le moindre effort musculaire.

Ici encore l'exercice est la meilleure des médications. Si l'enfant est trop jeune pour se soutenir et marcher, on l'abandonne en liberté sur un tapis. Il se roule, s'agite, se livre à toute sorte de mouvements, et guidé par l'instinct, il exécute spontanément la gymnastique la plus profitable. On a soin de ne pas tenir sa tête chaudement couverte, et d'éviter tout ce qui la congestionne.

Si l'accroissement anormal continue, les facultés intellectuelles s'exaltent, et c'est presque toujours dans cette catégorie d'enfants que se rencontrent ceux qu'il est convenu d'appeler les *petits prodiges*.

Malheureusement, cet esprit trop précoce ne tarde pas à s'éteindre.

Aussitôt que l'âge de l'enfant le permet, on le soumet aux exercices gymnastiques, et l'on ajourne toutes les études qui mettent en jeu les fonctions du cerveau. On l'instruit par la parole et non par les livres. On évite d'exercer sa mémoire, et si l'on tient à ce qu'il sache une langue étrangère, il doit l'apprendre sans maître, et par la méthode naturelle, c'est-à-dire en le confiant à une bonne qui ne parle pas d'autre langue.

Telles sont les choses les plus importantes à connaître en ce qui concerne les phénomènes morbides de la croissance.

Nous aurons l'occasion de revenir sur ce sujet dans nos considérations générales.

Fièvre intermittente.

La fièvre intermittente est rare chez les jeune enfants. Pour ceux qui vivent dans les contrées non marécageuses, il n'y a pas à s'en préoccuper. Mais partout où le miasme paludéen exerce sa pernicieuse influence, l'enfant comme l'adulte peut être frappé d'accès intermittents. Ce qu'il est important de noter, c'est que rarement la fièvre revêt chez lui ses caractères ordinaires. Communément la fièvre paludéenne présente trois stades bien distincts : les frissons, la chaleur, la sueur. Chez les enfants le frisson manque ou passe inaperçu. Les stades de chaleur et de sueur sont eux-mêmes rarement bien tranchés, car dans la grande majorité des cas, la maladie, chez eux, revêt les formes les plus variées, et c'est exclusivement sur l'intermittence que repose le diagnostic. La fièvre intermittente de l'enfance est donc presque toujours une fièvre larvée, c'est-à-dire une fièvre qui présente tous les caractères d'une autre maladie, mais qui en diffère par une interruption périodique dans la marche des symptômes. Pendant les longues années que j'ai habité l'Afrique et les tropiques, dans des contrées où le miasme paludéen faisait de nombreuses victimes, les enfants atteints de fièvre larvée présentaient surtout des accidents nerveux ou des accidents cérébraux. L'accès était caractérisé soit par les symptômes d'une méningite, soit par des convulsions, soit par une véritable crise épileptique ; quelquefois, mais rarement, c'était un mouvement fébrile plus ou moins violent, se terminant par une abondante sueur. Presque toujours la maladie se présentait avec des accès quotidiens. La scène morbide commençait ordinairement le soir, se continuait quelques heures pendant la nuit, et se calmait pour se reproduire le lendemain, non plus à la même heure, mais en anticipant sur la journée complète. Ces choses se passant dans un pays ou règnent les maladies paludéennes, dès le premier accès, l'attention était éveillée, et le calme fût-il complétement rétabli, si j'observais les deux signes que je vais signaler, je n'hésitais pas à commencer le traitement. Chez les enfants, comme chez les adultes, atteints de fièvre intermittente ordinaire ou larvée, j'ai constamment observé, outre une certaine pâleur de la face, un trait jaunâtre qui s'étend, depuis le voisinage de l'aile du nez, jusqu'au bord de la mâchoire à la partie inférieure externe du menton. Si l'on examine la langue, le bord est rouge, à la pointe surtout ; sa surface est couverte d'un enduit blanchâtre piqueté de rouge, comme dans les maladies vermineuses. La présence de ces deux signes (la ligne jaunâtre et l'aspect de la langue) ne s'est presque jamais démentie. Aussi n'hésitais-je pas, comme je l'ai dit, à commencer le traitement.

Celui-ci doit être énergique et bien combiné.

Il y a toujours avantage à débuter par un vomitif.

J'administrais l'ipéca à la dose de 40 à 75 centigrammes, suivant l'âge des enfants, et quelques
heures après je donnais la quinine. Comme il n'était
pas toujours facile de leur en faire prendre la quantité nécessaire, je faisais pratiquer sous les aisselles
et à la partie supérieure des cuisses des frictions
avec une pommade fébrifuge, ainsi composée :

Bi-sulfate de quinine. .   2 grammes.
Acide sulfurique. . . .   4 gouttes.
Alcool. . . . .   5 grammes.
Axonge..   45   id.

A diviser en deux parts dont chacune s'emploie
en quatre frictions pratiquées d'heure en heure, à
une époque aussi éloignée que possible du retour de
l'accès.

Je donnais en même temps 30 à 40 centigrammes
de sulfate de quinine en lavement, ou en potion
dans du café. Si les accès convulsifs ou les symptômes de méningite se présentaient avec quelque
violence, sans renoncer à la quinine, je faisais pendant la crise des affusions sur la tête avec l'éther sulfurique. (Voy. le chapitre des Convulsions, leur
traitement.)

Cette pratique m'a toujours donné des résultats
heureux. Je ne dis rien ici du traitement homœopathique. Les fièvres pernicieuses n'en paraissent pas
le moins du monde influencées. Il faut ici des doses

massives, et des substances dont l'action énergique se fasse immédiatement sentir.

J'aurais pu supprimer, je l'avoue, le peu que je viens de dire à propos de la fièvre intermittente. Mais si elle est rare dans nos climats, elle est extrêmement commune dans les contrées tropicales et paludéennes, et les petits enfants n'y sont pas épargnés. Si par hasard ce modeste livre arrivait jusque dans ces pays-là et se trouvait dans les mains d'une mère de famille, celle-ci rencontrerait probablement l'occasion de mettre à profit les conseils que je viens de donner.

Arthrite et Rhumatisme.

Les inflammations articulaires se présentent trop rarement chez les enfants pour qu'il y ait lieu d'en donner la description ; elles paraissent ordinairement liées à des vices profonds de l'organisme, tels que la syphilis, ou bien encore une disposition mystérieuse à la suppuration. Quoi qu'il en soit, on a vu de jeunes enfants présenter, peu de temps après leur naissance, un gonflement et une rougeur notable d'une ou plusieurs articulations, rougeur et gonflement qui aboutissaient à la suppuration. On a donné à cette affection le nom d'arthrite, mais l'histoire de cette maladie, outre qu'elle est très-incomplète, rentre dans l'étude des curiosités médicales, et je ne vois pas quel intérêt cela pourrait avoir pour les mères de famille.

Rhumatisme articulaire.

Le rhumatisme articulaire, très-rare chez les nouveau-nés, est assez fréquent dans la seconde enfance. Il occupe toujours ou presque toujours plusieurs articulations. Au début, fièvre ordinairement violente. Dès le premier jour, au plus tard le second, douleur et rougeur d'une articulation, le plus ordinairement le genou ; plus tard, les articulations se prennent simultanément ou successivement, et quelquefois la maladie ne rétrograde qu'après avoir atteint toutes les surfaces articulaires.

Quand la plupart des articulations sont atteintes, le malade est forcément dans une immobilité complète. Le moindre mouvement détermine de vives douleurs, l'attouchement même léger, le poids des couvertures sont insupportables et arrachent des cris au malade.

La peau est brûlante et sèche au début; dans le cours de la maladie elle se couvre de sueur, mais celle-ci n'apporte aucun soulagement.

Les battements du cœur augmentent de fréquence, et le rhumatisme se porte quelquefois sur cet organe ou sur le sac séreux qui le contient. Dans ce cas, la péricardite vient compliquer le rhumatisme. On a vu également des pleurésies rhumatismales.

Chez les enfants, le rhumatisme articulaire dépasse rarement quinze jours. C'est toujours une maladie grave, qu'il faut combattre immédiatement et énergiquement.

Les deux médicaments véritablement efficaces fournis par l'allopathie, sont le sulfate de quinine et la vératrine. Le premier, très-utile chez les adultes, l'est beaucoup moins chez les jeunes enfants. On doit donner la préférence à la vératrine administrée de la manière suivante :

Vératrine, 5 centigrammes.

Poudre de réglisse et miel, quantité suffisante.

Pour douze pilules, à prendre 2 le premier jour, 3 le deuxième, 4 le troisième et ainsi de suite jusqu'à 5, à moins que les douleurs intestinales et les vomissements, ne contraignent à diminuer la dose.

Si le rhumatisme a quelque tendance à la récidive, si après la convalescence l'enfant se plaint de douleurs dans une articulation, on le met pendant quelque temps à l'usage de la teinture de semences de colchique d'automne. Deux à cinq gouttes quatre fois par jour dans un peu d'eau sucrée et gommée.

Contre le rhumatisme articulaire des enfants, les homœopathes conseillent d'abord *aconit;* on le donne les deux premiers jours à la dose de deux gouttes de teinture mère dans six petites cuillerées d'eau à prendre dans la journée.

Après aconit on donne *bryonia* deux globules 30ᵉ dans trois cuillerées d'eau, à prendre en trois fois dans la journée. Mais si les articulations sont très-rouges et fortement tuméfiées, on donne Belladone, à la même dose.

Si l'enfant ne dort pas, si les souffrances s'exaspèrent la nuit, on lui donne Camomille (Même dose que Bryone et Belladone.)

Si le malade éprouve une sensation de douleur brûlante aux articulations, et si la peau vers les points attaqués est rouge et luisante, on donne Rhus, de la même manière que les remèdes précédents.

Employés avec discernement, ces remèdes amènent toujours une prompte guérison.

Chlorose.

La chlorose ou les pâles couleurs consistent dans un appauvrissement du sang et une diminution sensible des éléments qui le colorent. Elle se reconnait à la pâleur de la face et des lèvres et même de toute la peau.

L'enfant chlorotique est faible, son intelligence est paresseuse. Dans l'âge adulte, cette maladie frappe exclusivement les jeunes filles; dans la première et la seconde enfance, elle atteint également les garçons.

Chez les petits enfants la chlorose n'est presque jamais une maladie essentielle; c'est un symptôme concomitant, une complication d'une maladie profonde comme la syphilis ou la scrofule.

Son effet constant est de diminuer l'appétit, de troubler les digestions et de provoquer de fréquentes diarrhées. Elle influe visiblement sur le cœur, dont l'excitabilité augmente. On observe dans cet organe des battements précipités, des palpitations, et si l'on applique l'oreille sur la région précordiale, on entend presque toujours un bruit de souffle que les médecins ont appelé souffle aortique. Ce même bruit se fait entendre vers les gros vaisseaux du cou, et même au sommet de la tête, à la fontanelle antérieure.

Le traitement est particulièrement subordonné à la cause. La syphilis, la scrofule considérées comme causes déterminantes, exigent chacune le traitement spécial que l'on peut trouver aux chapitres qui les concernent. Toutefois la chlorose elle-même ou les symptômes qui la caractérisent, fournissent également ment une indication.

Les ferrugineux sont utilement employés, mais l'arséniate de soude administré comme nous l'avons indiqué dans le traitement de la scrofule, lui est bien préférable.

Les homœopathes recommandent *ferrum*, *china*, *calcarea*, *digitalis*, donnés alternativement de semaine en semaine, à la dose de deux globules 30ᵉ dans trois cuillerées d'eau à prendre trois fois dans la journée.

Syphilis des nouveau-nés.

La syphilis a été souvent observée chez les enfants, au moment de leur naissance.

Elle peut leur avoir été transmise au moment de la conception, ou pendant l'accouchement. Elle peut aussi leur avoir été communiquée, dans le temps de la gestation, par le sang vicié de la mère.

N'oublions pas l'infection réciproque de la nourrice et de l'enfant. Chacun d'eux atteint de cette hideuse maladie peut la communiquer à l'autre.

Au moment de la naissance, la syphilis est caractérisée par des symptômes qui varient à l'infini. Je ne parlerai pas des altérations anatomiques profondes, révélées par les autopsies. Je décrirai seulement celles qui sont accessibles aux regards. A la peau, il existe des taches rougeâtres à circonférence brune, avec exfoliation de l'épiderme ; les extrémités des orteils et des doigts présentent des vésicules aplaties, renfermant une matière jaunâtre.

Des ulcérations ou des papules apparaissent à la commissure des lèvres, au pourtour de l'anus et dans le voisinage des parties génitales. Souvent il existe une ophthalmie, des aphthes dans la bouche, des ulcérations dans les narines. Ces signes apparaissent rarement tous à la fois. Un seul suffit pour déterminer le diagnostic.

Dans quelques circonstances, la peau et les organes visibles ne présentent aucun symptôme syphilitique, et cependant la maladie existe, mais sous une forme latente. On doit la soupçonner, quand l'enfant vient au monde dans un état de maigreur extraordinaire. La flétrissure de la peau, les rides qui la sillonnent, la proéminence des os de la face, donne à celle-ci un aspect vieillot et décrépit. Il faut s'attendre alors à voir prochainement apparaître un ou plusieurs des symptômes que nous avons signalés. Ajoutons que, dans ces cas, l'organisme est trop profondément atteint pour résister au poison qui le mine. Toutefois, quand l'enfant présente encore une certaine vigueur, il est presque toujours possible d'obtenir une bonne guérison.

Le moyen le plus sûr est de faire subir à la mère un traitement convenable. Il me paraît inutile d'entrer ici dans les détails relatifs à une bonne médication antisyphilitique. La maladie dont nous parlons est une de celles qui échappent à la compétence des mères de famille. J'en ai dit assez pour les mettre en mesure, le cas échéant, de reconnaître la syphilis chez un enfant. Leur devoir strict est d'appeler aussitôt un médecin. Cependant, non pour elles, mais au profit des médecins eux-mêmes, je dirai que les bains au bi-chlorure de mercure sont incomparablement, le moyen le plus efficace contre la syphilis des enfants.

> Deuto-chlorure de mercure.   2 grammes.
> Alcool. . . . . 100 grammes.

On verse la solution dans la baignoire et l'enfant y est maintenu pendant 40 minutes, de deux jours

en deux jours on augmente d'un gramme la proportion de bi-chlorure, mais on ne dépasse jamais la
dose de 6 grammes.

S'il existe des végétations au pourtour de l'anus,
il convient, tout en continuant les bains, d'avoir recours aux fumigations de cinabre (sulfure rouge de
mercure). On met au fond d'un vase de terre trois ou
quatre morceaux de charbon de bois allumé, ou bien
une brique assez fortement chauffée, et l'on jette là-
dessus une forte pincée de cinabre. On fait asseoir
l'enfant sur ce vase, de manière à ce que les parties
malades soient directement exposées aux vapeurs
mercurielles, et on l'y maintient dix minutes ou un
quart d'heure. On fait cela une fois par jour.

Il est évident que ce traitement est indépendant
de celui auquel la mère doit être rigoureusement
soumise. Je ne parle pas de celui-ci, c'est l'affaire
du médecin qui sera consulté.

Puisque j'ai désigné contre la syphilis des nouveau-nés deux moyens allopathiques puissants, je
ne passerai pas sous le silence les médicaments préconisés par les homœopathes.

Leur nombre est considérable, mais les trois que
je vais nommer suffisent.

C'est *nitri acidum, mercurius solubilis* et *thuya*.
Celui-ci est exclusivement employé contre les végétations de toute espèce observées à la marge de l'anus
et ailleurs. On le donne à la dose de 2 globules 30ᵉ
dans trois cuillerées d'eau, à prendre dans le courant

de la journée. Les deux autres, contre les symptômes
ordinaires, se donnent alternativement et de semaine
en semaine, à la dose que nous venons d'indiquer
pour *thuya*. Je dois dire que je n'ai jamais eu l'occasion d'employer cette médication contre la syphilis
des enfants. Les succès obtenus avec les bains de bi-
chlorure de mercure étaient trop constants pour ne
pas écarter de ma pensée toute expérimentation nouvelle, mais chez des adultes vainement traités par les
mercuriaux, j'ai employé *nitri acidum* et *thuya*, avec
des résultats qui m'ont émerveillé.

Maladies communes aux enfants et aux adultes.

Jusqu'ici, les maladies dont nous avons parlé appartiennent, à très-peu d'exception près, à la patho-
logie spéciale de l'enfance. Actuellement pour être
fidèle à mon programme, et pour compléter ce travail, je dois aux mères de famille quelques détails
sur de nombreuses maladies qui atteignent également l'enfant et l'adulte.

Je leur ai promis de les mettre en mesure de
donner, dans la plupart des circonstances, des soins
efficaces à leurs enfants malades. Il ne suffit donc
pas de mettre dans leurs mains un traité spécial des
maladies de l'enfance ; il faut qu'en présence de
toute espèce d'accident ou d'indisposition, elles puissent ne pas demeurer inactives. Je vais donc, aussi

rapidement que possible, passer en revue toutes les
parties du corps humain et esquisser en quelques
traits, les différentes maladies dont, chez les enfants,
elles peuvent être le siége.

Maladies de la tête; Céphalalgie (douleur de tête).

Beaucoup d'enfants, sans être positivement malades, se plaignent de mal de tête. Une mère de famille
doit savoir en discerner la cause. L'enfant s'est-il
promené au soleil, a-t-il fait une chute, s'est-il livré
avec trop d'application à un travail intellectuel, a-t-
il un estomac paresseux, a-t-il trop mangé, s'est-il
subitement refroidi ? c'est ce qu'il faut constater. Si
le mal de tête est passager, s'il se dissipe en quelques
heures, il ne faut pas s'en préoccuper davantage.
Mais s'il persiste et surtout si l'enfant y est habituellement sujet, il faut le combattre. Si l'on peut
obvier à la cause déterminante il faut immédiatement s'en occuper. Par exemple, si l'enfant s'est
trop appliqué, évidemment on lui imposera d'abord
le repos, et l'on aura soin plus tard que cette in-
fraction à l'hygiène ne se renouvelle plus. S'il mange
trop, s'il digère mal, on le traite en conséquence.
(V. plus loin *Maladies de l'estomac.*) Si la tête est
très-chaude et si le même soir la douleur n'est pas
sensiblement calmée, on fait prendre un bain de
pied à la moutarde. Il faut que l'eau soit très-chaude

et que les pieds soient immergés seulement jusqu'aux chevilles. Si l'enfant est demeuré longtemps exposé au soleil, on lui donne 2 globules d'aconit 30ᵉ dans deux cuillerées d'eau fraîche à prendre à une heure d'intervalle l'une de l'autre. S'il s'est refroidi, on lui donne *pulsatille* à la même dose et de la même manière. S'il a fait une chute, on applique sur la tête une compresse trempée dans un verre d'eau commune contenant 15 ou 20 gouttes de teinture d'arnica. On lui donne aussi à l'intérieur une goutte de cette même teinture dans une cuillerée d'eau. Quand un enfant se plaint de mal de tête, la mère doit s'assurer de la chaleur du front; s'il est frais, l'enfant est un petit menteur. Chez lui le mal de tête, excepté dans certaines névralgies, est toujours accompagné de chaleur frontale. Un excellent moyen de faire passer en quelques instants une douleur de tête même assez violente, c'est la passe magnétique sur le front et les yeux. On fait contre le front, mais sans le toucher, comme une imposition des mains, on les porte en dehors l'une à droite l'autre à gauche en effleurant la peau du front et les cheveux, on les ramène pour faire une nouvelle passe, ainsi de suite jusqu'à trente et quarante fois, on fait la même chose devant les yeux, et, après deux minutes de passes, on termine en soufflant trois ou quatre fois de suite, avec douceur, contre les yeux : l'enfant a soin de les tenir fermés. Cette manœuvre suffit ordinairement pour faire disparaître à l'instant un mal de tête quand il n'est pas le symptôme d'une maladie grave.

Les enfants sujets aux maux de tête ont, plus que les autres, besoin de promenade au grand air. L'exercice, la gymnastique, la modération dans le travail sont particulièrement recommandés.

Névralgie.

La névralgie faciale n'est pas très-rare chez les jeunes enfants. C'est une douleur quelquefois modérée, mais ordinairement d'une violence extrême, qui siége dans les tissus de la face. C'est comme une secousse électrique partant de l'articulation de la mâchoire inférieure, et s'irradiant dans les tissus où elle détermine de légères contractions ou plutôt un tremblement musculaire, accompagné d'une sensation douloureuse inexprimable. Cette affection ne s'observe jamais chez les enfants vigoureux et bien portants. Elle atteint surtout les scrofuleux et les chlorotiques. Elle accuse toujours une faiblesse de tempérament qui fournit la principale indication thérapeutique. Il faut, pour guérir radicalement la névralgie, fortifier le sujet. On s'appliquera donc à le soumettre rigoureusement à une hygiène profitable. Pour éviter les répétitions, je renvoie à ce que nous avons dit sur le traitement général du vice scrofuleux.

Quant à la médication locale, elle consiste en topiques calmants. On frictionne doucement la joue avec de l'huile opiacée et camphrée, avec un lini-

ment contenant un peu de morphine ou un peu d'a-
tropine ; on applique sur le point le plus douloureux
une mouche, un petit vésicatoire volant que l'on
panse avec un dixième de grain d'hydrochlorate de
morphine, mais de tous les moyens externes, celui
qui m'a le mieux réussi, c'est la pommade suivante :

Axonge.	20 grammes.
Éther sulfurique	2 gram. 50
Hydrochlorate de morphine.	0,10 centigr.
Chloroforme.	5 grammes.

On dissout le sel de morphine dans l'éther avant
de l'incorporer avec l'axonge, et l'on ajoute le chloroforme. Cette pommade doit être conservée dans un
flacon à large tubulure, hermétiquement fermé avec
un bon bouchon de liége.

Quatre fois par jour on fait sur la joue, du côté
douloureux, une friction douce avec gros comme
une noisette de cette pommade. On met ensuite un
morceau de papier brouillard, et par-dessus le papier
une couche de coton cardé. On assujettit le tout avec
un mouchoir en mentonnière. A l'intérieur on fait
prendre deux fois par jour une pilule de méglin, ou
bien une des pilules suivantes :

Oxyde de zinc.	1 gramme.
Extrait de jusquiame. . .	0,10 centigr.
Aconitine.	0,05 —

Poudre de racine de bella-
    done. . . . . 1 gramme.
Miel. . . . . quantité suf.

Pour 15 pilules, une le matin, une le soir. Tous ces moyens appartiennent à la médecine allopathique. Les homœopathes recommandent les médicaments suivants : *Mercurius solubilis, nux vomica, belladone*, alternativement et de semaine en semaine, à la dose de 2 globules par jour dans trois cuillerées d'eau, à prendre une le matin, une à midi, une le soir. Si les contractions ou tremblements des muscles de la face accompagnent les accès de douleur, on administrera pendant une semaine *ignatia*, à la même dose et de la même manière que les médicaments précédents. Extérieurement, au lieu des topiques dont nous avons parlé, on applique sur la joue une compresse de flanelle, trempée dans une solution alcoolique d'aconit. En voici la formule :

Alcool ou eau-de-vie
    commune. . . . . . une grande cuillerée.
Teinture mère d'aconit. 6 gouttes.

On renouvelle l'application trois fois par jour et la partie douloureuse doit être maintenue chaudement, avec la compresse de coton ouaté et le mouchoir en mentonnière.

Je dois dire que la névralgie faciale m'a toujours paru très-rebelle au traitement homœopathique, tandis que le liniment au chloroforme, et les pilules d'aconitine dont j'ai donné la formule, déterminent presque toujours un soulagement instantané de la douleur.

Ophthalmie.

Nous avons décrit l'ophthalmie scrofuleuse, comme une maladie presque spéciale à l'enfance. L'ophthalmie catarrhale s'observe à tous les âges de la vie, il est donc utile d'en faire ici mention.

Elle siége sur la conjonctive oculaire et palpébrale, et elle est caractérisée par une rougeur presque uniforme de cette membrane, je dis presque uniforme, car elle s'atténue en se rapprochant de la cornée.

Dans sa plus simple expression, elle détermine à peine un sentiment de gêne dans l'œil et les paupières. C'est ce que les gens du monde appellent un coup d'air. Dans sa forme la plus grave, c'est la terrible ophthalmie blennorrhagique ou purulente que nous décrirons plus loin.

Entre ces deux extrêmes, les nuances varient à l'infini. Dans l'immense majorité des cas, le collyre au nitrate d'argent ou au sulfate de zinc en triomphe dans les vingt-quatre ou quarante-huit heures.

COLLYRE AU NITRATE D'ARGENT.

Eau distillée. . . . . 25 grammes.
Nitrate d'argent. . . 0 05 centigram.
Une goutte dans l'œil, quatre fois par jour.

Ce collyre doit être conservé dans un flacon noir ou enveloppé de papier foncé. La lumière le décompose.

COLLYRE AU SULFATE DE ZINC.

Eau distillée.	25 grammes.
Sulfate de zinc.	0 05 centigr.
Laudanum de Sydenham.	8 gouttes.

Une goutte dans l'œil, quatre fois par jour.

Si la guérison se fait attendre, on a recours aux purgatifs. Chez les enfants, j'emploie dans cette circonstance, le mélange suivant :

Calomel.	30 à 50 centigrammes.
Poudre de jalap. .	1 à 2 grammes.
Sucre en poudre.	10 grammes.

Pour deux purgatifs, à prendre deux jours de suite, le matin à jeun, dans une demi-tasse de chocolat un peu clair. Après le chocolat, on boit un demi-verre d'eau tiède sucrée.

Il faut, dans l'ophthalmie catarrhale, éviter de laver les yeux avec de l'eau froide.

Cette maladie produit quelquefois une tuméfaction considérable de la conjonctive. Il se forme sur le globe de l'œil un bourrelet muqueux très-apparent à la circonférence de la cornée. Ce symptôme est connu sous le nom de chémosis.

Le chémosis est séreux ou sanguin : séreux, c'est-à-dire transparent et indolore, il ne présente aucune gravité ; sanguin et douloureux, il s'unit au cortége des symptômes qui caractérisent l'ophthalmie blennorrhagique.

Ce que nous avons dit jusque-là s'applique particulièrement à l'état aigu. Or l'ophthalmie catarrhale est sujette aux récidives, et l'inflammation souvent répétée de la conjonctive palpébrale, détermine une maladie secondaire qu'il est important de connaître.

Ainsi, lorsqu'après des récidives plus ou moins nombreuses, la maladie n'obéit plus à l'action curative des remèdes, il faut explorer la face interne des paupières. Il est facile d'examiner la paupière inférieure, il suffit d'appliquer à sa base la pulpe du pouce et de l'index, et d'exercer un mouvement de traction en bas; pendant que l'enfant regarde en haut, la conjonctive palpébrale inférieure apparaît tout entière.

Pour la conjonctive palpébrale supérieure, il y a quelque difficulté, mais on la surmonte facilement. L'enfant doit fermer les yeux, sans effort, comme s'il dormait. D'une main, avec la pointe du pouce et de l'index, on saisit les cils que l'on attire un peu en avant et en bas, pendant qu'avec un canon de plume, tenu de l'autre main, on appuie sur le plein de la paupière; celle-ci étant suffisamment tendue par les doigts qui ont saisi les cils, elle est relevée contre le canon de plume, maintenu immobile, et dans ce mouvement il faut qu'elle se retrousse de manière à présenter aux regards sa face interne.

Elle demeure fixée dans cette situation par la pulpe du pouce qui a aidé à la relever, et l'on retire par glissement le canon de plume. L'exploration terminée, on lâche la paupière, on appuie à plat la pulpe du pouce contre le sourcil que l'on relève, et la paupière retombe sur l'œil dans sa position normale

Les paupières atteintes de conjonctivite catarrhale chronique présentent l'aspect suivant. A leur surface interne, on reconnaît que la membrane est devenue tomenteuse et comme veloutée.

Plus tard, l'aspect velouté fait place à un aspect rugueux, et l'on finit par distinguer nettement des granulations dont quelques-unes prennent à la longue des proportions extraordinaires.

Semblables à de petites verrues ou à des crêtes de coq, elles déterminent une sensation comparable à celle que produiraient des grains de sable logés sous les paupières. Le frottement perpétuel des excroissances contre le globe oculaire est une cause incessante d'irritation. Les vascularités conjonctivales franchissent tôt ou tard le bord de la cornée, ou bien cette dernière membrane s'enflamme elle-même et se couvre spontanément de vaisseaux capillaires nouveaux. Un pannus se déclare, et le malade est menacé de cécité. (On donne le nom de pannus au voile membraneux produit par l'inflammation dont la cornée est le siége.)

Ce triste résultat n'arrive qu'avec lenteur, mais à un certain degré de développement, les granulations résistent trop souvent aux moyens thérapeutiques généralement connus, et l'on peut dire que cette cruelle affection fait le désespoir du malade et du médecin.

On emploie généralement des moyens directs très-énergiques. Les uns promènent, sur les parties malades, un crayon de nitrate d'argent, ou de sulfate de cuivre ; les autres saupoudrent la conjonctive avec de l'acétate de plomb ou de l'alun réduits en poudre impalpable. Quelques-uns vont jusqu'à l'emploi de l'instrument tranchant, et de tous ces traitements que résulte-t-il? des douleurs intolérables pour les malades, et de la confusion pour les médecins. Eh bien ! j'ai la satisfaction d'affirmer que l'on peut, avec la plus parfaite assurance, promettre la guérison des granulations conjonctivales.

Les douches et les caustiques : dans ces deux mots se résume toute la médication, mais il faut savoir l'appliquer. Ici j'écris pour mes confrères plutôt que pour les mères de famille. Celles-ci ne possèdent ni l'habitude, ni le tour de main, ni l'expérience nécessaires, pour manier convenablement les agents héroïques que je vais signaler. L'intervention du médecin est indispensable, c'est donc à lui que je m'adresse.

Je ne saurais dire le nombre considérable de blépharites granuleuses que j'ai eu l'occasion de traiter en Afrique et dans les Antilles. Après bien des tâtonnements, bien des déceptions, j'ai rencontré, enfin, un moyen curatif avec lequel je n'ai pas eu à déplorer un seul insuccès.

L'application du caustique et de la douche exige des précautions particulières, je suis donc obligé d'entrer dans des détails un peu minutieux.

Les deux paupières pouvant être isolément ou simultanément atteintes, il faut en faire une exploration exacte. J'ai dit plus haut comment il fallait s'y prendre.

On ne doit toucher le même jour qu'une seule paupière.

Nous avons dit, en parlant de la paupière supérieure, qu'une fois renversée ou retroussée, on la maintenait dans cette situation avec le pouce qui prenait un point d'appui contre l'arcade sourcilière.

Donc les granulations étant à découvert, si elles sont à peine visibles, il suffit de les saupoudrer avec de l'acétate de plomb. On charge sur un pinceau de poils de blaireau bien sec, une petite quantité de ce sel très-finement pulvérisé, et on le dépose sur la surface malade, en prenant bien garde de ne pas toucher au globe de l'œil.

Une abondante sécrétion de larmes s'effectue à l'instant. Le pinceau en est humecté, et pendant quelques secondes, il égalise la poudre sur les granulations, et n'oublie aucun point malade.

Sans changer de position, on procède aussitôt à la douche.

A défaut d'appareil, j'use chez la plupart de mes malades d'un entonnoir conique, muni d'une anse et percé à sa partie inférieure d'une ouverture de 3 millimètres. Cet entonnoir doit contenir environ un litre d'eau à la température ambiante.

Une serviette a été disposée d'avance autour du cou du malade, et une autre serviette abrite les épaules. La tête est maintenue renversée, presque directement en arrière, et très-légèrement inclinée du côté malade, de manière à ce que l'eau de la douche, au lieu d'inonder le sol, tombe dans une cuvette confiée à un aide.

Le jet liquide doit tomber sur les granulations d'une hauteur de trente à quarante centimètres, et la durée de la douche doit être d'une minute et demie à deux minutes.

L'acétate de plomb laisse toujours sur la conjonctive une nappe blanchâtre, qui demeure long-temps apparente. On peut employer avec le même succès la poudre d'alun ou de pierre divine, on peut même donner la préférence au nitrate d'argent. Mais, dans ce dernier cas, au lieu de toucher les granulations avec le crayon, il faut avoir une solution caustique très-concentrée.

Pr. Eau distillée . . . . 25 grammes.
Nitrate d'argent cristallisé 5   id.

On lie au bout d'un bâtonnet un plumasseau de charpie, que l'on taille avec des ciseaux pour lui donner la forme d'un pinceau court et serré.

On l'humecte d'abord avec de l'eau simple, on l'exprime bien entre deux doigts, on le plonge dans la solution, on exprime le trop plein en appuyant le pinceau contre le goulot du flacon, et l'on touche les granulations. Par ce procédé aucune partie malade n'échappe à l'action du caustique. Si l'on opère avec le crayon, celui-ci ne produit qu'une cautérisation inégale et souvent incomplète. Après l'application du nitrate d'argent, on procède à la douche, exactement comme après l'acétate de plomb.

J'ai souvent employé de la même manière et avec le même succès le perchlorure de fer liquide à 30 %. Mais il détermine une sensation très-douloureuse.

Ces divers procédés sont excellents contre les granulations discrètes et peu développées. Mais plus tard ils sont insuffisants. Le moyen héroïque par excellence, c'est la solution concentrée de soude caustique.

Une substance aussi énergique, portée sur un organe délicat, exige les plus minutieuses précautions. Il faut, préalablement à son application, appuyer assez fortement sur la conjonctive renversée, un petit tampon de linge doux et fin, pour sécher exactement la surface malade. On trempe le pinceau de charpie dans une solution composée d'une partie de soude caustique et de deux parties d'eau distillée, comme nous l'avons recommandé plus haut à propos de la solution de nitrate d'argent, on exprime le trop plein en appuyant légèrement le pinceau contre le goulot du flacon, et l'on procède à la cautérisation.

A peine le pinceau touche-t-il la conjonctive que des taches noirâtres apparaissent ; la muqueuse se saponifie, se ramollit et laisse adhérer au pinceau des fragments visqueux fournis par les granulations les plus volumineuses.

On ne doit jamais opérer une cautérisation complète ; on touche les points les plus exubérants et l'on pratique immédiatement la douche.

Cette cautérisation ne détermine pas une douleur très-vive, mais elle irrite l'œil, elle en exalte la sensibilité : on doit donc accorder au malade deux ou trois jours de repos, pendant lesquels il fait usage du collyre suivant.

Pr. Eau distillée. . . . 25 grammes.
Sulfate de zinc . . 0,05 c.
Teinture d'arnica . 5 gouttes.

Deux gouttes dans l'œil. Trois ou quatre fois par jour.

Aussitôt l'irritation calmée, on recommence autant de fois que les granulations l'exigent, et la guérison ne se fait pas attendre.

Quelle que soit la substance employée avec le pinceau, celui-ci après chaque application doit être lavé à grande eau. Si l'on ne prenait cette précaution, il faudrait changer de pinceau à chaque application nouvelle.

Les homœopathes conseillent contre les granulations palpébrales; sulphur, thuya, mercurius, calcarea, nitri-acidum, mais ces médicaments, utiles peut-être pour prévenir les récidives, sont contre le mal lui-même absolument sans effet.

Ophthalmie purulente ou blennorrhagique.

L'ophthalmie purulente des nouveau-nés est caractérisée par une abondante sécrétion de mucus. Elle est surtout commune chez les petits enfants, mais à cause de son caractère contagieux , on a souvent l'occasion de l'observer chez les adultes et les personnes d'un âge mûr.

On peut la considérer comme une ophthalmie catarrhale intense et très-maligne. Sa marche est ordinairement très-rapide.

Elle débute par un peu de rougeur et de gonflement au bord libre des paupières, la conjonctive s'injecte, une sécrétion mucoso-purulente se manifeste, et la matière sécrétée, plus semblable à du pus qu'à un véritable mucus, est d'une telle âcreté, qu'elle corrode les joues, enflamme la cornée et détermine quelquefois sa perforation.

Les paupières peuvent être le siége d'une tuméfaction énorme, opposant un obstacle presque invincible à l'exploration de l'œil et à l'application des remèdes ; chaque fois qu'on les soulève, un flot de pus s'échappe et coule sur la joue.

La conjonctive s'infiltre et forme autour de la cornée un bourrelet ou chémosis sanguin, dont nous avons dit un mot en parlant de l'ophthalmie catarrhale. L'affluence du sang est telle dans les vaisseaux conjonctivaux, qu'on le voit sourdre à la surface membraneuse et courir en petites stries qui rougissent les commissures palpébrales, et se mêlent à la matière sécrétée. Ces hémorrhagies effrayent beaucoup les parents du petit malade, mais elles n'ajoutent rien à la gravité du danger.

Si les remèdes les plus énergiques ne sont pas immédiatement appliqués, la cornée s'ulcère, se ramollit, se perfore, le globe oculaire s'enflamme et la fonte purulente de cet organe est imminente.

Telle est cette terrible maladie à l'état aigu. Abondonnée à elle-même, sa terminaison est presque toujours la perte de l'œil. Traitée incomplétement, elle passe à l'état chronique. La sécrétion continue, mais elle cesse d'être purulente. Elle reprend la consistance et la viscosité du mucus. La conjonctive conserve sa rougeur, les cryptes ou petites glandes muqueuses augmentent de volume et les granulations commencent.

Les auteurs distinguent deux sortes d'ophthalmie purulente : l'une qu'ils appellent granuleuse, et l'autre pseudo-membraneuse. La première est en tout semblable à celle que nous venons de décrire ; la seconde est caractérisée par la formation d'une fausse membrane qui tapisse la conjonctive, et dont la destruction devient la condition la plus essentielle du traitement.

Granuleuse ou pseudo-membraneuse, peu importe. C'est une seule et unique maladie.

TRAITEMENT.

Aussitôt que chez les nouveau-nés ou les petits enfants on aperçoit au bord des paupières la rougeur et le gonflement qui caractérisent la maladie à son début, il faut se tenir sur ses gardes. Si l'œil est injecté, on a recours au collyre de nitrate d'argent. (Voy. le traitement de l'*ophthalmie catarrhale*.)

Dès que la sécrétion caractéristique se déclare, on emploie un collyre plus énergique.

Eau distillée. . . . .   25 grammes.
Nitrate d'argent cristallisé . .   0,15 c.

Une goutte d'eau dans l'œil toutes les trois heures.

On doit, une fois au moins toutes les heures, soulever la paupière supérieure qui laisse échapper un flot de matière, et l'on nettoie exactement l'œil en injectant sous les paupières, avec une petite seringue, un peu d'eau tiède ou une infusion légère de fleurs de sureau.

Si le mal résiste, si les symptômes s'aggravent, on pratique les douches.

Les petits enfants, pour être convenablement douchés, doivent être couchés sur une table, la tête dépassant un peu le bord, et penchée en arrière. Il suffit d'attirer en bas la paupière inférieure pour faire saillir en dehors la conjonctive palpébrale. Le jet de la douche tombant sur la conjonctive met aussitôt à nu sa surface granulée, si c'est une ophthalmie purulente granuleuse. Si c'est une ophthalmie

pseudo-membraneuse, la douche donne en quelques
secondes un aspect blanchâtre à la fausse membrane ;
on peut la saisir avec de petites pinces, et souvent,
dès la première tentative, on a la satisfaction de la détacher tout entière.

On passe à la paupière supérieure qu'il faut s'efforcer de renverser, et l'on répète la même manœuvre. Si la fausse membrane est trop adhérente, ou
s'il existe seulement des granulations sans fausse
membrane, on cautérise hardiment, soit avec le crayon,
soit avec le pinceau trempé dans la solution concentrée de nitrate d'argent. Après la cautérisation,
la douche doit être immédiatement renouvelée.

Toutes ces manœuvres ne doivent pas durer plus
de trois ou quatre minutes, car il faut épargner aux
enfants de trop vives et de trop longues douleurs.

La cautérisation doit être pratiquée, suivant les
cas, de une à trois fois par jour, jusqu'à rétrocession
évidente de la maladie. Combinée avec les douches
et convenablement appliquée, elle amène ordinairement une rapide guérison.

Ces mêmes douches et le collyre de nitrate d'argent combattent avec un succès constant l'ophthalmie purulente passée à l'état chronique.

L'ulcération et le ramollissement de la cornée exigent une médication prompte et énergique.

Ici encore on trouve, dans les douches et les cautérisations, les agents les plus sûrs. Le crayon ou la
solution concentrée doivent être portés sur la cornée

16

plus rapidement et avec plus de douceur que sur la conjonctive. On suivra les conseils que j'ai donnés en parlant de l'ophthalmie scrofuleuse.

Toutes les fois que, dans une famille, un enfant est atteint de la maladie que nous venons de décrire, il faut l'entourer de tous les soins possibles de propreté. S'il a des frères et des sœurs, on doit le tenir isolé. L'ophthalmie purulente est positivement contagieuse. Elle se gagne par le contact, et les enfants, qui mettent partout leurs petites mains, sont particulièrement exposés à s'inoculer cette terrible ophthalmie. J'ai vu fréquemment, dans une même famille, tout le monde, père, mère, enfants, en être simultanément atteints.

Les détails que j'ai cru devoir donner sembleront peut-être déplacés dans un livre spécialement destiné aux gens du monde ; mais je l'ai dit, et je le répète, j'ai écrit les pages précédentes bien plus pour les médecins que pour les mères de famille. Celles-ci ne peuvent se charger des traitements que je viens de décrire, le concours de l'homme de l'art est nécessaire. Or, le traitement ci-dessus exposé, résultat d'une longue pratique, n'est pas tellement connu que les médecins eux-mêmes ne puissent trouver ici quelque chose à apprendre et à mettre en pratique.

Les remèdes préconisés par les homœopathes, contre l'ophthalmie purulente, sont : *Aconit, camomille, dulcamara, mercurius,* et d'autres encore,

malgré mes sympathies pour la doctrine hahnema-
nienne, je suis contraint d'avouer ici son impuis-
sance.

Orgeolet ou compère-loriot.

Cette indisposition consiste en une petite tumeur
ou gros bouton apparaissant près du bord de la paupière et se terminant par la suppuration.

On peut, au début, obtenir une rétrocession immé-
diate par un moyen assez singulier, mais dont j'ai
constaté plusieurs fois la remarquable efficacité.

On frotte vivement le bout des deux premiers
doigts, l'index et le médius, sur la paume de l'autre
main, et on les applique un instant sur la paupière
malade. Il faut faire cela, une fois au moins toutes
les heures, et souvent avant la fin de la journée, la
petite tumeur a disparu.

Si elle grossit, on applique sur la paupière un
petit cataplasme de mie de pain cuite dans du lait,
saupoudrée avec un peu de safran. Vingt-quatre ou
quarante-huit heures après, l'orgeolet suppure et
s'affaisse.

Chez quelques personnes, il en est de cette maladie comme des furoncles. Un premier orgeolet est
suivi d'un second, et celui-ci d'un troisième, etc. Il
faut dans ce cas administrer deux purgatifs au calomel et à la poudre de jalap.

Calomel de. . . . . 30 à 60 c.

Poudre de jalap . . . . . .   1 à 2 grammes.
Sucre en poudre. . . . . .   10 grammes.

pour deux purgatifs à prendre à deux jours d'intervalle dans quelques cuillerées de chocolat.

Trois fois par jour, on fait usage de la pommade suivante :

Axonge . . . .   10 grammes.
Précipité rouge. . . . . . .   0,15 c.
Camphre . . . .   0,15 c.

gros comme deux grains de blé, que l'on étend doucement sur le bord de la paupière.

Les homœopathes, contre la disposition aux orgeolets, recommandent *pulsatille* et *calcarea*, donnés alternativement de semaine en semaine, pendant un mois, à la dose de deux globules 30° dans deux cuillerées d'eau, que l'on prend en deux fois dans la journée.

Je passe sous le silence diverses maladies de l'œil, telles que la choroïdite, l'iritis, la rétinite, l'amaurose, et autres encore, dont la connaissance et le traitement ne peuvent être mis à la portée des mères de famille.

Corps étrangers introduits accidentelle-
ment sous les paupières.

Il est peu de mères qui n'aient eu mainte fois l'occasion d'extraire des petits corpuscules introduits par accident sous les paupières. Cette manœuvre présente peu de difficulté. Si le corpuscule est visible, on l'enlève avec la pointe d'un petit morceau de papier roulé en flèche. S'il est invisible, c'est qu'il est logé sous la paupière supérieure. Il faut la renverser, comme nous l'avons dit en parlant de la cautérisation et des douches ; presque toujours on voit aussitôt le corpuscule, dont l'extraction s'exécute alors sans la moindre difficulté.

Mais si c'est une paillette de fer qui a pénétré dans la cornée, son extraction exige souvent une grande dextérité.

Au moment de l'accident, si la paillette n'a pas pénétré, elle s'enlève comme le premier corpuscule venu. Mais si elle s'est incrustée dans le tissu cornéen, elle résiste quelquefois à de nombreuses tentatives d'extraction. Je n'entre pas dans le détail des procédés opératoires, cela n'est pas du ressort des personnes auxquelles ce livre est destiné. Mais je dirai pour les médecins, comme pour les mères de famille, qu'il ne faut jamais prolonger les tentatives d'extraction, on s'exposerait à déterminer une violente ophthalmie. Le plus sage est d'ajourner au lendemain ou même au surlendemain. Dans ce laps

16.

du temps, on fait quatre ou cinq fois par jour usage du collyre suivant.

    Pr. Eau distillée . . . . . 20 grammes.
       Teinture d'arnica. . 5 gouttes.
       Acide acétique . . . 4 id.

On bassine l'œil matin et soir, et deux ou trois fois dans la journée, avec de l'eau fraîche.

Sous l'influence du collyre, la paillette de fer s'oxyde, le tissu dans lequel elle est implantée se ramollit, et l'on est tout surpris, à une nouvelle tentative, de la facilité de l'extraction.

Dans tous les cas, lorsqu'une mère, après quelques tentatives pour extraire un corps étranger quelconque, logé sous les paupières, ou incrusté dans le globe de l'œil, n'a pas réussi, elle doit immédiatement avoir recours au médecin.

Tumeur lacrymale.

La tumeur lacrymale s'observe très-rarement chez les nouveau-nés ; elle est fréquente chez l'adulte, mais elle n'est pas très-rare dans la seconde enfance.

Elle est caractérisée à l'état aigu par un gonflement douloureux des parties qui avoisinent l'angle interne de l'œil. Si l'on explore avec le doigt le point enflammé, on sent au-dessous de la peau une dureté qui présente jusqu'à un certain point la forme d'un haricot. C'est le sac lacrymal enflammé, c'est le signe caractéristique de la maladie. Après un certain laps de temps, il se forme sous la peau et dans son épaisseur un abcès qui finit par s'ouvrir, l'inflammation se calme, et si la guérison est complète, les parties reprennent leur aspect normal. Malheureusement, les choses ne se passent pas toujours ainsi. Tantôt il reste après l'évacuation de l'abcès une petite ouverture qui communique avec l'intérieur du sac ; dans ce cas, la fistule succède à la tumeur lacrymale ; tantôt, le sac demeure atteint d'une inflammation chronique, il sécrète une mucosité purulente qui le remplit et s'écoule difficilement, et même ne s'écoule pas du tout, s'il existe une oblitération du canal nasal. Pour comprendre ces détails, il faudrait posséder préalablement quelques connaissances anatomiques relatives à l'appareil lacrymal ; essayons en quelques lignes d'en donner une idée assez exacte, pour que la maladie dont je parle puisse être parfaitement comprise.

Les larmes sont sécrétées par une glande logée dans une dépression, sous l'arcade sourcilière, vers la partie supérieure externe de l'orbite ; elles arrivent dans l'œil par un canal qui traverse une partie de la paupière supérieure, et vient s'ouvrir par plusieurs ramifications à la surface de la conjonctive palpébrale. Elles lubrifient le globe oculaire et lui donnent ses reflets brillants. La plus grande partie des larmes disparaît par l'évaporation, mais une certaine quantité abandonne l'œil pour aller plus loin. Au bord de chaque paupière, dans le voisinage du nez, il existe un orifice extrêmement petit qui communique par un canal à un réservoir placé contre la racine du nez, ou grand angle de l'œil, réservoir qui prend le nom de sac lacrymal ; les larmes, passant par les deux orifices que j'ai signalés, arrivent jusque dans le sac, et du sac elles descendent dans les narines par un canal nommé le canal nasal. Cette disposition explique pourquoi lorsque l'on pleure, les narines se mouillent, et pourquoi au théâtre pendant les scènes attendrissantes, les mouchoirs se déploient, et le bruit des spectateurs qui se mouchent donne quelque chose de grotesque à l'émotion générale.

Eh bien! la tumeur lacrymale, c'est l'inflammation du sac. Or si l'inflammation du sac s'étend à la membrane muqueuse qui tapisse le canal nasal, celui-ci s'oblitère, et les larmes ne pouvant pas s'écouler remplissent le sac, le distendent et déterminent un surcroît d'inflammation.

Donc, au début de la maladie, irritation du sac et du canal nasal, plus tard obstruction de celui-ci, accumulation des larmes, distension du sac, et définitivement perforation.

A l'état aigu, la tumeur lacrymale cède rarement aux applications de sangsues. Le meilleur traitement consiste dans la pommade au précipité rouge, (V. p. 280) employée conjointement avec le cataplasme de mie de pain saupoudré de safran. (V. ces deux formules à l'article *Orgeolet.*)

Trois fois par jour, on étend sur la tumeur gros

comme une demi-noisette de la pommade, et par-
dessus l'on met le cataplasme. On purge l'enfant avec
le calomel et la poudre de jalap, deux fois, comme je
l'ai dit à l'article *Orgeolet*.

Dès que le pus semble formé, on ouvre avec la lancette ou le bistouri, c'est-à-dire que l'intervention du
médecin est indispensable.

Les choses revenant à leur état normal, il n'y a
pas à se préoccuper davantage de la maladie; mais
souvent, en même temps que la douleur disparaît,
il reste de l'empâtement dans la région du sac, et
l'œil devient le siége d'un larmoiement désagréable.
S'il n'y a pas de fistule, s'il n'existe qu'une irritation chronique du sac, avec oblitération du canal,
le malade souvent y prend à peine garde, il se plaint
seulement d'avoir les yeux humides. Dans ce cas, il
faut, avec la pointe du doigt, exercer une pression
assez énergique sur le sac lacrymal, et l'on voit immédiatement sortir par les points lacrymaux, c'est-
à-dire par les petits orifices que j'ai signalés, une
sérosité plus ou moins abondante, mêlée de stries
purulentes. Contre cet état morbide, le meilleur
traitement est celui-ci : quatre fois par jour on
comprime le sac lacrymal, pour en opérer l'évacuation aussi complétement que possible, et l'on
instille bien vite dans l'œil deux gouttes du collyre
suivant :

Sulfate de zinc. . . . . . . 0,05 c.
Eau distillée. . . . . 25 grammes.

Laudanum de Sydenham.   8 gouttes.

soir et matin, après avoir mis le collyre, on fait sur la région du sac une friction douce avec la pommade au précipité rouge que nous avons formulée plus haut. (V. p. 280.)

S'il existe une fistule, si le larmoiement et l'inflammation chronique du sac ne cèdent pas au moyen que je viens de recommander, il faut procéder à une opération radicale.

Autrefois, on ouvrait le sac et l'on introduisait dans le canal soit une canule en argent, soit un petit cylindre en métal, soit une corde à boyaux, renouvelés jusqu'à ce que le canal eût repris son calibre normal. C'était long et le résultat était douteux. Actuellement, on oblitère définitivement et complétement le sac lacrymal. L'opération consiste à l'ouvrir largement et à introduire dans sa cavité un caustique qui le brûle dans toute son étendue. On détermine ainsi une inflammation adhésive. Les parois du sac se rapprochent et se soudent, sa cavité disparaît. Par conséquent, plus de distension par les larmes, plus d'irritation, et, chose extraordinaire, le larmoiement s'arrête.

On comprend que si la mère de famille peut traiter une tumeur lacrymale à son début, elle doit, si le mal résiste, appeler au plus tôt un médecin.

Maladies du nez; Hémorrhagie nasale. Maladies de la bouche.

Beaucoup de jeunes enfants sont sujets aux saignements par le nez. Si l'hémorrhagie se renouvelle rarement, si elle est peu abondante, il ne faut pas s'en préoccuper. Mais si la perte de sang est considérable, si l'hémorrhagie est fréquente, si l'enfant devient pâle et s'affaiblit, il faut agir. Le meilleur moyen pour arrêter un saignement de nez, c'est de mettre l'enfant nu jusqu'à la ceinture, et lui appliquer entre les épaules un grand linge trempé dans l'eau froide. En même temps on lui fait élever, aussi haut que possible, le bras du côté de la narine qui saigne; on peut instiller dans les narines, avec une petite seringue, la solution suivante :

Eau distillée. . . . . 50 grammes.
Perchlorure de fer à 30°. . 25 gouttes.

Ou bien de l'eau de Brocchieri que l'on trouve chez tous les pharmaciens. On peut encore enfoncer dans les narines de petits bourdonnets de charpie roulés dans la poudre hémostatique suivante :

Alun calciné. . . . . . 5 grammes.
Colophane en poudre. 2 grammes 50 c.
Tannin. . . . . 1 gramme 50 c.

Pour appliquer utilement ce moyen il faut attacher chaque bourdonnet avec un fil un peu long, afin qu'on puisse le retirer facilement, quelle que soit la profondeur à laquelle on l'ait introduit. On le pousse soit avec une petite pince soit avec un manche de plume jusqu'à ce qu'il disparaisse; on peut ensuite en ajouter un second, un troisième, de manière à faire comme un tamponnement des fosses nasales.

Les enfants sujets aux épistaxis, ou saignements de nez, doivent prendre intérieurement quelques remèdes appropriés à leur état.

On conseille la limonade à l'eau de Rabel, la limonade sulfurique, le vin de quinquina, les pilules de tannin, etc., etc. Ici l'homœopathie reprend sa supériorité. *China* et *ferrum* conviennent à merveille aux enfants pâles et affaiblis par les hémorrhagies. On les donne alternativement, et de semaine en semaine, à la dose de 2 globules 30e dans deux ou trois cuillerées d'eau à prendre dans une journée.

Pour arrêter un saignement de nez trop abondant, ils donnent aconit ou arnica, mais j'avoue qu'au moment même de l'accident, je préfère les moyens allopathiques que j'ai conseillés.

Toutes les autres maladies du nez observées chez les enfants rentrent dans la classe des affections scrofuleuses que nous avons amplement décrites.

Signalons cependant un accident inconnu en France, mais commun en Algérie et dans les pays où les sangsues abondent.

Pendant mon séjour en Afrique, j'ai eu plusieurs fois l'occasion de voir des enfants qui, sans s'en douter, logeaient une sangsue dans leurs narines. Il paraît qu'en étanchant leur soif, en buvant à même le cours d'un ruisseau, une sangsue filiforme avait pu pénétrer dans le nez, et s'y était développée. La présence de cet animal déterminait, pendant quelque temps, une simple titillation, mais elle ne tardait pas à devenir la cause d'hémorrhagies nasales plus ou moins abondantes. En se développant, la sangsue devenait visible, et, dès qu'elle était accessible aux regards, il était facile de la saisir avec une pince par son extrémité libre; on l'attirait au dehors, on la touchait avec un caustique (la soude ou le nitrate d'argent); aussitôt la sangsue se détachait d'elle-même, et était facilement amenée hors des fosses nasales.

Maladies de la bouche.

Nous avons décrit les diverses angines, la diphtérite et le muguet; parmi les autres affections de la bouche qui méritent d'être notées, je citerai les aphthes, l'inflammation des gencives et la grenouillette.

Les aphthes sont de petits ulcères ordinairement très-douloureux qui se déclarent à la face interne des lèvres, à la langue et sur la membrane muqueuse du palais et des joues. On les guérit facilement par le collutoire au borax.

Miel rosat. . . . .   15 grammes.
Borate de soude. . . . .   2 id.

On trempe dans ce collutoire un pinceau de charpie que l'on promène sur les points où existent les aphthes. On donne chaque jour à l'intérieur *mercurius solubilis* 2 globules 30ᵉ dans trois cuillerées d'eau, à prendre en trois fois dans le courant de la journée.

Épulis (inflammation des gencives).

Sous l'influence de diverses causes telles que les dents gâtées, le froid, un écart de régime, une substance malpropre ou malsaine introduite dans la bouche, l'usage immodéré de certains aliments (les viandes ou les poissons salés), les gencives peuvent s'irriter et devenir douloureuses. Elles se gonflent, elles présentent une couleur vineuse et un aspect fongueux, elles saignent facilement. Ici encore le collutoire au borate de soude peut rendre quelque service, mais je conseille de préférence l'alun calciné. On mouille le bout de l'index, on le charge d'une certaine quantité de poudre d'alun, et l'on touche les gencives sans les frictionner. L'enfant demeure un instant la bouche ouverte, la salive coule en abondance, et une minute après l'application de l'alun, on rince la bouche à grande eau. Si c'est un petit enfant, on se sert d'une seringue; si l'enfant est assez grand, il se rince lui-même la bouche deux ou trois fois de suite. On répète cette médication deux fois par jour, jusqu'à ce que les gencives présentent leur fermeté et leur aspect normal.

Quelquefois, un point seulement de la gencive est enflammé. On constate sur ce point du gonflement et de la douleur; bientôt un petit abcès nommé épulis se forme dans le tissu gengival, et après deux ou trois jours de souffrances, le pus se fait jour au dehors. On favorise la maturité de l'abcès en faisant cuire une figue sèche dans du lait, on la partage en deux, et on l'applique du côté de la pulpe sur la petite tumeur. Celle-ci finit toujours par s'ouvrir spontanément, toutefois il est plus convenable de l'ouvrir d'un coup de lancette, aussitôt que par la fluctuation on reconnaît la présence de la matière purulente.

Les homœopathes recommandent *sulphur* et *staphysaigre,* donnés alternativement de deux jours en deux jours à la dose de 2 globules 30e, dans trois cuillerées d'eau à prendre en trois fois dans la journée. Cette médication interne peut être administrée concurremment avec les moyens directs que je viens d'exposer.

Grenouillette.

Il se forme quelquefois sous la langue des enfants,
et à la base du frein, une tumeur transparente, qui
augmente peu à peu de volume et finit par déterminer une gêne plus ou moins considérable. Cette
tumeur est formée par un sac membraneux rempli
de salive. Inutile d'entrer à ce sujet dans une description anatomique, sans intérêt pour mes lectrices. Il
suffit de savoir que les remèdes externes et internes,
quels qu'ils soient, ne peuvent guérir cette affection.
Cette tumeur, nommée grenouillette, exige une petite
opération, qui doit être exécutée par un médecin.

Ourles ou oreillons (parotidite).

Cette maladie est constituée par l'inflammation
d'une glande énorme, située à la partie la plus externe de la joue, au-devant de l'oreille. On l'observe
particulièrement dans la seconde enfance, et plus
fréquemment chez les garçons que chez les petites
filles. Cela tient probablement à ce que les garçons,
jouissant d'une plus grande liberté, s'exposent plus
souvent que les petites filles à des refroidissements
subits. C'est effectivement la cause la plus fréquente
de la parotidite, excepté cependant quand la maladie se déclare épidémiquement et sous l'influence
d'une affection plus profonde et plus grave.

La parotidite ne se présente presque jamais d'emblée. Elle est ordinairement précédée de quelques symptômes fébriles, analogues à ceux qui caractérisent le début d'une fièvre éruptive.

Bientôt il se déclare de la douleur et de la tuméfaction au niveau de l'articulation des mâchoires. Tantôt la peau conserve sa couleur normale, tantôt elle rougit, et devient elle-même le siége d'une inflammation. Celle-ci peut être modérée, ou intense, et dans ce dernier cas le gonflement s'étend à tout le visage et au cou. On la voit se terminer par résolution, c'est-à-dire sans accidents ultérieurs graves, mais on la voit aussi se terminer par suppuration, elle présente alors un véritable danger.

Ces symptômes locaux sont ordinairement accompagnés de sécheresse à la gorge, d'engorgement des amygdales, de salivation plus ou moins abondante, et de l'immobilité de la mâchoire.

La fièvre est généralement en rapport avec l'acuïté des phénomènes inflammatoires.

En général, les quatre ou cinq premiers jours constituent la période d'augmentation; à dater du cinquième jour, le mal rétrocède, la douleur et le gonflement diminuent, la convalescence se prononce.

Quelquefois, mais rarement, la parotidite se termine par la suppuration; dans ce cas, les symptômes, au lieu de se calmer, redoublent d'activité. La réaction peut être assez violente pour compromettre la vie de l'enfant. La peau devient rouge et luisante, la tumeur s'élève, le pus s'accumule, et la fluctuation devient manifeste. Heureusement l'évacuation du pus, spontanée ou pratiquée avec l'instrument tranchant, est promptement suivie de la convalescence.

Un phénomène des plus singuliers et qui semble se jouer de notre prétendue science physiologique, c'est la terminaison de la parotidite par le transport de la maladie sur les mamelles ou sur les testicules.

On voit effectivement, dans quelques circonstances, la maladie arrivée à son quatrième ou cinquième jour, disparaître presque soudainement, pendant qu'une inflammation analogue se présente, soit aux mamelles, soit aux testicules.

La science ne donne aucune raison plausible de ce curieux phénomène. Celui-ci n'en est pas moins réel, et nous en sommes réduits à y croire sans pouvoir l'expliquer.

Le diagnostic des oreillons est facile, leur traitement ne l'est pas moins. Je parle bien entendu des oreillons considérés comme maladie primitive, et non des parotides qui accompagnent certaines fièvres graves. Ce sont deux choses bien différentes et qu'il n'est pas permis de confondre.

Au début de la maladie, c'est-à-dire en présence d'un engorgement simple des parotides, ce qu'il y a de mieux à faire, c'est de pratiquer, sur les parties malades, des onctions avec du suif fondu ; on les recouvre ensuite avec un large cataplasme de farine de lin. L'enfant doit faire diète et garder le lit. Pour boisson ordinaire, eau chaude sucrée, infusions de camomille légères, ou de fleurs de sureau, ou de violette, un peu d'eau fraîche si la soif est ardente, du lait coupé, etc.

Si l'inflammation augmente, et semble vouloir passer à la suppuration, il faut appliquer sur la partie tuméfiée un vésicatoire volant, assez large pour la recouvrir ; on le maintient seulement quatre à cinq heures, après lesquelles il est remplacé par le cataplasme de farine de lin.

Ces tumeurs, arrivées à la suppuration, doivent être ouvertes aussi promptement que possible.

Si le mal local disparaît et envahit les mamelles ou les testicules, il suffit d'appliquer sur ces parties des cataplasmes chauds et émollients.

Les homœopathes recommandent *Aconit* contre les prodromes fébriles. Teinture mère à la dose de deux gouttes dans six cuillerées d'eau à prendre de demi-heure en demi-heure. On donne ensuite alternativement *Pulsatille* et *Mercurius* ; un jour l'un, un jour l'autre, à la dose de 2 globules 30e, dans quatre petites cuillerées d'eau, à prendre dans le courant de la journée.

On peut avec le traitement homœopathique faire usage des onctions de suif chaud et des cataplasmes. Mais il ne faut donner en boisson que de l'eau sucrée ou non sucrée, froide ou tiède, suivant le désir du malade.

Je n'ai jamais vu, sous l'influence de pulsatille et de mercurius, la maladie arriver à la suppuration.

Maladies des organes contenus dans la poitrine.

Nous avons décrit la plupart des maladies du poumon ; il nous reste à dire quelques mots de la phthisie.

Chez les enfants nouveau-nés, elle existe sous l'influence d'un vice héréditaire, plus tard, elle résulte d'abord d'une prédisposition spéciale du sujet, ensuite d'une irritation des voies respiratoires, passée à l'état chronique.

Les auteurs distinguent deux espèces de phthisie, la granuleuse et la tuberculeuse ; il me paraît inutile de faire connaître aux mères de famille les éléments anatomiques ou matériels sur lesquels cette distinction est fondée.

Chez les petits enfants, les symptômes de la phthisie aiguë sont difficiles à reconnaître. On les confond souvent avec ceux de la pneumonie, mais la maladie persistant plus de deux ou trois semaines et passant à la chronicité, le doute disparaît.

Ainsi la convalescence n'est pas franche, l'enfant languit, la maigreur augmente, la toux persiste, les traits se flétrissent, le visage se couvre de rides et la fièvre consume le malade.

L'oreille, appliquée sur la poitrine ou sur le dos, perçoit divers bruits bien connus des médecins. Leur description ne peut trouver place dans cet ouvrage, il faudrait entrer dans des détails qui ne sont pas à la portée des gens du monde.

Dans le principe, malgré la fièvre lente, l'appétit se soutient et les digestions sont passables, mais la nourriture ne profite pas. L'enfant maigrit toujours. Enfin, la diarrhée survient, l'affaiblit et l'épuise. Le ventre grossit, des symptômes d'entérite se manifestent, l'accablement devient extrême et, définitivement, après un temps dont la durée varie à l'infini, suivant la constitution du sujet, celui-ci succombe ou plutôt s'éteint dans le dernier degré de l'épuisement ou du marasme.

Les allopathes combattent la phthisie aiguë comme la pneumonie. (V. le traitement de celle-ci.) A l'état chronique, ils insistent sur les révulsifs cutanés, les vésicatoires, la pommade stibiée et l'huile de foie de morue.

Les homœopathes aussi combattent la phthisie aiguë comme la pneumonie ; mais plus tard, ils varient les médicaments selon le caractère des symptômes.

Les principaux sont les suivants : *Ferrum, calcarea carbonica, calcarea phosphorica, kali-carbonicum, silicea, sulphur.* On les administre alternativement et de semaine en semaine dans l'ordre où leurs noms sont écrits. On les donne à la dose de 2 globules 30ᵉ dans trois cuillerées d'eau, à prendre une le matin, une à midi et une le soir.

Si l'amaigrissement fait des progrès rapides, on

17.

administre pendant huit jours *arsenic*, à la dose de 2 globules 30e dans trois cuillerées d'eau, comme pour les médicaments ci-dessus.

Si la fièvre se déclare avec quelque violence, on donne deux gouttes de teinture d'aconit dans six cuillerées d'eau, à prendre de demi-heure en demi-heure.

S'il survient une hémorrhagie pulmonaire, si l'enfant crache le sang, on lui donne *rhus-tox*, pendant une journée, à la dose de 3 globules dans douze cuillerées d'eau, à prendre une chaque demi-heure.

Si l'enfant, sans expectorer du sang pur, rend des crachats rouges et sanguinolents, on donne alternativement, un jour l'un un jour l'autre, *pulsatille* et *calcarea*, à la dose de 3 globules par jour dans trois cuillerées d'eau.

Contre la diarrhée, c'est encore à *pulsatille* qu'il faut avoir recours.

Si la respiration est laborieuse, accompagnée de symptômes asthmatiques et de toux spasmodique, on donne *belladone*, à la même dose et de la même manière que *pulsatille*.

S'il existe une grande irritabilité nerveuse, de l'inquiétude, du malaise, de la disposition à la colère, c'est à *camomille* qu'il faut avoir recours.

La nourriture doit être, autant que possible, généreuse et abondante, mais c'est subordonné à l'état de l'estomac; on lui accorde tout ce qu'il peut supporter.

Les premiers remèdes indiqués constituent le fond du traitement. Lorsqu'une autre substance a été administrée, une fois son effet obtenu, on revient aux premiers, au point où on les a laissés.

Cette médication homœopathique interne à le double avantage d'être acceptée sans la moindre difficulté par les petits malades et d'exercer une influence, manifestement plus avantageuse que l'huile de foie morue, les substances iodées, l'hypophosphite de soude et mille autres remèdes conseillés par la routine de nos écoles.

Asthme.

L'asthme est caractérisé par une respiration très-laborieuse, un véritable spasme des poumons, qui semble opposer un obstacle matériel à la libre expansion de ces organes. L'asthme s'observe assez fréquemment dans les maladies du cœur et dans la phthisie que nous venons de décrire. Dans ces cas, il prend le nom d'asthme symptomatique. Il peut exister aussi comme maladie primitive ou isolée et sans complication, on le nomme alors asthme essentiel ; c'est de celui-ci que nous allons parler.

En Europe et dans les climats tempérés, l'asthme essentiel ne s'observe presque jamais chez les jeunes enfants. Il est, au contraire, assez commun dans les contrées chaudes, et particulièrement sous les tropiques.

J'en ai vu des cas nombreux à la Havane et à la Vera-Cruz, et ce qu'il y a de singulier, c'est que, dans ma pratique du moins, la maladie a frappé exclusivement les petits garçons.

Chez eux les symptômes sont exactement les mêmes que ceux observés chez les adultes ou les personnes d'un âge mûr. Dans toutes mes observations, l'hérédité m'a toujours paru jouer le principal rôle.

Tant que j'ai fait de la médecine exclusivement allopathique, je n'ai pas compté un seul succès. Avec les médicaments homœopathiques, je n'ai pas compté un seul revers, et dans quelques cas, après huit jours de traitement, les symptômes asthmatiques ont disparu pour ne plus revenir.

Je n'ai jamais eu l'occasion d'employer d'autres médicaments que : Sulphur, ipéca, phosphorus et cocculus. Je donnais les deux premiers alternativement de semaine en semaine, à la dose de 2 globules 30e dans deux cuillerées d'eau, à prendre une le matin et une le soir.

S'il y avait à la fois une très-grande oppression, avec spasmes des muscles de la poitrine et battements de cœur, je donnais trois ou quatre jours de suite cocculus, à la même dose et de la même manière que les médicaments précédents.

Si la respiration était sifflante et difficile au point de rendre la suffocation imminente, je donnais phosphorus, à la dose de trois globules dans six cuillerées d'eau, à prendre une toutes les heures.

En dehors de ces indications spéciales, je m'en tenais à sulphur et ipéca, et, je le répète, j'ai toujours, chez les jeunes enfants asthmatiques, triomphé d'une maladie ordinairement réfractaire aux mille remèdes recommandés par la médecine allopathique. Je dois même ajouter que ces observations ont contribué plus que toutes les autres à fortifier ma foi et à donner, à mes yeux du moins, le caractère de l'évidence à l'incontestable efficacité de la médication homœopathique.

Palpitations.

En décrivant les phénomènes observés pendant la croissance des enfants, nous avons dit que l'étroitesse de la poitrine, et sa forme en carène, disposait aux palpitations de cœur. Ce symptôme est fréquent dans la seconde enfance, on l'observe même chez des sujets bien constitués, et jouissant en apparence d'une santé robuste.

Les enfants sujets aux palpitations ne peuvent fournir une course de longue haleine ; au milieu d'un exercice violent, ils s'arrêtent tout à coup, et se plaignent de respirer avec peine. Leur cœur se contracte avec une telle énergie que les pulsations sont visibles à l'œil nu, et s'effectuent avec un bruit sonore, perceptible quelquefois même à distance. En général, ces enfants sont vifs et délicats, leurs lèvres sont d'un rouge rutilant, mais leurs joues sont pâles, excepté vers les pommettes, et les yeux brillent d'un éclat particulier.

Il faut, dès le principe, lutter contre cette disposition dont les conséquences ne sont pas sans gravité. Effectivement, sous l'influence des palpitations, le cœur peut à la longue augmenter de volume, il s'hypertrophie, et quand il en est là, toute médication est désormais impuissante.

Une bonne hygiène est de rigueur. On interdit à l'enfant les exercices violents, les longues veilles, les travaux intellectuels trop prolongés, le café, le vin, les stimulants ; on écarte de lui toute cause d'émotion vive, en un mot, on s'efforce de le maintenir moralement et physiquement dans le calme.

Les allopathes recommandent l'usage de la teinture de digitale. On l'emploie intérieurement et extérieurement; intérieurement à la dose de deux à quatre gouttes quatre fois par jour, dans un peu d'eau sucrée; extérieurement en compresses baignées dans cette teinture et appliquées sur la région du cœur. Pour empêcher la trop prompte évaporation, il faut recouvrir la compresse d'un morceau de caoutchouc vulcanisé ou de taffetas ciré. Deux fois par semaine on fait prendre à l'enfant un grand bain tiède dans lequel il demeure environ trois quarts d'heure. L'exercice hydrothérapique, c'est-à-dire les frictions avec la serviette mouillée, pratiquées sur le corps une fois tous les jours, rendent ici les mêmes services que dans les maladies scrofuleuses. (Voyez le traitement de celles-ci.)

Ici encore la médication homœopathique est parfaitement indiquée. Elle se concilie d'ailleurs à merveille avec les bains, et les frictions à l'eau froide.

Si l'enfant est sanguin, ce qui d'ailleurs est assez rare, on débute par *aconit* donné pendant une semaine à la dose de deux globules 30° dans trois cuillerées d'eau, à prendre dans le courant de la journée.

On donne ensuite *pulsatille* de la même manière.

Chez les enfants pâles, on commence par ce dernier médicament. On continue par *ignatia*, et plus tard par *arsenic*, pour revenir encore à *pulsatille*, alternant ainsi de semaine en semaine, jusqu'à guérison.

Autant l'exercice violent doit être interdit, autant l'exercice modéré est nécessaire. Le grand air, une nourriture substantielle, les frictions et le massage, en un mot tout ce qui fortifie sans irriter, et sans fouetter l'influx nerveux qui préside aux mouvements du cœur, doit constituer le fond de l'hygiène.

Maladies des intestins. — Dyssenterie.

Nous avons décrit la plupart des maladies qui siégent dans les intestins des enfants, mais le plan que nous avons adopté ne nous a pas encore permis de parler de la dyssenterie. En effet, cette maladie n'est pas spéciale à l'enfance ; mais dans certaines circonstances, en temps d'épidémie surtout, elle n'épargne pas plus les enfants que les adultes. Il n'est pas inutile, par conséquent, d'en dire ici quelques mots. Elle est si rare chez les nouveau-nés, que beaucoup de médecins en contestent l'existence. Je déclare que je ne l'ai jamais observée chez les enfants au-dessous de deux ans, mais elle est fréquente chez les autres, surtout dans les pays chauds et marécageux, comme en Algérie et dans les contrées tropicales.

La dyssenterie ne doit pas être confondue avec la diarrhée. Celle-ci est caractérisée par des selles plus ou moins abondantes, rejetées avec ou sans coliques. Dans la dyssenterie, il y a peu ou pas de matières fécales. Les selles sont accompagnées de ténesme, de douleurs très-vives dans les entrailles, et d'une sensation de brûlure au fondement. Au lieu de matière excrémentitielle, elles se composent de mucosités peu abondantes, d'une fétidité toute particulière. Plus tard des stries de sang apparaissent dans les mucosités, et enfin le malade finit par rejeter du sang pur. Dans le vase où sont recueillies les matières, il y a toujours une plus grande proportion d'urine, et dans celle-ci on voit flotter quelquefois des morceaux de fausse membrane, que l'on s'accorde à nommer : raclure de boyaux.

Parmi les diverses causes de la dyssenterie, quelques-unes échappent à nos investigations. La maladie se présente épidémiquement sans que l'on puisse soupçonner son origine ou sa cause essentielle. On sait pourtant qu'elle est fréquente dans les pays marécageux, et ce qui démontre ses connexions avec le miasme paludéen, c'est qu'elle arrive souvent à la suite de fièvres intermittentes qui ont été négligées. Une autre cause, bien constatée, c'est l'abus des fruits, surtout des fruits qui ne sont pas arrivés à une parfaite maturité.

Il faut donc, pendant la saison des cerises, des abricots, des pêches, des pommes, etc., surveiller plus attentivement les petits enfants, et ne leur laisser manger du fruit que dans une certaine mesure.

Quand un enfant est atteint de dyssenterie, il faut dès le début le soumettre à un traitement convenable. La maladie peut faire de rapides progrès, et la moindre négligence ne saurait être excusable.

Dès les premiers symptômes, avant même qu'il apparaisse la moindre strie du sang dans les matières évacuées, il faut deux jours de suite administrer un vomitif d'ipécacuanha. C'est le remède par excellence, et ses effets sont tels, que longtemps l'ipéca a été connu sous le nom de racine antidyssentérique. On le donne à la dose de 50 à 75 centigrammes dans un demi-verre d'eau chaude légèrement sucrée.

Pour boisson, on met le malade à l'usage de l'eau albumineuse que l'on prépare ainsi.

On met dans une carafe, contenant un litre d'eau commune, quatre blancs d'œufs et du sucre en quantité suffisante pour l'édulcorer agréablement.

On donne tous les jours un lavement amylacé.

(Une cuillerée à café d'amidon délayé dans une grande cuillerée d'eau commune, qu'on laisse ensuite tomber peu à peu dans un verre d'eau bouillante.

On a soin de remuer toujours celle-ci avec une cuillère pour faire une solution amylacée bien homogène.)

Si le ventre est douloureux, on le couvre d'un large cataplasme de farine de lin, arrosé de douze à quinze gouttes de laudanum.

Les homœopathes possèdent contre la dyssenterie un remède héroïque. C'est *mercurius-corrosivus;* on le donne à la dose de trois globules 30e dans trois cuillerées d'eau, à prendre une le matin, une à midi et une le soir. On peut employer en même temps les cataplasmes et l'eau albumineuse, mais alors on supprime le laudanum. J'ai constaté bien souvent, particulièrement dans les pays où la dyssenterie sévit avec le plus de violence, les effets merveilleux de *mercurius-corrosivus.*

Incontinence d'urine.

En parlant des phénomènes de la croissance, nous avons dit quelques mots de l'incontinence d'urine, mais il n'est pas inutile d'y revenir.

On distingue plusieurs espèces d'incontinence :

Celle qui s'effectue goutte à goutte, involontairement et d'une manière continue. Elle est due à la paralysie du col de la vessie;

Celle qui s'effectue par regorgement ; c'est-à-dire que l'urine s'accumule d'abord dans la vessie, et s'écoule ensuite goutte à goutte et involontairement, sans qu'il y ait pour cela paralysie du col;

Enfin celle qui est spécialement caractérisée par l'émission des urines, pendant le sommeil, et sans que le malade en ait conscience. Je dis le malade, bien que cette indisposition s'observe fréquemment chez des sujets qui semblent jouir de la plus parfaite santé.

Les deux premières espèces s'observent si rarement chez les jeunes enfants, qu'il est inutile de nous en occuper, nous parlerons seulement de l'incontinence nocturne.

Jean-Louis Petit signale trois espèces de pisseurs au lit : « les paresseux qui refusent de se lever au « premier avertissement du besoin ; ceux qui dor-

« ment si profondément, que la sensation qui pré-
« cède l'envie d'uriner n'est pas assez forte pour les
« réveiller ; il n'y a alors que le col de la vessie qui
« sente, et qui, accoutumé d'obéir à cette sensation,
« s'ouvre spontanément et laisse écouler les urines
« sans que l'âme en ait conscience. La troisième
« variété comprend ceux qui rêvent pisser contre
« un mur ou dans un pot ; ils, sentent qu'ils ont
« envie d'uriner et pissent effectivement. Ceux-là
« sont rares et il ne leur arrive pas souvent de
« pisser au lit la nuit. Quoique cette espèce soit
« rare, j'en ai vu qui ont pissé ainsi pendant long-
« temps. »

L'incontinence nocturne s'observe ordinairement chez les enfants lymphatiques et plus souvent chez les garçons que chez les petites filles. Cependant, ainsi que je l'ai dit plus haut, cette indisposition peut exister chez des enfants vigoureux et bien portants.

Les immersions dans l'eau froide ou les frictions avec la serviette mouillée ont une efficacité remarquable. Une couchette un peu dure suffit quelquefois pour guérir l'incontinence. On a préconisé comme remèdes internes la noix vomique, la strychnine, les ferrugineux combinés avec les aromatiques, la teinture de cantharide, le poivre cubèbe, enfin la poudre de racine de belladone. Ce dernier médicament est incomparablement plus efficace que les autres. On commence par 1 centigramme de

racine en une pilule, deux jours après 2 centigrammes, puis 3, 4, etc., jusqu'à 10. Si l'enfant ne
peut avaler les pilules, on mêle la poudre à un peu
de miel. Ce médicament doit se prendre le soir au
moment du coucher. On a soin, par précaution, de
faire uriner l'enfant avant de le mettre au lit. Il est
rare que deux semaines s'écoulent sans que la guérison soit définitive. En cas de récidive, on recommence le même traitement.

Les homœopathes donnent également, avec beaucoup de succès, les médicaments suivants :

Silicea, sepia, sulphur, carbo-vegetabilis, alternés
de huit jours en huit jours, à la dose de 2 globules 30ᵉ
dans trois cuillerées d'eau, à prendre dans la journée.
Ils recommandent en même temps l'usage des frictions à l'eau froide. La racine de belladone m'ayant
toujours réussi, je n'ai pas eu l'occasion d'expérimenter les médicaments homœopathiques, *mais des
témoignages* nombreux m'autorisent à en attester
l'efficacité.

Rétention d'urine.

Nous avons parlé de la rétention d'urine observée
au moment de la naissance. Cette indisposition n'est
pas très-rare chez les enfants qui font leurs dents;
c'est encore un des symptômes caractéristiques de la
pierre. Dans le cours de certaines fièvres graves, la
rareté des urines et leur âcreté détermine quelquefois une irritation assez vive de l'urèthre et du col de

la vessie, pour déterminer une véritable rétention.

Dans le cas où la vessie est distendue, ce que l'on reconnaît facilement en appliquant la main sur le bas-ventre, on est quelquefois obligé de sonder le petit malade (c'est l'affaire du médecin), mais, dans la plupart des cas, il suffit de le mettre dans un bain tiède et d'entretenir sur le bas-ventre de larges cataplasmes de farine de lin.

Les homœopathes assurent que l'on triomphe très-facilement de cette indisposition chez les petits enfants en leur administrant un jour *belladone* et le lendemain *nux vomica*, à la dose de 3 globules dans quatre cuillerées d'eau, à prendre dans la journée. Ils recommandent en même temps les bains et les cataplasmes.

Pierre ou calculs vésicaux.

Cette cruelle maladie s'observe assez fréquemment chez les jeunes enfants. Toutes les fois qu'une mère de famille observe chez son enfant les symptômes caractéristiques que nous allons décrire, elle doit s'adresser à un habile médecin.

Les besoins d'uriner sont fréquents. Le jet de l'urine s'arrête brusquement comme si un obstacle matériel s'opposait tout à coup à son émission. L'enfant se plaint quelquefois de douleurs dans le bas-ventre. Si c'est un petit garçon, le bout de la verge est irrité ; une sensation pénible existe dans le gland,

et, pour se soulager, l'enfant exerce à chaque instant
des tiraillements sur cette partie. Il n'en faut pas
davantage pour faire soupçonner l'existence de la
pierre, et l'on doit, au plus tôt, avoir recours à un
homme de l'art.

Imperforation du vagin.

J'ai parlé de quelques vices de conformation observés au moment de la naissance sur les organes
génitaux des petits garçons. Nous devons signaler
un vice de cette nature, assez commun chez les
petites filles, je veux parler de l'imperforation du
vagin. Si j'appelle là-dessus l'attention des mères de
famille, c'est que j'en ai vu se désespérer parce que
leur petite fille venait au monde avec la vulve complétement fermée. Quelques-unes se sont adressées
à des médecins qui n'ont rien eu de plus pressé que
de pratiquer une opération parfaitement inutile.

Lorsqu'une petite fille présente ce vice de conformation, ce qu'il y a de mieux à faire, c'est d'exercer
avec les deux pouces une traction sur les bords de
l'ouverture naturelle et, dans l'immense majorité
des cas, il est facile de reconnaître que l'orifice vul-
vaire est oblitéré par une faible adhérence de ses
parois. Une traction modérée suffit souvent pour
rompre cette adhérence, et la rupture s'effectue
sans la déperdition d'une goutte de sang. Si l'adhérence résiste, on s'abstient provisoirement de toute

tentative et l'on recommence quelques semaines plus tard. Le plus souvent la vulve s'ouvrira spontanément. Si, après deux ou trois ans, l'oblitération persiste malgré les tentatives dont je viens de parler, on montre l'enfant à un médecin expérimenté, qui reconnaîtra s'il faut attendre encore ou s'il est convenable de pratiquer une opération.

Si l'occlusion des parties extérieures est complète, c'est-à-dire si l'ouverture externe de l'urèthre est comprise dans cette occlusion, il faut immédiatement réclamer l'intervention de l'homme de l'art.

Hémorrhagie vulvaire, Gangrène de la vulve.

Ces maladies sont tellement rares qu'il est inutile de les décrire.

Leucorrhée.

La leucorrhée, ou flueurs blanches, s'observe assez souvent chez les petites filles. Cette affection est commune chez les enfants lymphatiques ou scrofuleux. Elle est toujours une cause d'affaiblissement et, dans certaines circonstances, la matière de l'écoulement revêt un caractère d'âcreté qui détermine de la cuisson, de la rougeur et même des érosions aux parties génitales et à la partie supérieure des cuisses; il peut en résulter une inflammation très-vive des grandes lèvres, du méat urinaire et des parties molles voisines. Ces désordres sont assez graves pour qu'on s'efforce de les prévenir.

Il faut donc soumettre les enfants aux précautions hygiéniques et aux divers moyens curatifs que nous avons indiqués en parlant du vice scrofuleux. Comme traitement spécial externe, on recommande d'abord les soins de propreté, les lotions à l'eau tiède additionnée de quelques gouttes d'extrait de Saturne, ou bien avec la décoction de feuilles de noyer. S'il existe des érosions déterminées par les qualités irritantes de la matière sécrétée, on peut faire ces lotions avec le liquide suivant :

Eau distillée. .   .   .   .   500 grammes.
Bi-chlorure de mercure. .   0,20 centigr.

Dans tous les cas, il ne faut pas oublier que ces divers moyens externes ne sont que des palliatifs; on ne peut obtenir une guérison solide qu'en fortifiant le tempérament de la petite malade.

Les homœopathes recommandent les trois médicaments suivants : *calcarea*, *pulsatille* et *sulphur*, alternés de semaine en semaine et donnés à la dose de deux globules 30ᵉ dans deux cuillerées d'eau, à prendre une le matin et une le soir. On commence par *calcarea*, on continue par *pulsatille*, on donne ensuite *sulphur* et l'on revient encore à pulsatille, et ainsi de suite jusqu'à parfaite guérison.

Prurit de la vulve.

On voit assez souvent de petites filles éprouver de vives démangeaisons aux parties génitales. Cette incommodité devient quelquefois insupportable, l'enfant se gratte sans cesse, et cela peut suffire pour lui faire contracter une habitude secrète ou plutôt un vice trop commun malheureusement dans la seconde enfance. Si le prurit est accompagné de leucorrhée, on doit recourir au traitement que nous venons d'indiquer. S'il existe isolément, il faut le traiter par des topiques spéciaux. On a recommandé les bains d'eau de son, et les fomentations émollientes, ce sont de mauvais moyens; les suivants sont bien préférables.

La solution de bi-chlorure de mercure dont nous avons donné plus haut la formule (V. la page précédente), l'eau acidulée avec le vinaigre aromatique, la poudre d'amidon, l'eau contenant une certaine quantité de perchlorure de fer.

 Eau commune. . . . . 500 grammes.
 Perchlorure de fer à 30°. . 5 grammes.
en lotions trois fois par jour sur les parties malades.

 La solution de borate de soude :
 Eau de roses . . . . . 500 grammes.
 Borate de soude . . . . 5 grammes.
 Teinture de benjoin . . . 10 grammes.
pour être appliquée en lotions comme il a été dit pour

la solution précédente. Si elle détermine une cuisson qui dure plus de deux minutes, on la mélange avec moitié de son poids d'eau.

Voici une autre préparation qui m'a souvent réussi.

Eau commune. . . . . 120 grammes.
Sous-carbonate de potasse . 10 grammes.

Commencer par une cuillerée à soupe dans un litre d'eau; faire trois fois par jour une lotion, et augmenter chaque jour la dose de la solution jusqu'à ce qu'elle détermine un peu de cuisson.

On a préconisé certaines pommades, mais je n'en donne pas les formules, parce qu'elles réussissent rarement contre cette affection. On peut essayer aussi la décoction de cerfeuil, en lotions répétées plusieurs fois par jour.

Je ne recommande particulièrement aucun des remèdes précédents. Tous sont également bons, mais le prurit de la vulve est une incommodité souvent rebelle. Ce qui réussit chez une enfant est sans effet chez un autre, il faut donc tâtonner et s'en tenir au remède qui produira un prompt soulagement.

Les homœopathes recommandent intérieurement *calcarea* et *sepia* alternés de semaine en semaine, à la dose de deux globules 30e dans deux cuillerées d'eau à prendre dans la journée.

Localement, ils exigent seulement les soins de propreté et les ablutions d'eau fraîche.

Polype du vagin.

Cette affection caractérisée par une excroissance charnue et pédiculée, implantée sur la membrane muqueuse du vagin, s'observe très - rarement chez les enfants en bas âge. Cependant il en existe des exemples. L'opération est indispensable, et elle s'effectue ordinairement sans le moindre danger.

Les homœopathes prétendent guérir les polypes en donnant à l'intérieur : *calcarea, thuya, staphysagria,* etc., etc. Je crois volontiers que la médication homœopathique intelligemment appliquée peut prévenir la formation de nouveaux polypes. Mais, quand la tumeur existe, elle ne disparaît que par l'ablation.

Accidents de la puberté ; Menstruation difficile.

Ce chapitre semblera déplacé dans un livre spécialement consacré aux maladies de l'enfance ; j'espère cependant que les mères de famille m'excuseront d'avoir franchi les limites de mon programme, en raison de l'intérêt qui s'attache à la question que je vais effleurer.

L'époque de la puberté, chez une jeune fille, est une des périodes les plus importantes de la vie. Cette époque varie à l'infini suivant les tempéraments et les climats ; ce n'est donc pas sur l'âge d'une jeune fille que l'on peut se fonder pour reconnaître si chez elle la menstruation est hâtive ou retardée. Sa constitution et son développement fournissent les meilleures indications. L'apparition du flux menstruel est ordinairement précédé de certains signes qui n'échappent pas à l'œil vigilant d'une mère. Les seins augmentent de volume, les hanches s'accentuent davantage, la taille se dessine, et l'on voit insensiblement la femme succéder à la petite fille. Rarement la fonction nouvelle s'établit sans l'apparition de quelques phénomènes qu'il est utile de signaler. L'irritabilité générale augmente, les impressions deviennent plus vives, on s'émeut et l'on pleure pour des riens. Les yeux se cernent, les traits pâlissent, le regard est tour à tour brillant ou éteint, on est plus sensible à la fatigue, on accuse des tiraillements dans les membres, de la faiblesse, de la pesanteur dans les lombes et dans le bas-ventre. Si cet état se prolonge, ce qui n'est dans le principe qu'une indisposition devient une maladie que les médecins appellent dysménorrhée ou menstruation difficile. Tant que les malaises sont parfaitement supportables, il est inutile de soumettre la jeune fille à une médication quelconque. Dans la plupart des cas la nature se suffira à elle-même. Il sera bon cependant d'insister un peu plus sur l'exercice au grand air, les longues promenades, les distractions honnêtes, et surtout sur une alimentation généreuse. On évitera les longues veillées, les spectacles, les lectures romanesques, et tout ce qui peut troubler une jeune imagination. Si les accidents s'aggravent, il faut agir. Un trop long retard des règles amènerait bientôt la chlorose (pâles couleurs), et la constitution la plus vigoureuse serait remplacée par un tempérament misérable, accessible à toute sorte de maux. Il n'est pas difficile de déterminer la prompte apparition des règles. Voici les moyens qui, au point de vue de la médecine allopathique, m'ont paru toujours présenter une grande efficacité. Une fois par jour, fumigations avec une décoction de feuilles d'armoise. On jette sur une poignée de cette plante un litre d'eau bouillante. On maintient le tout sur un feu doux, pendant environ cinq minutes, on verse ensuite les feuilles et le liquide dans un vase de nuit, sur lequel la jeune personne demeure assise pendant dix minutes ou un quart d'heure.

Tous les soirs on fait, à l'heure du coucher, une application de deux ventouses, une à la partie supérieure et interne de chaque cuisse. Rien n'est plus simple ni plus facile. On prend un verre commun, non évasé, d'un volume ordinaire, pouvant contenir environ 5 onces (125 grammes) d'eau ; on met dans ce vase un fragment de coton ouaté, tellement déployé et aminci qu'il semble réduit à une feuille diaphane ; on le dispose de manière à lui faire atteindre le fond du verre, et en même temps à en effleurer le bord, on approche de ce flocon une allumette ou une bougie, et par un mouvement rapide, avant que le coton soit éteint, on applique le verre sur le point que nous avons désigné. Le vide se fait, une forte succion s'opère, et les téguments en contact avec le verre forment dans celui-ci un gros bourrelet qui se congestionne et ne s'affaisse qu'au moment où l'on fait tomber la ventouse. On procède à l'enlèvement de celle-ci de la manière suivante. On prend le verre à pleine main, on le renverse légèrement en dehors, et pendant que l'on exécute ce mouvement, on appuie fortement l'index de l'autre main contre la cuisse à son point de contact avec le verre, comme pour en dégager le bourrelet charnu dont nous avons parlé. Un petit sifflement se fait entendre, c'est l'air qui pénètre dans le verre, et les téguments s'affaissent. Cette petite opération n'a rien de douloureux, elle appelle le sang à la peau, et favorise singulièrement l'afflux sanguin vers l'utérus.

A ces deux moyens externes, je joins l'usage des gouttes dont voici la formule.

GOUTTES EMMÉNAGOGUES.

Teinture de safran. . . . . 10 grammes.
Essence de sabine. . . . . 2,50 cent.
Essence de rue . . . . . . 2,50 »
Essence de thym. . . . . 2,50 »

Quatre gouttes trois fois par jour sur un morceau de sucre ou dans quelques cuillerées d'eau sucrée.

Il est rare que cette médication ne produise pas, en quelques jours, l'effet qu'on en attend.

Les homœopathes recommandent pour les jeunes filles un peu grêles et pâles, sujettes aux douleurs névralgiques de la tête et aux palpitations, *pulsatille* et *sulphur* alternés de trois jours en trois jours à la dose de 2 globules 30e dans trois cuillerées d'eau, à prendre dans le courant de la journée.

Si la jeune personne est sanguine, avec un visage coloré, si elle éprouve des douleurs de tête, surtout le matin, et quelquefois des saignements de nez, on lui fait prendre *bryone*, 2 globules 30e comme les médicaments précédents.

S'il y a de fortes douleurs dans le bas-ventre, soulagées par l'application de linges chauds, on administre *sepia*, 2 globules 30e, à la même dose que *bryone*.

Si les douleurs sont violentes et siégent surtout dans les lombes, s'il y a de la constipation, *nux vomica* est parfaitement indiquée : 2 globules 30e dans quatre cuillerées d'eau à prendre dans la journée.

Ce traitement est aussi simple qu'efficace, je conseille aux mères de famille d'y recourir d'abord, sauf à en venir plus tard aux remèdes allopathiques, si le cas l'exige.

Hémorrhagie utérine.

Il n'est pas rare, au moment où la menstruation s'établit, de voir de jeunes filles considérablement affaiblies par des pertes de sang, qu'il est souvent assez difficile de contenir. L'écoulement n'est pas très-abondant, mais il persiste bien au delà des périodes ordinaires. La durée de l'époque menstruelle varie de trois à huit jours. Quand elle dépasse cette limite, il faut lutter contre cette déperdition excessive. La première chose à faire, c'est de conseiller le repos, dans la position horizontale, sur une chaise longue ou un lit un peu dur.

On applique, sur le bas-ventre et les cuisses, une serviette trempée dans l'eau froide vinaigrée et on la renouvelle chaque demi-heure.

Si le sang continue à couler, on fait avec un clyso-pompe ordinaire des injections vaginales avec le liquide suivant :

Eau commune. . . . . . . 500 grammes.
Perchlorure de fer à 30 % .   5   id.

On renouvelle cette injection deux fois par jour, à la dose d'environ 100 grammes.

On fait prendre à l'intérieur de la limonade ou d'autres boissons acidulées, ou mieux encore, trois ou quatre fois par jour, une cuillerée à bouche de ce même liquide au perchlorure de fer, dans un demi-verre d'eau sucrée. Un excellent adjuvant de ces divers moyens, c'est l'application , sur la région des lombes, de l'emplâtre confortatif suivant :

Gomme résine un peu molle. 10 grammes.
Sangdragon en poudre. . . . 2,50 cent.
Tannin. 1,50   »
Racine de ratanhia en poudre. 10 grammes.

Pour un emplâtre large et long comme la main.

Quelques médecins recommandent la diète, je me suis, au contraire, beaucoup mieux trouvé de permettre de bons et de solides aliments.

Les homœopathes signalent, contre l'hémorrhagie utérine des jeunes filles, de nombreux médicaments. Mais il y a tant de nuances dans leurs diverses indications, qu'il me paraît inutile d'en entretenir les mères de famille. Ces distinctions seraient mal comprises, et n'auraient par conséquent aucune utilité.

Ici, comme toujours, il est important de noter que si l'accident dont nous parlons prend un caractère rebelle ou inquiétant, il est du strict devoir d'une mère d'appeler le plus tôt possible un médecin.

Maladies des mains et des pieds.

J'ai déjà dit que je m'abstenais volontairement de parler des vices de conformation. Ce qui me reste à dire sur les maladies qui affectent les membres supérieurs et inférieurs se réduit à peu de chose. Parlons d'abord des engelures.

Engelures.

L'engelure est un gonflement ou plutôt un engorgement d'un ou plusieurs doigts, se manifestant seulement en hiver et s'observant surtout sur les enfants lymphatiques.

Cette maladie est une inflammation spéciale produite par la transition trop rapide d'un froid très-vif à une forte chaleur. Les enfants se plaisent à jouer dans la neige; exposés au froid le plus rigoureux, ils continuent leurs ébats, grelottent et se glacent sans y prendre garde; rentrant au logis, ils passent subitement d'un extrême à l'autre. Ils s'accroupissent contre le feu, approchent de la flamme leurs petites mains engourdies, sans se douter qu'ils se préparent pour tout l'hiver un véritable supplice.

Réduite à sa plus simple expression, l'engelure mérite à peine qu'on en fasse l'objet d'un traitement; mais lorsque le mal s'aggrave, sans compromettre sérieusement la santé de l'enfant, il prend un caractère de malignité qui doit sérieusement appeler l'attention. Les doigts prennent un volume énorme, la peau luisante et rouge avec des reflets bleuâtres devient, particulièrement le soir, le siége d'une sensation excessivement pénible, qui tient à la fois de la cuisson et du prurit. La sensibilité augmente; l'épiderme se soulève dans quelques points, une sérosité roussâtre s'écoule et bientôt il se forme çà et là des ulcères à fond grisâtre, dont la cicatrisation s'opère avec une extrême lenteur. Dans les cas les plus graves, la peau est traversée dans toute son épaisseur, et le fond de l'ulcère repose sur le périoste. (Le périoste est un tissu membraneux qui recouvre chaque os dans toute son étendue, excepté sur les surfaces articulaires.)

Les engelures convenablement soignées ne présentent jamais de semblables désordres.

On a prétendu qu'il était facile de prévenir cette maladie en faisant usage de certains topiques aromatiques et astringents. C'est une erreur, la meilleure manière de mettre un enfant à l'abri de cette cruelle incommodité, c'est, premièrement, de lui interdire l'approche du feu lorsqu'il vient de dehors et qu'il est resté longtemps exposé au froid; secondement, c'est à ce même instant de lui faire laver les doigts avec de l'eau fraîche et du savon, et après cette ablution, de frictionner ses petites mains avec un peu de cérat camphré; on lui fait mettre ensuite des gants en peau bien souples et non fourrés; troisièmement, c'est, chaque matin, après ses ablutions ordinaires, de lui faire encore frictionner les mains avec une cuillerée à café d'alcool camphré.

Soit que l'on ait pris les précautions que je viens d'indiquer, soit qu'on les ait négligées, si les engelures apparaissent, il faut, dès le début, recourir aux moyens suivants :

L'enfant ne se lavera pas les mains à l'eau froide,

il se les frictionnera deux fois par jour avec de l'eau-
de-vie ou du vin aromatique (on trouve ce vin dans
toutes les pharmacies), il les essuiera exactement
avec un linge, il les frictionnera de nouveau avec un
peu d'huile camphrée et portera constamment des
gants, même la nuit pendant son sommeil.

Au lieu d'eau-de-vie camphrée ou de vin aromatique, on peut employer le liquide suivant :

> Extrait de Saturne. . . .   30 grammes.
> Eau-de-vie camphrée. . .   id. id.

Ce topique, conseillé par M. Mialhe, est appliqué,
dit-il, avec un succès constant, même contre les
engelures un peu ulcérées.

Les ulcérations, quand elles sont profondes, doivent
être pansées avec des pommades légèrement stimulantes; la meilleure, incontestablement, est la pommade cicatrisante, dont je donne la formule et la
préparation au chapitre qui traite de la pharmacie
domestique.

On étend sur l'ulcère la pommade en quantité
suffisante pour combler complétement la plaie, on
met par-dessus un morceau de peau de gant et l'on
entoure le doigt d'une bandelette de linge, fixée avec
un fil. Ce pansement local ne doit pas empêcher de
faire pour toute la main usage des topiques que nous
avons conseillés.

Si l'on n'a pas cette pommade cicatrisante, on lave

l'ulcère avec du vin aromatique et on le panse avec le cérat suivant :

Cérat simple préparé sans eau.   20 grammes.
Acétate de cuivre. . . . .   0 15 centigr.

On chauffe à un feu doux et l'on remue jusqu'à combinaison parfaite du sel de cuivre avec le cérat, et quand la masse est refroidie on ajoute :

Camphre en poudre. . . .   0 20 centigr.

On l'emploie comme la pommade précédente.

Les engelures ulcérées ne doivent jamais être lavées à l'eau, mais toujours au vin aromatique, pour bien déterger la plaie. Immédiatement après le lavage, on l'essuie avec un linge bien propre et l'on panse comme il a été dit.

Les homœopathes recommandent les remèdes suivants :

Quand la peau peu gonflée, mais rouge et luisante, est le siége du prurit cuisant dont j'ai parlé, *agaric* à la dose de 2 globules 30e dans deux cuillerées d'eau, à prendre une le matin et une le soir.

Quand elle est tuméfiée, si elle présente une couleur rouge sombre avec des reflets bleuâtres, on donne alternativement *arnica* et *belladone*, un jour l'un, un jour l'autre, à la même dose qu'*agaric*.

S'il survient des ulcérations, on donne *hepar*, toujours à la même dose de 2 globules 30e.

Les moyens locaux dont j'ai parlé m'ayant toujours réussi, je n'ai pas eu l'occasion d'expérimenter
le traitement homœopathique.

Mal d'aventure, Tourniole.

Les petits enfants, surtout ceux qui sont lymphatiques ou scrofuleux, ont souvent au bout du doigt,
de petits bobos caractérisés par la rougeur, l'inflammation et la suppuration de la peau, dans le voisinage
de l'ongle. Si le point malade est douloureux, on le
coiffe d'un petit cataplasme de mie de pain arrosé de
4 à 5 gouttes de laudanum et de quelques gouttes
d'huile. Le mal mûrit et ne tarde pas à suppurer,
on panse alors avec un peu de cérat camphré et une
bandelette de linge.

Si la tourniole se reproduit ailleurs, c'est le signe
d'une prédisposition qui exige de petits purgatifs, je
donne dans cette circonstance le calomel associé à la
poudre de jalap :

Calomel. . . . . 45 à 90 centigrammes.

Poudre de jalap. 1 gramme 50 à 3 grammes.

Sucre en poudre. 10 grammes.

pour trois paquets, un tous les trois jours dans
quelques cuillerées de chocolat un peu clair. On boit,
par-dessus le chocolat, un demi-verre ou un verre
d'eau tiède sucrée.

Au lieu de purgatifs, les homœopathes donnent

à l'intérieur *calcarea* et *pulsatille*, chacun pendant huit jours à la dose de 2 globules 30ᵉ dans deux cuillerées d'eau, à prendre une le matin et une le soir.

Panaris.

Le panaris est une inflammation profonde du doigt. Cette affection est caractérisée par une douleur poignante, avec battements et élancements dans les parties les plus profondes du doigt malade. L'inflammation débute quelquefois dans la peau même, le plus souvent dans le tissu cellulaire sous-cutané, d'où elle se propage jusqu'aux gaines fibreuses des tendons fléchisseurs des doigts. Tant que la suppuration à laquelle le mal doit nécessairement aboutir, ne s'est pas fait jour au dehors, les douleurs augmentent, et prennent un tel degré d'intensité, que le malade perd l'appétit et ne peut goûter un instant de sommeil. Abandonné à lui-même, ou traité d'une manière inintelligente, le panaris peut envahir le périoste lui-même, et arriver jusqu'à l'os. Celui-ci s'exfolie, se nécrose et devient comme un corps étranger qui doit être extrait, s'il ne se détache pas spontanément. Quelquefois, les désordres sont tels que l'amputation du doigt est nécessaire. Dans des circonstances plus graves encore, le pus fuse le long des gaines tendineuses, allume, dans toutes les parties profondes de la main, une inflammation phlegmoneuse ou suppurative et peut même, en suivant encore le trajet des tendons, envahir le membre supérieur. On comprend qu'une maladie qui peut amener de tels désordres doit être sérieusement combattue dès le début.

Dans les premiers jours, aucun moyen ne peut entrer en parallèle avec celui que je vais décrire :

On plonge un citron entier dans l'eau bouillante, on le retire après sept ou huit minutes de cuisson. On pratique, dans le centre du citron et dans le sens de sa longueur, une ouverture assez large pour contenir tout le doigt malade. Celui-ci plonge dans la pulpe, et demeure dans le citron comme dans une énorme gaine que l'on assujettit en coiffant la main tout entière d'un mouchoir convenablement appliqué et noué. Le malade porte le bras en écharpe, et vingt-quatre heures après, on enlève l'appareil, le panaris a avorté. Ce moyen, qui appartient à la catégorie des remèdes de bonnes femmes, est véritablement héroïque.

Deux autres remèdes employés, le premier ou au plus tard le second jour, font ordinairement avorter le panaris. Je veux parler du nitrate d'argent et de la soude caustique (pierre à cautère). On mouille le doigt avec un peu d'eau tiède et l'on promène sur toute la phalange malade, et même un peu au delà, un crayon de nitrate d'argent ou bien un cylindre de soude caustique ; la friction doit être continuée jusqu'à déterminer un léger sentiment de cuisson.

On enveloppe ensuite le doigt dans le cataplasme de mie de pain huilé et laudanisé ; et dans les vingt-quatre heures, l'inflammation a complétement disparu.

Dans la pratique ordinaire, les médecins ont l'habitude de plonger de bonne heure un bistouri dans la partie malade, afin de l'ouvrir largement, ou comme ils disent, afin de la débrider. Cette opération n'a pas le sens commun ; on ne sait jamais jusqu'où s'étend le mal ; des parties étranglées par l'inflammation échappent à l'instrument tranchant, et l'opération, outre qu'elle est horriblement douloureuse, loin d'amener du soulagement, ajoute à la gravité du mal. Lorsque les premiers soins sont donnés à un panaris dont l'évolution remonte à quelques jours, il est infiniment probable que les topiques, quels qu'ils soient, seront à peu près sans effet ; l'indication la plus impérieuse, c'est d'ouvrir un passage à la matière purulente, et le bistouri doit être rejeté. Il faut, dans ce cas, appliquer un caustique énergique. Le meilleur, à mon avis, est la poudre de Vienne. On doit l'appliquer sur le point le plus saillant, et dans une étendue suffisante pour obtenir une eschare d'une dimension égale à celle d'une pièce de 50 centimes.

Il est à désirer que cette application soit toujours faite par un médecin, mais en l'absence de celui-ci, et dans les cas urgents, une personne intelligente peut s'en charger. Voici comment l'on procède :

On se procure d'abord quelques grammes de poudre de Vienne bien sèche, nouvellement préparée, et contenue dans un flacon hermétiquement fermé, non pas à l'émeri, mais avec un bouchon de liége.

On verse dans un petit verre à liqueur une certaine quantité de cette poudre, et avec un peu d'eau de Cologne ou de l'alcool, on la mouille de manière à obtenir une pâte très-molle, assez consistante cependant pour être recueillie avec une spatule ou le manche d'une cuillère à café. On l'étend, le plus promptement possible, sur le point que l'on veut cautériser. Il faut une couche épaisse de 3 millimètres, et large comme une pièce de 50 cent. On ne peut préciser le temps que cette pâte doit demeurer en place, cela dépend de la délicatesse de la peau. Chez les uns, la cautérisation est presque instantanée, chez d'autres elle ne se produit qu'après trois ou quatre minutes. On la reconnaît à un liséré rose qui se forme sur la peau autour de la pâte caustique. Avec la spatule ou un couteau à lame ronde, on écarte une petite portion de la pâte. Si la peau cautérisée a conservé sa coloration, il ne faut pas encore enlever le caustique; on attend une minute et l'on examine de nouveau. Il faut, pour que la cautérisation ne laisse rien à désirer, que la peau présente une coloration grise ou brune, ou en d'autres termes une trace visible de brûlure.

Avant d'appliquer la pâte de Vienne, il faut que la partie à cautériser soit d'abord exactement lavée avec de l'eau chaude et du savon, et ensuite parfaitement séchée.

L'emploi du caustique est très-douloureux, mais le sentiment de brûlure qu'il provoque au moment de son application se dissipe en quelques minutes.

Ce moyen a le double avantage d'arrêter aussitôt les progrès du mal vers les parties profondes, secondement de concentrer l'irritation vers le point cautérisé.

Après que la pâte a été enlevée, on barbouille le doigt avec la pommade suivante :

> Onguent napolitain. . . . 10 grammes.
> Extrait de belladone. . . 2 gram. 50 cent.
> Huile d'olive. . . . . . . 2 gram. 50 cent.

Trois fois par jour on en fait une onction sur le doigt malade, et l'on enveloppe celui-ci dans un caplasme de mie de pain ou de farine de lin. Le bras doit être porté en écharpe.

Les homœopathes considèrent *silicea* comme le remède spécifique du panaris. On le donne à la dose de 2 globules 30e dans trois cuillerées d'eau, à prendre une le matin, une à midi, une le soir. Ils tiennent en même temps le doigt malade enveloppé dans un linge imbibé de la solution suivante :

> Eau commune. . . un demi-verre ordinaire.
> Teinture d'arnica.. 10 gouttes.

Ici encore, j'avoue mon incompétence, les succès constamment obtenus avec les divers moyens allopathiques que j'ai décrits m'ont dispensé d'expérimenter la médication vantée par les homœopathes.

Onyxis (ongle entré dans les chairs).

L'onyxis (ongle entré dans les chairs) s'observe spécialement aux doigts de pieds, surtout aux gros orteils. C'est une inflammation ulcéreuse de la pulpe du doigt à son contact avec la matrice de l'ongle. Sa principale cause est l'usage d'une chaussure trop étroite. Comprimée par le soulier, la peau s'écrase pour ainsi dire contre l'ongle, elle s'irrite, s'enflamme, se tuméfie, finit par s'ulcérer ; la partie malade prend un aspect fongueux, il se forme comme une carnosité dans laquelle le bord de l'ongle est engagé, et celle-ci, comme une épine retenue dans les chairs, entretient l'inflammation, jusqu'à ce que par un moyen quelconque on ait réussi à réprimer complétement la fongosité qui s'est formée.

Cette maladie, très-incommode et très-douloureuse, présente un caractère si rebelle, que long-temps on n'a pas connu d'autre moyen de la guérir, que de pratiquer l'extirpation de l'ongle. Cette opération barbare est loin d'être abandonnée. On la pratique fréquemment dans nos hôpitaux, et cependant rien n'est plus facile que de guérir l'onyxis.

La première des conditions, c'est de faire porter à l'enfant un vieux soulier, sur lequel on a découpé la portion de l'empeigne qui correspond au gros orteil.

19.

La moindre pression exercée à la surface de la partie malade rendrait le traitement interminable.

Si la maladie est à son début, cette simple précaution est suffisante. S'il existe déjà de la tuméfaction, de la rougeur et un peu de suintement, avec des ciseaux à lames courbes et bien effilées, on coupe le plus que l'on peut de la partie de l'ongle qui pénètre dans les tissus affectés. Avec une petite spatule, ou bien un simple morceau de bois taillé et aminci en forme de coûteau à lame ronde, on soulève autant que possible la partie malade, et dans le vide que l'on a formé entre cette partie et l'ongle, on loge une bonne pincée d'alun en poudre. On met par-dessus un peu de coton ouaté, ou mieux encore de la râpure de linge fin, et l'on comprime avec la lame de la spatule, de manière à refouler l'alun aussi profondément que possible. En agissant ainsi, les tissus gonflés et douloureux sont séparés de l'ongle, et l'action astringente de l'alun les ramène bientôt à leur volume normal.

Quand on a bien calfeutré, avec l'alun et le linge râpé, l'espace compris entre la peau et l'ongle, on recouvre le tout d'une bandelette mouillée avec une solution d'alun.

Eau commune. .　un demi-verre.

Alun en poudre.　une demi-cuillerée à café.

Et par-dessus la bandelette on ajoute un morceau de baudruche ou de taffetas ciré, pour empêcher l'évaporation.

Ce moyen réussit presque toujours. S'il s'écoule une semaine sans que l'on obtienne une amélioration très-sensible, il faut recourir à un traitement plus énergique. Ainsi dans tous les cas où l'on conseille l'extirpation de l'ongle, je déclare que la guérison est certaine, en opérant une bonne cautérisation de la partie malade. Ici, comme dans le panaris, on emploie la poudre de Vienne. La pâte étant préparée avec cette poudre et un peu d'eau de Cologne, comme je l'ai dit plus haut, on en étend une couche épaisse de 3 millimètres, assez large pour couvrir toute la partie malade et un peu la partie latérale de l'ongle. On laisse la pâte assez longtemps pour que les tissus soient bien cautérisés, ce que l'on reconnaît à leur aspect brun foncé, on enlève la pâte, on nettoie l'ongle, et l'on panse avec un cataplasme de mie de pain ou de farine de lin. Deux ou trois jours après, l'eschare commence à se détacher, on abandonne les cataplasmes pour panser avec un peu de cérat saturné et camphré.

Cérat simple préparé sans eau.   15 grammes.
Extrait de Saturne. . . . . .   1 gr. 50 cent.
Camphre. . . . .   25 centigram.

Bientôt l'eschare tombe, la partie de l'ongle qui a été cautérisée se détache, la plaie se cicatrise, et l'onyxis est guéri. On doit, pendant quelques semaines encore, faire porter à l'enfant les souliers coupés,

car l'usage des souliers ordinaires pourrait déterminer une récidive.

Abcès. Phlegmon.

Nous avons eu l'occasion de parler des abcès si
fréquents chez les enfants lymphatiques, mais nous
avons mentionné cette affection sans la décrire. Sa
fréquence et sa gravité exigent que nous lui consa-
crions un chapitre spécial.

Les abcès sous-cutanés s'observent sur toutes les
parties du corps, cependant ils se présentent plus
fréquemment aux cuisses et sur les parties antérieure et latérale de la poitrine entre la quatrième et
la neuvième côte.

Ce qui caractérise cette maladie, c'est l'ensemble
des symptômes qui constituent l'inflammation phlegmoneuse : rougeur, chaleur, douleur et suppuration.

Presque toujours avant l'apparition de l'abcès, il
existe un malaise général. Les enfants sont tristes,
ils perdent l'appétit, et de légers mouvements fébriles
se manifestent, particulièrement le soir. Bientôt la
fièvre augmente, la peau devient sèche et brûlante,
le pouls s'élève, quelques envies de vomir et même
des vomissements se produisent, et l'on ne tarde pas
à reconnaître un point où l'inflammation se localise.
En ce point, la peau devient rouge et tendue, on sent
une dureté plus ou moins profonde, et la moindre
pression détermine une douleur assez vive. Tant que

la suppuration ne s'est pas établie, la fièvre augmente ; une fois le pus formé, tant qu'on ne lui a pas ouvert une issue, la douleur devient à chaque instant plus vive, mais dès qu'une ouverture spontanée ou artificielle a livré un passage à la collection purulente, la fièvre tombe, et l'on peut constater un soulagement immédiat.

La gravité des symptômes généraux est généralement proportionnelle à l'étendue de l'abcès ; cependant elle se mesure encore à l'irritabilité du sujet. Chez quelques-uns, la réaction s'accompagne de symptômes alarmants comme ceux d'une fièvre grave, chez d'autres elle affecte un caractère bénin, et la maladie évolue presque sans accidents.

Plus le siége de l'abcès est profond, plus le travail morbide est pénible, plus la matière purulente a d'obstacles à franchir pour trouver une issue, et plus le malade est exposé à un décollement des muscles, aux fusées purulentes qui propagent au loin l'inflammation suppurative, accidents terribles qui se terminent fréquemment par la mort.

Il est donc de la dernière importance de mettre tout en œuvre pour contenir le mal dans ses limites les plus restreintes.

Au point de vue de la médecine allopathique, il est toujours convenable d'administrer d'abord un vomitif. L'ipéca à la dose de 50 à 75 centigrammes doit être préféré. On a recommandé les applications de sangsues sur la partie enflammée, mais il est rare qu'il en résulte le moindre soulagement. On ne manque jamais de couvrir la tumeur avec un large cataplasme de farine de lin. C'est effectivement un moyen de calmer un peu la douleur, mais l'inflammation languit, et le pus tarde à se former, il tarde surtout à se faire une issue. Le médicament par excellence, le seul qui abrége considérablement la maladie et en précipite l'évolution, c'est un large vésicatoire volant appliqué pendant cinq ou six heures sur le point enflammé. Il faut que ses dimensions soient telles, qu'il recouvre parfaitement tous les points indurés et qu'il empiète de quelques millimètres sur les parties saines. Aussitôt enlevé, on le remplace par un large cataplasme de farine de lin bien chaud et renouvelé trois ou quatre fois, dans les vingt-quatre heures.

L'effet constant de ce vésicatoire est d'appeler l'inflammation du côté de la peau ; il favorise la formation du foyer purulent, et quelle que soit la profondeur du mal, il est rare que le lendemain ou le surlendemain au plus tard, on ne commence à percevoir la fluctuation. En chirurgie, on appelle fluctuation la sensation produite sur la main de l'explorateur par une collection de liquide existant au-dessous de la peau, n'importe à quelle profondeur. Tant que le pus est disséminé, on trouve de l'empâtement dans les tissus malades, mais tôt ou tard la matière purulente s'agglomère, et le point où la collection est circonscrite s'appelle le foyer de l'abcès. En ce moment, si l'on applique sur la tumeur l'index et le médius de chaque main, et si l'on exécute alternativement quelques mouvements d'élévation et d'abaissement, comme pour tâter l'élasticité de la peau, on reconnaît qu'il existe une collection de liquide. Si l'abcès est superficiel, le diagnostic est facile, mais s'il est profondément situé, il faut une grande habitude et un tact très-délicat pour constater l'existence d'un foyer purulent.

Quoi qu'il en soit, aussitôt reconnu, ce foyer doit être ouvert; il est évident que l'intervention du médecin est de toute nécessité. Ici encore je trouve qu'il y a un grand avantage à faire sur le centre de la tumeur une application de la poudre de Vienne, surtout si le foyer purulent est profond. Le lendemain, si le pus ne s'est pas frayé un passage jusqu'à la peau, on peut plonger le bistouri dans l'eschare. Les avantages de la cautérisation ne seront pas perdus pour cela. Sous son influence, l'inflammation se circonscrira, et la guérison sera sensiblement accélérée.

Une fois l'abcès ouvert par l'instrument tranchant, il faut bien se garder, comme on le fait encore dans la plupart de nos hôpitaux, de presser sur les parties voisines pour expulser en une fois toute la matière purulente contenue dans le foyer. Cette pratique est tout simplement absurde, et par des raisons qu'il serait trop long d'exposer, elle favorise singulièrement l'inflammation des parois du

foyer, et par suite l'altération du pus et les phlébites.
Beaucoup de chirurgiens font pis encore, ils ouvrent
largement l'abcès, et plongeant le doigt jusqu'au fond
du foyer, ils déchirent les fibres cellulaires restées in-
tactes, fourgonnent dans les tissus, arrachent au malheureux qu'ils torturent des hurlements de douleur,
et pourquoi faire ? Pour donner, disent-ils, une issue
facile à la matière purulente. C'est une pratique aussi
dangereuse que barbare. L'ouverture de l'abcès une
fois pratiquée, pourvu qu'on l'empêche de se fermer
prématurément, l'élasticité et la rétraction naturelle
des tissus expulseront la matière purulente, plus
efficacement que les manœuvres brutales dont j'ai
parlé. Après l'ouverture il faut, à chaque pansement, s'assurer que la plaie reste béante ; si ses lèvres sont collées on les sépare avec un stylet mousse,
et on les touche avec le crayon de nitrate d'argent.
Tant qu'il reste de la tuméfaction et de l'endoloris-
sement, on maintient sur les parties malades des cataplasmes de farine de lin, mais après deux ou trois
jours on les remplace par le cérat simple ou le cérat
camphré.

Ai-je besoin d'ajouter qu'en présence d'un abcès
étendu ou profond, l'assistance du médecin est nécessaire ? C'est donc pour celui-ci particulièrement
que je suis entré dans certains détails pratiques dont
une mère de famille ne pourrait faire son profit. Le
traitement des abcès, tel qu'il est enseigné dans nos
écoles, est si défectueux, que les conseils précédents

ne seront pas inutiles pour mes jeunes confrères. Par la même raison, j'ajouterai que dans le cas où pour favoriser l'écoulement du pus, une ou plusieurs contre-ouvertures sont nécessaires, les mèches ordinaires doivent être remplacées par des lanières étroites de caoutchouc vulcanisé.

Un de nos chirurgiens les plus distingués, M. le professeur Chassaignac, y a trouvé tant d'avantages, qu'il en fait, pour ainsi dire, une obligation pratique, et il en a considérablement élargi l'application ; seulement, au lieu de simples lanières, il emploie de petits tubes qu'il considère comme de véritables tuyaux de drainage, et en cela, je dois le dire, il se fait complétement illusion. Une fois placé dans les tissus, ce tube, malgré les pertuis dont il est criblé dans sa longueur, ne livre point passage au pus par sa portion creuse; ses parois s'accolent, la cavité s'efface, et le pus s'écoule le long du tube; il n'en passe pas la plus petite partie par la cavité tubulaire. Le caoutchouc a l'avantage d'être parfaitement toléré par les tissus, avec lesquels il est mis en contact, il ne les irrite pas, et il doit par conséquent être substitué aux matières textiles qui composent ordinairement les mèches.

A part le vomitif, recommandé au début de la maladie, on voit que les remèdes internes fournis par l'allopathie contre les abcès se réduisent à néant. L'homœopathie, au contraire, en signale un grand nombre, voici les principaux :

Aconit d'abord, si le mouvement fébrile est intense. Deux gouttes dans six cuillerées d'eau, à prendre en six fois, de demi-heure en demi-heure. Je me suis toujours bien trouvé, dans cette circonstance, de négliger l'aconit et de donner immédiatement belladone ; sous son influence, on voit souvent la maladie avorter ; si elle suit son cours et si la tumeur est très-douloureuse, on donne *bryone*. Si l'enfant souffre surtout la nuit, on donne *rhus*.

S'il existe autour de la tumeur un cercle rouge semblable à une auréole, on donne *pulsatille*.

Tous ces médicaments doivent être donnés à la dose de deux globules 30ᵉ, dans deux cuillerées d'eau à prendre en trois fois dans le courant de la journée. Chacun d'eux doit être administré au moins deux jours de suite.

Quand l'abcès est ouvert, si le pus ne tarit pas, c'est-à-dire si la suppuration continue plus de trois jours, on administre alternativement : *Calcarea*, et de quatre jours en quatre jours *Hépar*, à la dose de deux globules 30ᵉ dans trois cuillerées d'eau, comme les médicaments précédents.

Quand, à la suite d'une suppuration opiniâtre, le malade amaigri semble menacé de consomption, on donne alternativement et de semaine en semaine, *Silicea* et *Phosphorus*, aux mêmes doses que *Calcarea* et *Hépar*.

Je puis affirmer que dans les nombreuses circonstances où j'ai eu l'occasion de traiter des abcès chez

les jeunes enfants, la médication homœopathique
m'a rendu les plus grands services. Je dois ajouter,
cependant, qu'elle ne me faisait pas négliger le traitement local que j'ai indiqué, et que je ne manquais
pas d'employer concurremment avec elle. On pourrait en conclure que les succès obtenus appartiennent exclusivement à la médication externe. A cela
je réponds par une négation catégorique. Effectivement, il y a six ans au plus que, sans abandonner la
médecine allopathique, je traite certains malades
d'après la doctrine d'Hahnemann, et l'énorme avantage que j'en ai retiré, m'autorise à conclure que ses
heureux effets ne peuvent être raisonnablement
contestés.

Je m'abstiens volontairement de parler des abcès
qui correspondent à des caries osseuses. Ils rentrent
dans les maladies produites par le vice scrofuleux.
C'est au chapitre concernant cette maladie que je
renvoie pour le traitement. J'ajouterai seulement
que c'est surtout contre de semblables abcès que
Silicea et *Phosphorus* ont été employés avec un
avantage qui s'est rarement démenti.

Furoncle.

Le furoncle est une inflammation circonscrite,
siégeant dans l'épaisseur de la peau, et déterminant
par son intensité, l'étranglement et la mortification
d'un fragment de tissu cellulaire, rejeté tôt ou tard

sous la forme d'une masse blanchâtre fibro-celluleuse, tout imprégnée de pus, à laquelle on a donné le nom de bourbillon.

Assez souvent, un furoncle apparaît isolément, se développe, arrive à sa maturité, s'ouvre et guérit sans être suivi d'un autre furoncle. Mais, dans de nombreuses circonstances, un premier furoncle est suivi d'un second, celui-ci d'un troisième, et ainsi de suite, indéfiniment pendant des semaines et des mois.

On ignore presque toujours leur cause déterminante; j'ai cependant constaté, de manière à ne pas conserver l'ombre d'un doute, qu'un bain pris dans une eau croupissante ou dans un marais contenant des matières végétales en décomposition expose le baigneur à une éruption furonculeuse.

Des aliments malsains, tels que le mauvais poisson, la morue trop vieille, les viandes qui commencent à se décomposer, favorisent aussi l'apparition des furoncles. On a pu les attribuer quelquefois à une violente émotion, une frayeur, une colère, et même à une secousse matérielle : ainsi des furoncles ont paru en grand nombre, deux ou trois jours après une chute; cependant il ne m'est pas démontré que, dans cette circonstance, la véritable cause soit la chute elle-même, plutôt que l'émotion qui l'a nécessairement accompagnée.

Quoiqu'il en soit, le furoncle, dans sa plus simple expression, est toujours une incommodité des plus

douloureuses. Abandonné à lui-même, ou traité par
des palliatifs insignifiants, tels que les cataplasmes de
farine de lin ou les topiques calmants, il évolue lentement, perce avec difficulté, et finit par jeter le
malade dans un état d'impatience et d'irritation inex-
primables. Il faut donc, dès le début, recourir à des
moyens doués d'une certaine énergie. Celui qui m'a
toujours bien réussi, c'est le nitrate d'argent ou la
soude caustique promenés sur la tumeur jusqu'à
produire une cuisson modérée, comme je l'ai conseillé pour le panaris.

On place ensuite sur la partie malade un bon cataplasme de farine de lin bien épais et bien chaud,
mais on a soin d'étendre d'abord sur le furoncle une
couche d'onguent de la mère. Dès le lendemain, si
les tissus malades ne commencent pas à se ramollir,
on applique sur la tumeur un petit vésicatoire volant
d'une dimension un peu supérieure à celle d'une
pièce de 2 francs ; on l'enlève cinq ou six heures
après son application, et l'on remet le cataplasme
ainsi que l'onguent de la mère comme cela vient
d'être expliqué. Par ce traitement, on abrége sensiblement la durée du furoncle, et l'on n'est pas obligé
de l'ouvrir avec l'instrument, ainsi que le conseillent
et le pratiquent la plupart des médecins. La tumeur
s'ouvre spontanément, il suffit alors d'exercer à sa
base une douce pression, pour obtenir la sortie du
bourbillon. Je dois faire observer cependant que le
furoncle ne s'ouvre pas exactement comme un ab-

cès. Dans celui-ci, le pus se fait jour par une seule ouverture, la peau s'amincit et s'ulcère, la plaie communique avec le foyer, et celui-ci s'évacue. Mais le point culminant du furoncle, au lieu de présenter une seule ouverture, en est comme criblé; c'est pour cela qu'aux premières pressions exercées à la base de la tumeur, pour obtenir la sortie du bourbillon, on voit apparaître autant de gouttelettes de pus qu'il existe d'ouvertures, et ce n'est que le lendemain ou le surlendemain que toutes ces ouvertures se confondant en une seule, le bourbillon est rejeté.

Si un premier furoncle est suivi d'un second, il est convenable de purger le malade. On lui fait prendre, à deux ou trois jours d'intervalle, deux purgatifs au calomel et à la racine de jalap.

Pr. Calomel, de . . . . . 30 à 60 centigr.
Poudre de jalap, de . . 1 à 2 gr.
Sucre en poudre . . . 10 gr.

pour deux paquets, à prendre, comme je viens de le dire, à quelques jours d'intervalle, dans quatre cuillerées de chocolat un peu clair.

Si l'éruption furonculeuse continue, on fait usage de la liqueur arsenicale de Fowler.

Deux gouttes pendant une semaine, à prendre une le matin et une le soir dans un peu d'eau sucrée; et puis trois gouttes, deux le matin et une le soir, jusqu'à ce que l'éruption soit bien guérie.

Les homœopathes donnent avec succès *Belladone* contre les furoncles très-enflammés et très-doulou- réux ; deux globules 30ᵉ dans trois cuillerées d'eau, une le matin, une à midi, une le soir.

Si le furoncle est très-volumineux et semble pré- senter de la malignité, on donne alternativement deux jours l'un, deux jours l'autre, *Belladone* et *Arsenic* à la même dose qu'il est dit ci-dessus.

S'il existe une diathèse, c'est-à-dire si de nou- veaux furoncles apparaissent, on donne alternative- ment, et de cinq jours en cinq jours, *Lycopodium*, *Phosphorus* et *Sulphur*, aux mêmes doses que les médicaments précédents.

Anthrax bénin.

L'anthrax bénin n'est autre chose qu'un furoncle énorme, déterminant une inflammation plus profonde du tissu cellulaire. Il est accompagné de fièvre, mais son traitement ne diffère pas de celui du furoncle simple.

Anthrax malin, Charbon, Pustule maligne.

L'anthrax malin est encore un furoncle, mais d'une gravité extrême. Il est ordinairement produit par la piqûre d'une mouche qui a pompé une ma- tière virulente sur un animal atteint du charbon. Le mal débute par une simple pustule douloureuses au toucher, qui fait de rapides progrès. Le volume augmente presque à vue d'œil, et l'on ne tarde pas à voir apparaître à son sommet une vésicule ou phlyctène remplie d'une sérosité roussâtre. Le malade se plaint d'une douleur brûlante et pongitive, l'inflammation fait des progrès, gagne les couches profondes du tissu cellulaire, et tend à se terminer par le gangrène. Dès le premier jour la fièvre s'allume, le lendemain, le malade est dans un état de faiblesse, de prostration profonde et même de stupeur. Il présente les phénomènes qui accompagnent les empoisonnements septiques.

Aussitôt le mal reconnu, le meilleur traitement consiste dans une cautérisation au fer rouge. Il faut que cette cautérisation soit pratiquée avec hardiesse et que le fer traverse la pustule de part en part depuis le sommet jusqu'à la racine.

On préconise, comme très-efficace, un traitement connu sous le nom de secret Lardelle. Voici en quoi il consiste :

On prépare un emplâtre de styrax proportionné à la dimension de la tumeur.

On étend sur l'emplâtre une couche de sublimé en poudre, de deux millimètres d'épaisseur. L'on applique et maintient le tout avec des bandelettes agglutinatives.

Quand vingt-quatre heures se sont écoulées, on enlève l'emplâtre et l'on panse trois fois par jour avec du styrax. Chaque pansement est précédé d'une fomentation huileuse avec un mélange composé d'huile de lis, de lin, de camomille et de millepertuis; après huit ou dix jours l'eschare tombe, laissant une plaie qu'on doit panser comme une plaie simple.

On a prétendu que l'emplâtre de poix de Bourgogne appliqué dès le principe sur la pustule avait une action souveraine. J'en doute, et je ne l'ai jamais expérimenté. On a recommandé aussi la cautérisation avec la poudre de Vienne, et bien d'autres choses encore, mais je n'insiste sur aucune, il est évident que cette maladie est du petit nombre de celles qui exigent impérieusement la présence du médecin.

Par la même raison, il est inutile d'exposer ici la médication recommandée par les homœopathes contre la pustule maligne. Cependant, en cas d'urgence et à défaut d'autres remèdes et surtout en l'absence du médecin, on peut administrer, dans l'ordre suivant, *Rhus*, *Belladone* et *Arsenic*, alternativement et changeant chaque jour de médicament.

On les donne à la dose de trois globules 30e dans trois cuillerées d'eau, une le matin, une à midi et une le soir. Je reproduis ce conseil sur la foi de mes confrères en homœopathie, car personnellement je n'en ai pas fait usage.

Dartres, Maladies de la peau.

Je serai sobre de détails sur les maladies de la peau ; s'il fallait décrire tous les genres d'affections dartreuses qui peuvent atteindre les enfants, ce n'est pas un chapitre, mais un volume qu'il faudrait ajouter à ce livre. Heureusement, il n'est pas nécessaire, pour traiter efficacement le plus grand nombre des maladies de la peau, d'être, comme on le dit, *au niveau de la science*. Les spécialistes voulant probablement prouver qu'ils observaient mieux que les autres, ont établi de nombreuses distinctions. En prenant pour point de départ l'aspect des diverses maladies de la peau, ils ont décrit comme autant d'affections nettement tranchées, des vésicules, des papules, des pustules, des bulles, des phlyctènes, des squames, etc., etc. Ces distinctions si nombreuses, exclusivement fondées sur l'élément anatomique, n'ont, en vérité, qu'une médiocre valeur. Un savant professeur, M. Bazin, tout en acceptant ces variétés anatomiques pour mettre de l'ordre dans les descriptions, a distingué particulièrement les causes déterminantes des maladies dartreuses. Il en admet plusieurs. D'abord le vice dartreux proprement dit, constitué par une certaine viciation des humeurs et une prédisposition individuelle, ensuite le rhumatisme et enfin la syphilis. Restent les maladies cutanées, qui sont essentiellement caractérisées, les unes par la présence d'un insecte, les autres par la présence d'un végétal appartenant à la famille des cryptogames. Cette classification me semble infiniment plus logique et surtout infiniment plus pratique que les terminologies fondées sur les caractères anatomiques ou matériels de la maladie. J'aime les simplifications et j'avoue que je préfère, même aux divisions établies par M. Bazin, les trois grandes classes adoptées par le fondateur de l'homœopathie. D'après Hahnemann, toutes les maladies chroniques sont le produit de trois causes morbifiques, qu'il nomme, suivant les symptômes qui les caractérisent : la psore, la sycose, la syphilis.

La psore a pour type les maladies de la peau caractérisées par toute sorte d'éruptions, quels que soient leur aspect et leur forme.

La sycose est caractérisée par les végétations, les verrues, les condylômes, certaines productions accidentelles, etc.

La syphilis est caractérisée par les symptômes dont quelques-uns ont été décrits dans le chapitre consacré aux affections syphilitiques des nouveau-nés.

Le résultat pratique donne positivement raison à Hahnemann ; chacune des trois divisions qu'il a établies correspond à un traitement particulier, tandis que les allopathes, avec leurs distinctions multipliées à l'infini, recommandent toujours le même traitement. Alcalins, sulfureux, mercuriaux, huile de cade et goudron, ils ne sortent pas de là.

Essayons d'apprendre aux mères de famille à guérir, sans difficulté, l'immense majorité des maladies de la peau.

Pityriasis (dartre farineuse).

Beaucoup de petits enfants, à l'époque de la dentition et plus tard, sont atteints en diverses parties du corps, mais surtout au visage, d'éruptions caractérisées par l'exfoliation pulvérulente de l'épiderme. Elles apparaissent sous l'aspect de plaques blanchâtres et rugueuses, et semblent couvertes d'une poussière blanche qui leur a fait donner par le vulgaire le nom de dartres farineuses; leur nom scientifique est pityriasis. Nous avons dit que le siége ordinaire de cette maladie était surtout le visage; on l'observe souvent sur le cuir chevelu, mais là, au lieu d'une poussière épidermique, on trouve de toutes petites écailles produites par l'épiderme exfolié. Les gens du monde appellent cela, avoir des pellicules à la tête. C'est la maladie nommée par les médecins *pityriasis* du cuir chevelu, affection qui passe pour être des plus rebelles et qui guérit cependant avec une remarquable facilité. Quand les dartres farineuses apparaissent dans le cours de la dentition, on dit que ce sont des *feux de dents;* l'expression est mauvaise, car elle semble dire que l'irritation des gencives ou des bulbes dentaires se propage à la peau, ce qui n'est point conforme à la réalité. A vrai dire, l'évolution dentaire y est pour quelque chose, mais indirectement. Nous avons parlé des troubles nerveux et surtout des troubles digestifs qui accompagnent si souvent la dentition, eh bien! c'est sous l'influence de ces derniers qu'apparaît l'éruption farineuse que nous avons décrite. Par des raisons qu'il serait trop long de déduire, certaines affections gastriques déterminent fréquemment des éruptions à la peau, et la pityriasis annonce presque toujours un excès d'acidité dans les voies digestives. Pour cette raison, il est toujours convenable de faire un traitement interne concurremment avec un traitement externe. On donnera donc aux enfants atteints de dartre farineuse dans le cours de la dentition, la poudre magnésienne.

Pr. Carbonate de magnésie. . 10 gr.
   Bi-carbonate de soude. . . 2 gr. 50 c.
   Sucre blanc en poudre. . . 15 gr.
   Écorce d'orange confite sèche. 10 gr.

Une demi-cuillerée à café trois fois par jour après les trois principaux repas.

En même temps, on fait usage de la pommade suivante :

Pr. Axonge. . . . . . . 15 gr.
   Huile d'amande douce. . . 10 gr.
   Précipité rouge. . . . . 0 gr. 50 c.
   Camphre. . . . . . . 0 gr. 15 c.

Pour oindre trois fois par jour les parties malades. Si l'éruption siége sur le cuir chevelu, on remplace dans cette pommade le camphre par quatre gouttes d'essence de citron. Dans tous les cas, elle ne doit être mise en usage qu'après avoir administré au moins pendant une semaine la poudre magnésienne.

Les homœopathes ne prescrivent aucune médication externe, si ce n'est qu'ils font toucher chaque jour les dartres farineuses avec un peu d'huile d'amande douce ou un peu de glycérine. Ils donnent à l'intérieur *sulphur* et *staphysaigre* à la dose de 2 globules 30° dans 3 cuillerées d'eau, que l'on prend en trois fois dans le courant de la journée. On alterne les deux médicaments de semaine en semaine en commençant par *sulphur*.

Je n'ai parlé que des dartres farineuses de la face et du cuir chevelu; elles apparaissent quelquefois sur le tronc et sur les membres, mais elles ne fournissent dans ces cas aucune indication particulière. Leur traitement est exactement semblable à celui que je viens d'exposer.

Lentigines, Taches de rousseur, Éphélides, Taches hépatiques.

Tout le monde sait ce que l'on entend par tache de rousseur ou lentigines, il est donc inutile de les décrire. Je dirai seulement qu'elles se montrent de préférence chez les enfants blonds, à peau délicate et transparente, et seulement sur les parties du corps qui sont exposées au soleil. Diverses topiques peuvent les faire promptement disparaître, mais si l'enfant continue à s'exposer au soleil, les taches reparaissent, c'est une prédisposition dont les effets ne peuvent être évitées qu'à la condition expresse de se mettre à l'abri des rayons solaires. Chez les garçons, les lentigines peuvent être considérées comme chose très-insignifiante ; chez les petites filles, il existe un intérêt cosmétique qui doit être pris en considération. Les mères de famille ne veulent pas de ces taches sur les joues roses de leurs enfants, il faut donc leur apprendre premièrement à les faire disparaître lorsqu'elles existent, secondement à les prévenir.

Je pourrais indiquer bon nombre d'eaux plus ou moins merveilleuses, je m'en tiens à une seule formule que l'on peut considérer comme véritablement spécifique.

Pr. Eau commune. . . . . 50 gr.
   Iodure de potassium. . . 2 gr. 50 c.
   Teinture d'iode. . . . . 5 gr.

On lave parfaitement les parties où existent les taches, avec de l'eau tiède et du savon. On lave de nouveau avec de l'eau pure, on essuie exactement, et l'on humecte avec la solution précédente. On laisse l'humidité sécher sur place et trois jours de suite, on fait matin et soir la même application.

Il reste ordinairement après cette lotion une coloration bleuâtre de la peau, il ne faut pas s'en inquiéter, parce qu'après quelques jours il n'en reste pas la moindre trace, mais si elle semble d'un aspect par trop désagréable, on peut la faire disparaître en la frictionnant avec un linge trempé dans l'alcool ou dans l'eau de Cologne.

Deux ou trois jours après l'usage de cette médication, l'épiderme s'exfolie, un nouvel épiderme se forme, et la peau a repris une fraîcheur toute nouvelle.

Si l'on veut prévenir le retour des taches, il faut que l'enfant ne sorte jamais au soleil sans un voile, et quand il va au grand air, avoir la précaution d'oindre la peau de son visage avec un peu de cold-cream, ou simplement avec de l'huile d'amandes douces.

Les taches hépatiques ou grandes éphélides sont rares chez les enfants. Elles diffèrent des taches de rousseur par leurs dimensions. Au lieu de points, ce sont de larges taches disséminées apparaissant sur le cou et sur la poitrine et même sur l'abdomen aussi fréquemment que sur le visage. Elles coïncident souvent avec un peu d'irritation ou de chaleur du foie ; c'est ce qui leur a fait donner le nom de taches hépatiques. Elles sont beaucoup moins tenaces que les simples taches de rousseur, et je les ai fait toujours promptement disparaître par l'usage de la solution suivante :

Pr. Eau distillée de roses.   .   .   100 gr.

    Borate de soude.   .   .   .   2 gr. 50 c.

    Teinture de benjoin.   .   ,   5 gr.

En lotion sur les taches, trois ou quatre fois par jour. Il faut, à chaque lotion, avoir la précaution de bien agiter le mélange.

Il est utile de faire prendre chaque jour à l'enfant, comme rafraîchissant, une toute petite pincée de nitrate de potasse dans une tasse de tisane de chiendent.

Les homœopathes traitent ordinairement les grandes éphélides par *lycopode* et *sulphur*, alternés de semaine en semaine et administrés à la dose de 2 globules 30ᵉ dans deux cuillérées d'eau à prendre une le matin et une le soir. Je ne puis rien affirmer sur la valeur de cette médication. La solution de borate, aromatisée avec la teinture de benjoin, m'ayant toujours parfaitement réussi, je n'ai pas cru devoir y renoncer.

Herpès.

L'herpès est une maladie caractérisée sur un point quelconque de la peau, par de petites vésicules agglomérées, contenant une sérosité claire. Dans le principe, elles déterminent ordinairement un prurit plus ou moins vif et quelquefois de la cuisson. Bientô elles se dessèchent, l'épiderme s'exfolie et tombe en petites écailles furfuracées. A la suite des refroidissements, pendant le petit accès de fièvre produit par ce que l'on appelle vulgairement un chaud et froid, ou bien au début d'une fièvre intermittente, il n'est pas rare de voir apparaître sur les lèvres, particulièrement sur la lèvre supérieure, quelques vésicules d'herpès, désignées par le vulgaire sous le nom d'échauboulures. Ces petits bobos méritent à peine l'attention. Cependant, s'ils persistaient avec quelque ténacité, on pourrait lotionner la partie malade avec la solution de sublimé.

> Pr.: Eau distillée. . . . . . 50 grammes.
> Bi-chlorure de mercure. 0,05 centigr.

en lotions deux ou trois fois par jour.

Pour la plupart des éruptions cutanées et particulièrement pour l'herpès, je préfère le mélange suivant :

> Pr.: Eau phagédénique . . . 25 grammes.
> Eau distillée . . . . . . 100 id.

Il faut recommander au pharmacien de ne pas filtrer cette solution, attendu qu'il s'y forme un dépôt rougeâtre, dont la présence contribue notablement aux propriétés curatives de ce remède.

Puisque j'ai donné cette formule, je dois dire qu'elle rend également de bons services contre les démangeaisons, les contusions, les ophthalmies et contre la plupart des maladies de la peau.

Les homœopathes recommandent surtout *rhus* et *sulphur*, alternés de quatre jours en quatre jours, à la dose de 2 globules 30e dans deux cuillerées d'eau, à prendre une le matin et une le soir.

Les vésicules herpétiques affectent quelquefois sur la peau une disposition particulière. Au lieu de s'agglomérer en une plaque uniforme, elles sont disposées en cercle et circonscrivent une portion de peau demeurée saine. On donne à cette variété le nom d'*herpes circinnatus* (en français herpès circinné ou en cercle). On en a fait une maladie spéciale, et peut-être n'est-ce pas sans raison, car sous cette forme, l'herpès affecte, plus que sous les autres, la tendance à la chronicité. Il faut donc la combattre avec un peu plus d'énergie. Ainsi, dans le cas où les solutions que j'ai formulées plus haut n'amèneraient pas une prompte guérison, on doit promener sur les parties malades un pinceau trempé dans la solution de nitrate d'argent.

Pr. : Eau distillée . . . .   25 grammes.
  Nitrate d'argent cristallisé. 1 gr. 50 cent.

Conserver cette solution dans un flacon en verre noir ou maintenu à l'abri de la lumière.

On prépare un pinceau de charpie, on le mouille avec de l'eau commune, on l'exprime exactement, et après l'avoir imbibé de la solution médicamenteuse, on le promène sur les parties malades.

Cette application doit être faite une fois par jour seulement et deux ou trois jours de suite.

Contre l'herpès circinné les homœopathes donnent *sépia*, à la dose de 2 globules 30ᵉ dans deux cuillerées d'eau, à prendre en deux fois dans la journée.

Eczéma.

Nous avons parlé assez longuement de l'eczéma
des nouveau-nés, je ne reviendrai pas sur ce sujet,
je dirai seulement que l'eczéma est, comme l'herpès,
une maladie cutanée vésiculeuse, seulement les vésicules sont plus larges, et l'épiderme, au lieu de
s'exfolier en furfurs, s'exfolie en écailles ou squames
d'une certaine dimension.

L'eczéma accompagne souvent les pustules impé-
tigineuses qui caractérisent les gourmes ou la rache;
il se produit surtout chez les enfants atteints d'entérite chronique; c'est donc beaucoup moins une maladie locale que l'expression d'une souffrance intérieure ou d'un effet morbide général. Je renvoie
pour les détails au chapitre qui concerne les gourmes
et l'entérite.

Cependant j'ai vu nombre de fois, chez les petits
enfants, des eczémas apparaître au pli du jarret ou
au pli du coude, au-devant de l'articulation de
l'avant-bras et du bras. Abandonnés à eux-mêmes,
ces eczémas semblaient faire élection de domicile et
prenaient un caractère de chronicité des plus tenaces.
Tantôt la maladie existait chez des enfants chétifs et
d'une faible santé, tantôt chez des enfants pleins de
vigueur; chez tous, pourvu qu'on les traitât à une
époque rapprochée du début, la guérison ne se faisait pas attendre. J'employais ordinairement l'eau

phagédénique très-mitigée dont j'ai donné plus haut la formule, et je mettais les enfants à l'usage de la poudre magnésienne. Je recommandais aussi deux ou trois bains alcalins par semaine (25 grammes de carbonate de soude dans une baignoire d'enfant); je me suis moins bien trouvé du traitement homœopathique. Cependant j'ai eu, dans mes nombreuses expériences, l'occasion d'apprécier la grande efficacité de *dulcamara* et de *mercurius* contre l'eczéma récent; de *clématite* et de *sulphur* contre l'eczéma chronique. Dans le premier comme dans le second cas, on donne alternativement et de quatre jours en quatre jours les deux médicaments, à la dose de 2 globules 30e dans deux cuillerées d'eau, à prendre une le matin et une le soir.

Lichen.

Le lichen est caractérisé par des papules ou boutons secs d'une forme irrégulière, peu différentes de la coloration ordinaire de la peau, ou légèrement nuancées de rouge ou de brun, réunies en masse ou agglomérées, déterminant tôt ou tard une desquamation épidermique, et, dans certaines circonstances, présentant des excoriations qui exsudent une matière concrète. Cette matière se dessèche et revêt un aspect qui lui fait tenir le milieu entre les croûtes et les écailles.

Cette affection est rare chez les enfants, si ce

n'est à l'époque de la dentition. Pendant l'évolution dentaire, on voit souvent apparaître sur la joue, et quelquefois sur le cou de l'enfant, un petit amas de papules lichénoïdes qui prennent, dans cette circonstance, le nom de strophulus.

Après la dentition, le lichen se montre, mais très-rarement, sur les membres des jeunes enfants.

De même que l'eczéma ou les éphélides, cette maladie se relie presque toujours à quelque affection des voies digestives.

Pour la traiter convenablement, il faut admettre deux variétés de lichen : l'une, qui détermine quelques démangeaisons et pas de douleurs, c'est le lichen simple ; l'autre, qui est caractérisée par une rougeur plus vive des tissus malades, par une forte irritation et par une cuisson plus ou moins douloureuse, c'est le *lichen agrius*.

La première exige, à l'intérieur, l'usage de la poudre magnésienne, et, à l'extérieur, l'eau phagédénique mitigée ou la solution de bi-chlorure de mercure. Mais cela ne suffit pas, l'extrême sécheresse de la peau, dans les points où existent les papules, fournit une indication spéciale.

Après chaque lotion, quand l'humidité a disparu, on fait une onction avec la pommade suivante :

Pr. : Axonge. . . . .   15 grammes.
       Soufre sublimé . . . . . .   0 20 centigr.
       Calomel. . . . .   0 30   id.

Huile d'amandes douces.   10 grammes.

Essence de citron. . . .   5 gouttes.

en frictions douces sur les parties malades, comme il vient d'être dit.

Après les frictions, on recouvre la partie malade avec un morceau de peau ou une feuille de caoutchouc vulcanisé, que l'on assujettit avec une bandelette de linge.

Si le lichen existe aux mains, il suffit, après l'onction avec la pommade, de mettre un gant qu'on ne doit quitter qu'aux heures du pansement.

On a préconisé contre le lichen le médicament suivant :

Pr. : Teinture d'aloès. . .   4 à 8 grammes.

Faire chauffer jusqu'à volatilisation de l'alcool.

Glycérine. . . . .   30 grammes.

Avec un pinceau, l'on étale ce glycérolé sur les parties malades.

Le lichen agrius nécessite le même traitement interne, mais, au début, il faut une médication externe adoucissante. On calme promptement le prurit et la cuisson en appliquant sur la partie malade un cataplasme d'amidon, enfermé entre deux linges de mousseline. On prépare l'amidon à l'eau chaude comme si on voulait faire de l'empois ; aussitôt refroidi et le coagulum formé, on en fait un cataplasme qui doit être renouvelé deux fois dans le courant de la jonruée. On peut faire dissoudre l'amidon dans une décoction de têtes de pavots, que l'on rend plus calmante encore en y ajoutant quelques gouttes de laudanum.

Quand l'irritation a disparu, le lichen agrius reprend les caractères du lichen simple et il exige le même traitement.

Contre le lichen simple les homœopathes recommandent surtout *cocculus* et *dulcamara*, donnés alternativement, de semaine en semaine, à la dose de 2 globules 30e dans deux cuillerées d'eau, à prendre une le matin et une le soir. S'il existe quelque symptôme morbide du côté des voies digestives, par exemple, de la diarrhée, des selles fétides, de l'inappétence, etc., ils donnent pendant quelques jours *bryone* et *pulsatille*, alternés de jour en jour aux mêmes doses que les deux médicaments ci-dessus. On administre ceux-ci dès que l'état de l'estomac s'est amélioré.

Contre le lichen agrius ils prescrivent de préférence *cicuta*, *lycopode* et *mercurius solubilis*, donnés alternativement et de quatre jours en quatre jours, aux mêmes doses que les médicaments précédents.

En général, je me suis bien trouvé des médicaments homœopathiques contre les lichens simple et agrius, mais je dois dire que, contrairement à la pratique habituelle de mes confrères homœopathes, je ne négligeais pas le traitement local, et celui-ci, probablement, doit compter pour quelque chose dans mes succès.

Gale.

La gale ne se déclare jamais spontanément chez les petits enfants, et cependant on l'observe fréquemment dans la seconde enfauce, à cause des propriétés éminemment contagieuses de cette maladie. Dans les écoles publiques un enfant galeux, constamment en contact avec ses petits camarades, leur communique bientôt le mal dont il est atteint. Heureusement, ce mal n'est pas grave ; des soins de propreté et quelques remèdes en font promptement justice.

Les boutons de gale sont caractérisés par de petites vésicules remplies d'une sérosité claire, reposant sur une base un peu plus rose que la peau et toujours accompagnées, particulièrement la nuit, d'un prurit incommode.

Il est généralement admis que ces boutons sont dus à la présence, sous l'épiderme, d'un insecte microscopique auquel on a donné le nom de sarcopte de la gale.

Le sarcopte est un insecte nocturne qui demeure immobile pendant le jour et qui voyage la nuit. Il creuse sous l'épiderme un petit canal, au fond duquel il se blottit, et c'est l'irritation déterminée par sa présence qui produit le bouton que nous avons décrit. Il choisit de préférence les points où la peau présente plus de finesse, comme les interstices des doigts, l'avant-bras et le pli du coude. C'est par ces points que la maladie débute ; plus tard elle envahit le tronc, le ventre d'abord, ensuite la poitrine, plus tard le dos et les membres inférieurs. Elle n'existe jamais à la face. Rarement, du reste, chez les petits enfants, elle va plus loin que la main et l'avant-bras. La maladie est si bien connue, que les mères ou toute autre personne donnant des soins à l'enfant, ne tardent pas à s'en apercevoir, et si le petit malade n'est pas condamné, de parti pris, à la malpropreté, à l'absence de toute espèce de soin, il est bientôt débarrassé de ses boutons de gale.

Parmi les nombreux remèdes recommandés contre cette maladie, il en est deux qui, pour les petits enfants et les jeunes sujets, méritent une confiance exceptionnelle.

1° La pommade à la staphysaigre.

Pr. : Staphysaigre en poudre .   10 grammes.
  Axonge. . . . , ...   20   id.

On couche l'enfant de bonne heure ; sous l'influence de l'obscurité et de la chaleur du lit, les sarcoptes abandonnent leurs petites tanières et commencent leur migration. C'est le moment de les attaquer. Une heure après que l'enfant a été couché, on le relève et l'on frictionne exactement les parties où existent les boutons avec la pommade que je viens de formuler.

Tous les matins, lavage avec de l'eau tiède et du savon noir.

Quatre jours de ce traitement suffisent pour une complète guérison.

2° La poudre sulfureuse mercurialisée.

Pr. : Soufre sublimé en poudre.   25 grammes.

    Précipité blanc. . . . . .   0 50 cent.

    Essence de citron . . . .   12 gouttes.

Tous les soirs avant de faire coucher l'enfant, on le rapproche d'un foyer où il rechauffe un instant ses petites mains ; on verse dans la paume le tiers d'une cuillerée à café de la poudre précédente, on ajoute de l'huile d'olive en quantité suffisante pour faire avec la poudre un mélange onctueux, et l'enfant se frotte les mains devant le foyer jusqu'à ce que la poudre et l'huile aient à peu près disparu. On lui met une paire de gants qu'il doit garder toute la nuit.

Ce traitement est, au moins, aussi efficace que la pommade à la staphysaigre ; les boutons galeux, fussent-ils disséminés sur toutes les parties du corps, il suffit de la friction aux mains pour amener une prompte guérison.

Quel que soit le médicament employé, une fois l'enfant guéri, on doit laver exactement ses effets de literie et ceux qu'il a portés pendant le cours de la maladie.

Pour les homœopathes, la gale est le type de l'infection psorique. Ils considèrent la plupart des maladies chroniques comme se développant sous son influence, et ils accusent les allopathes de préparer, par leurs traitements rapides, un avenir misérable aux galeux. S'il faut les en croire, toute gale guérie en quelques jours n'est qu'une gale blanchie. La maladie existe à l'état latent, elle sommeille jusqu'à ce qu'elle apparaisse de nouveau, mais transformée et beaucoup plus menaçante. Ils la combattent avec une modération calculée, et pendant des semaines, voire même des mois, ils ne donnent à leurs malades qu'un ou deux globules de soufre 30e dilution, dans deux cuillerées d'eau, à prendre une le matin et une le soir.

Malgré la meilleure volonté du monde, je n'ai pu être le témoin d'un seul fait bien pertinent qui justifiât cette singulière doctrine. J'ai continué à traiter la gale par les moyens ordinaires, et je ne pense pas avoir démérité de mes malades, parce que je les ai guéris en trois ou quatre jours.

Pemphigus.

Le pemphigus est une maladie caractérisée par des bulles ou phlyctènes remplies d'une sérosité citrine, succédant à des taches rosées qui apparaissent indifféremment sur les diverses parties du corps, excepté sur le visage. Chez l'enfant, cette maladie est peu grave ; mais chez l'adulte et aux époques plus avancées de la vie, elle a un tel caractère de ténacité, que plusieurs auteurs, notamment M. Bazin, l'un de nos plus savants dermologues, la considèrent comme incurable. Chez l'enfant, elle se présente toujours à l'état aigu. Elle apparaît, comme nous l'avons dit, sous la forme de bulles circonscrites par une auréole rosée. Plus tard, l'épiderme s'ouvre, la sérosité s'écoule, et la bulle est remplacée par une croûte assez mince, sous laquelle la peau reste humide sans s'ulcérer.

Cette affection produite par la malpropreté et la misère, ne se montre jamais chez les enfants qui vivent dans de bonnes conditions hygiéniques.

Il suffit, pour la guérison, de quelques bains simples. On recommande toutefois de ne pas attendre que les bulles s'ouvrent spontanément. Il vaut mieux les percer avec une aiguille, afin de hâter la dessiccation. Si l'enfant est malingre, on lui donne une nourriture abondante et généreuse, et on le met pour quelque temps à l'usage du sirop de quinquina.

Si l'irritation de la peau est assez forte pour déterminer de la fièvre, au lieu de bains simples on fait prendre à l'enfant des bains de son ou d'amidon, on peut même le purger une fois ou deux avec le calomel et la racine de jalap ; j'ai déjà donné cette formule.

Les homœopathes considèrent le pemphigus comme un symptôme du vice psorique et recommandent comme remède spécifique, d'abord *Rhus* à la dose de 2 globules 30ᵉ dans 2 cuillerées d'eau, à prendre dans la journée et quatre jours de suite, après quoi ils donnent *sulphur* à la même dose et de la même manière pendant deux semaines. Ils recommandent aussi les bains tièdes simples, ou adoucis avec le son ou l'amidon.

Généralités sur les maladies de la peau.

Pour compléter l'histoire des maladies de la peau chez les enfants, il me resterait à décrire le prosiasis ou lèpre vulgaire, l'ichthyose, l'ecthyma, le lupus, le rupia, l'acné, etc., et d'autres encore, mais il faudrait agrandir démesurément le plan que je me suis tracé. J'ai accordé une mention particulière à celles dont l'étude pouvait être mise à la portée des mères de famille ; ce sont assurément et de beaucoup les plus nombreuses. Quant aux autres, leur traitement présente une grande analogie avec ceux que nous avons exposés. Dans tous les cas, si la maladie résiste aux remèdes que j'ai recommandés, il est évident qu'il ne faut pas y mettre de l'obstination, et que le devoir strict d'une mère est de recourir, dans les circonstances douteuses ou difficiles, aux lumières et à l'expérience d'un médecin.

J'ai dit que les nombreuses distinctions admises par les allopathes n'avaient qu'un intérêt pratique médiocre, attendu qu'elles aboutissaient en définitive au même traitement.

En effet, toute la thérapeutique des maladies cutanées se réduit à savoir employer à l'intérieur les sulfureux, les alcalins, les mercuriaux, l'arsenic, les caustiques, le goudron, l'huile de cade et à l'intérieur les toniques, les amers, les dépuratifs.

La médication homœopathique est plus compliquée, mais elle est en même temps plus rationnelle. Si dans certaines maladies de la peau, celles par exemple que l'on nomme parasitaires parce qu'elles sont produites par un insecte ou un végétal, les remèdes allopathiques méritent la préférence, dans un grand nombre d'autres, l'homœopathie réussira beaucoup mieux, et c'est facile à comprendre. Contre les maladies de la peau l'allopathie est essentiellement empirique. A part les médicaments parasiticides, c'est-à-dire qui tuent l'insecte ou le végétal, la valeur des antiherpétiques est exclusivement basée sur l'expérience, le raisonnement n'y est pour rien. L'axiome homœopathique : les semblables guérissent par les semblables, fournit au contraire les plus précieuses indications. Une maladie de la peau étant donnée, il est rare que la matière médicale homœopathique ne fournisse pas une substance dont les effets se superposent exactement sur les symptômes de la maladie ; pour peu que l'on sache observer, si l'on a une connaissance exacte de cette matière médicale, on est maître du terrain et la guérison ne se fait pas attendre.

Mais cette étude longue, patiente, difficile, n'est point à la portée des mères de famille.

Je vais tâcher d'y suppléer, au moins dans une certaine mesure. Voici, d'une manière générale, d'après la situation et le caractère visibles des diverses maladies de la peau, les médicaments qui leur correspondent.

Les éruptions qui apparaissent à la face exigent ordinairement *Causticum, Graphites, Sulphur*, alternativement de semaine en semaine.

Celles qui apparaissent exclusivement aux lèvres, exigent *Mercurius solubilis* et *Causticum*, si le mal persiste après trois ou quatre jours de l'usage de *Mercurius*.

A l'avant-bras, *Causticum* et *Staphysaigre* alternativement de cinq jours en cinq jours.

Aux jointures, c'est à-dire aux plis d'une ou plusieurs articulations, *Dulcamara* et *Lycopode*, ou bien *Sepia* et *Sulphur*, alternativement et de cinq jours en cinq jours.

Aux organes de la génération, *Mercurius, Rhus* et *Sepia*, alternativement de semaine en semaine,

Au scrotum, *Petroleum, Sepia, Sulphur*, administrés comme les médicaments précédents.

A la tête, *Rhus* et *Arsenic*, alternés de semaine en semaine, et plus tard, *Calcarea* et *Sulphur* alternés de quatre jours en quatre jours.

Contre les pustules, c'est-à-dire les boutons qui contiennent une gouttelette de pus, *Sulphur* et *Rhus* alternés de cinq jours en cinq jours.

Contre une éruption disséminée ou qui présente de la disposition à s'étendre, *Clématite, Graphites, Mercurius, Sulphur* alternés de semaine en semaine.

Contre les éruptions qui donnent une suppuration plus ou moins abondante, *Dulcamara, Lycopo-*

dium, Mercurius, Staphysaigre alternés de cinq jours en cinq jours.

Contre les éruptions sèches et squameuses (en écailles), *Arsenic, Rhus, Allum.*

Contre les éruptions mercurielles, *Hepar.*

Contre les éruptions siphylitiques, *Mercurius, Acidum nitrium, Aurum.*

Tous ces médicaments s'emploient à la dose de deux globules dans deux grandes cuillerées d'eau, à prendre une le matin et une le soir.

Maladies accidentelles ou chirurgicales.

Une mère doit, en cas d'accident, être en mesure de donner les premiers secours à son enfant. Il est bien entendu que je ne vais pas rédiger à son usage un manuel de chirurgie pratique ; je me garderai bien de décrire les luxations, les fractures, les plaies perforantes de la poitrine ou du ventre, etc., etc., et toutes les affections traumatiques assez graves pour exiger le concours du médecin. Je parlerai seulement des accidents qui se présentent journellement dans la première et dans la seconde enfance : les contusions, les petites blessures, les chutes, les entorses, les piqûres d'insectes venimeux, les brûlures, en un mot, tous les petits maux accidentels auxquels, avec de minces connaissances médicales, il est facile de remédier.

Plaies accidentelles. Blessures par instrument tranchant.

Les enfants en possession d'un couteau le tiennent presque constamment à la main, et rarement plusieurs jours s'écoulent sans que ces petits étourdis se gratifient d'une coupure.

Légère ou profonde, cette coupure exige un pansement très-simple. On étanche le sang, on rapproche exactement les lèvres de la plaie, on applique le bout du doigt sur la blessure que l'on tient légèrement comprimée pendant quelques minutes. Pendant ce temps-là, quelqu'un découpe un morceau de baudruche gommée, assez large pour dépasser le plus grand diamètre de la blessure, assez long pour faire un peu plus que le tour du doigt coupé, car c'est ordinairement un doigt qui est blessé. On passe la langue sur la baudruche du côté gommé, et on l'applique de manière à recouvrir exactement la coupure. On met par-dessus une petite bandelette de linge que l'on maintient avec un fil. Dans la plupart des cas, la réunion solide de la plaie est effectuée dans les 24 heures. Si la coupure existe ailleurs qu'aux doigts, on peut encore panser avec la baudruche gommée, mais si celle-ci est difficilement maintenue, on la remplace par une bandelette de taffetas gommé ou de sparadrap.

Si la blessure, au lieu de se cicatriser, s'irrite et

suppure, on abandonne la baudruche et le taffetas, et l'ou panse avec les pommades cicatrisantes dont j'ai donné la formule à la fin de ce livre. (V. le chapitre intitulé : *Pharmacie des mères de famille.*) A défaut de cette pommade, on peut panser avec du cérat simple, mais si le mal s'envenime, si la suppuration continue, on peut toujours, à défaut de ma pommade cicatrisante, employer la préparation dont voici la formule.

> Pr. Cérat camphré.   .   .   .   25 grammes.
> Laudanum de Sydenham.   8 gouttes.
> Teinture d'aloès   .   .   ,   10 gouttes.

Règle générale, quand une plaie suppure, on doit la panser deux fois au plus dans les vingt-quatre heures. Il ne faut pas la laver avec de l'eau ; il suffît, pour la nettoyer exactement, d'appuyer sur le mal un linge blanc bien propre, après quoi on procède au pansement comme il a été dit.

Dans le cas où la blessure est le siége d'une hémorrhagie abondante, il faut, comme nous l'avons recommandé plus haut, rapprocher exactement les lèvres de la plaie, et la comprimer avec le bout du doigt, non pas seulement quelques minutes, mais jusqu'à ce que l'hémorrhagie soit parfaitement contenue : si, après une demi-heure de compression, le sang continue à couler, il faut appliquer sur la blessure un plumasseau de charpie trempé dans le perchlorure de fer à 30 %, et si ce moyen est insuffisant, il faut appeler un médecin.

Plaies par instruments piquants.

Les blessures par instruments piquants ne présentent pas de gravité, si ce n'est dans les conditions suivantes : 1° si l'instrument piquant est de nature à envenimer la plaie; 2° s'il a pénétré à une grande profondeur, et surtout s'il a intéressé une artère ou un organe délicat.

Dans les premiers cas, il faut laver soigneusement la plaie, presser et exprimer les chairs pour faire écouler un peu de sang qui entraîne ordinairement avec lui les impuretés demeurées dans la plaie. Cette pratique est de rigueur toutes les fois qu'un enfant s'est blessé avec un clou rouillé, ou tout autre pointe malpropre. Après le premier lavage, on maintient sur la plaie une compresse de linge trempée dans l'eau de Cologne ou la teinture d'arnica. Si, malgré cette précaution, la blessure s'envenime et passe à la suppuration, il faut examiner avec soin s'il n'est pas resté dans la plaie quelque ordure, ou bien un fragment de corps étranger, on procède à l'extraction et à un nouveau lavage, après quoi l'on se comporte comme nous l'avons dit pour les coupures qui tendent à la suppuration.

Ce qui précède indique suffisamment la conduite à tenir, lorsqu'une écharde, une épine, une pointe de métal demeure engagée dans les chairs. Il faut absolument en pratiquer l'extraction; les femmes qui soignent les enfants s'entendent assez bien à cette petite manœuvre. Elles emploient pour cela une aiguille ou une épingle, et elles savent s'en servir avec dextérité. J'ai remarqué, cependant, qu'elles faisaient porter la pointe de l'aiguille, directement sur le corps étranger demeuré dans la peau. Pour peu qu'il soit solidement engagé, on exerce involontairement sur lui une pression insupportable pour l'enfant. Donc, au lieu d'attaquer le corps étranger par le sommet, il faut appuyer sur lui latéralement, et rien n'est plus facile. On pique l'épiderme à un millimètre de distance du corps étranger ; on enfonce obliquement l'aiguille jusqu'à ce que sa pointe touche latéralement l'épine ou l'écharde qui doit être extraite, et par quelques mouvements de bascule, on réussit ordinairement bien vite à lui faire faire une légère saillie au-dessus de la peau ; son extraction est alors extrêmement facile.

Les enfants se blessent quelquefois avec un hameçon. La pointe de celui-ci pénètre plus ou moins profondément sous la peau, où elle est invinciblement retenue par la dent ou arête latérale dont elle est armée. La moindre tentative d'extraction directe est extrêmement douloureuse et n'aboutit à rien. Après avoir infligé au petit patient de longues tortures, on se décide à demander l'assistance d'un médecin. Celui-ci ordinairement débride les chairs et transforme une simple piqûre en une large plaie. Cette pratique doit être absolument condamnée.

Rien n'est plus facile que de retirer un hameçon engagé plus ou moins profondément dans les tissus. Il faut tout simplement appuyer énergiquement sur la tige, la faire basculer de manière à ce que la pointe perce la peau de dedans en dehors. Ce temps de l'opération est douloureux mais rapide comme l'éclair. La pointe étant dégagée, on la coupe avec des pinces tranchantes, rien ne s'oppose alors au mouvement rétrograde de l'hameçon, et on l'extrait sans la moindre difficulté : il reste seulement à la peau deux piqûres au lieu d'une, et le pansement le plus simple est tout à fait suffisant.

Ce que j'appelle pansement le plus simple consiste dans l'application d'une compresse imbibée d'eau commune, à laquelle on a ajouté quelques gouttes de teinture d'arnica ; 20 gouttes pour un demi-verre d'eau.

Corps étrangers introduits dans l'oreille.

Assez souvent, les enfants s'introduisent accidentellement dans l'oreille un petit caillou, un haricot, une bille ou tout autre objet de cette nature. Aussitôt que l'on s'en aperçoit, il faut procéder à l'extraction, dont l'urgence est bien plus impérieuse que lorsqu'il s'agit d'un corps étranger introduit dans les chairs.

Sa présence dans le conduit auditif détermine bientôt l'inflammation de la membrane du tympan,

les douleurs deviennent atroces, et une surdité incurable est imminente. Si c'est une graine, comme
un haricot ou un petit pois ou un pois chiche, l'humidité sécrétée par la membrane muqueuse pénètre
la graine, la gonfle et peut même en déterminer la
germination. Par toutes ces raisons, il est évident
que l'extraction du corps étranger doit être immédiatement pratiquée.

S'il est apparent, on le saisit avec des pinces très-
fines et on l'attire au dehors. Si on ne le voit pas,
il faut attirer en arrière le pavillon de l'oreille ; on
redresse ainsi, jusqu'à un certain point, la courbure
du conduit auditif et le regard plonge jusqu'au fond
de l'oreille. A cette profondeur, il est quelquefois
difficile de le saisir ; on doit dans cette circonstance
instiller quelques gouttes d'huile dans l'oreille, et
mettre la tête de l'enfant dans une situation qui, par
sa déclivité, favorise la sortie du corps étranger. Si
ces tentatives sont infructueuses, on doit s'adresser
au médecin ; celui-ci possède dans son arsenal chi-
rurgical des instruments spéciaux qui lui permettent
de réussir quand la mère de famille a échoué.

Plusieurs fois, j'ai eu l'occasion de voir des vers
dans les oreilles des enfants. Ces vers sont les larves
d'une grosse mouche qui, pendant le sommeil de
l'enfant, a déposé ses œufs dans l'oreille de celui-ci.
Après leur éclosion, les vers gagnent la partie la plus
profonde de l'oreille, où ils attaquent la membrane
muqueuse du tympan et du canal auditif : les dou-

leurs sont continuelles et très-vives. L'enfant souffre et crie sans cesse, jusqu'à ce que les parents, à force d'examiner l'oreille, finissent par y reconnaître la présence des vers. En quelques minutes, on peut les en débarrasser. Avec une petite seringue, on injecte dans l'oreille une douche d'eau tiède, on pousse vigoureusement sur le piston, pour donner au jet de liquide une force expulsive suffisante. Pour que la douche arrive directement jusqu'au fond de l'oreille, on a soin de la saisir par le pavillon et de l'attirer en arrière.

Ordinairement, sous l'impulsion de la douche, les vers agglomérés se dispersent et sont rejetés avec l'eau qui reflue du conduit auditif; cependant, il faut toujours, après la douche, prendre la précaution suivante. On sèche exactement l'oreille avec un petit linge roulé, que l'on porte jusque sur le tympan; ensuite on laisse tomber dans le conduit vingt-cinq à trente gouttes d'huile d'olive tiède, et l'on bouche l'orifice auditif avec un bourdonnet de coton ouaté. Après l'injection de l'huile, on a soin, pendant une ou deux minutes, de maintenir la tête de l'enfant dans une position inclinée, de manière à ce que l'huile demeure au fond du canal auditif. Il résulte de cette précaution que s'il est resté quelques vers dans l'oreille, l'huile les fait périr. On pourrait même négliger la douche et s'en tenir à l'injection d'huile; mais les parents n'auraient pas la satisfaction de voir, à l'instant même, sortir de l'oreille les larves qui tourmentaient le petit enfant.

Plaies contuses.

Les plaies contuses sont produites par un corps dur qui n'est ni piquant ni tranchant. Elles sont le résultat de l'écrasement des tissus. L'hémorrhagie qui les accompagne est rarement abondante, et leur plus ou moins de gravité est ordinairement relative à la violence de la contusion.

Elles suppurent presque toujours avant de se cicatriser ; le pansement est plus simple encore que celui des coupures ; une compresse trempée dans l'eau additionnée de quelques gouttes de teinture d'arnica, une bandelette de linge sec, et rien de plus. Cependant, je dois dire que l'on favorise beaucoup la cicatrisation en maintenant chaudement la partie blessée ; par conséquent, toutes les fois que la plaie présente une certaine étendue, au-dessus de la compresse d'eau arniquée, je fais placer un morceau de caoutchouc très-mince ou de taffetas gommé, et je recouvre le tout d'une couche de coton ouaté maintenu avec une petite bande. Si la plaie, malgré le pansement indiqué, paraît s'envenimer, si la cicatrisation marche avec lenteur, on panse avec une pommade cicatrisante (Voir la table), comme il a été dit pour les coupures.

Contusions.

Les contusions non accompagnées de plaies sont extrêmement communes chez les petits enfants. Dans leurs jeux si animés, ils tombent et se font souvent des bosses quelque part et surtout à la tête. Ces bosses, ou trombus, sont des épanchements de sang qui se résorbent ordinairement et s'effacent en deux ou trois jours. Ici encore l'arnica est le remède souverain. Une compresse humectée d'eau arniquée est maintenue sur la partie contusionnée, on la mouille une fois toutes les deux heures, et rarement la journée s'écoule sans que la bosse ait disparu. Cependant, si elle est volumineuse, il est bon, avant de mettre la compresse, d'exercer pendant quelques minutes un bon massage sur le point tuméfié. On le comprime avec la paume de la main, et l'on opère circulairement une bonne friction, ou pétrit la tumeur, on l'exprime comme pour faire passer dans les parties voisines le sang qu'elle contient. Par cette manœuvre, elle diminue de volume et se ramollit à vue d'œil.

Dans certaines circonstances, notamment quand la poitrine, le dos ou la région lombaire sont le siège de la contusion, le trombus présente un gros volume et persiste très-longtemps sans se résorber. On sent dans la tumeur une fluctuation comme dans les abcès, et le sang qui y est contenu se maintient à l'état liquide sans diminuer de quantité. Ici l'eau arniquée est insuffisante; il faut la remplacer par des topiques plus stimulants. J'ai toujours obtenu un excellent effet de la préparation suivante :

Hacher menu des feuilles de sureau, de sauge, de menthe, de mélisse, de n'importe quelle plante aromatique;

Verser sur ces feuilles hachées une glaire d'œuf et deux cuillerées d'eau-de-vie camphrée; remuer ce mélange comme on remue une salade, en faire un cataplasme épais de deux doigts, que l'on applique sur la partie contuse, et le renouveler matin et soir.

Si la contusion est douloureuse, on obtient un soulagement immédiat en la recouvrant d'un petit cataplasme de feuilles de *datura-stramonium,* pilées et triturées jusqu'à être réduites en pâte. Quand la douleur est calmée, on applique le cataplasme précédent. Il est rare que sous son influence les bosses sanguines les plus volumineuses ne s'effacent pas en peu de jours.

Si, par extraordinaire, il est impossible de se procurer les plantes dont on a besoin, on peut, jusqu'à un certain point, suppléer au cataplasme résolutif par le massage et les compresses d'alcool camphré.

Les contusions, suites d'une chute ou d'un coup sur la tête, méritent une attention toute particulière. En traitant des maladies du cerveau, nous avons vu combien, chez les enfants, cet organe était disposé aux irritations et aux maladies inflammatoires. Une chute ou une contusion violente sur la tête est une cause fréquente d'inflammation cérébrale, mais ce qu'il est nécessaire de savoir, c'est que les accidents inflammatoires n'apparaissent, en général, que le huitième ou le neuvième jour après la chute ou la contusion. Il résulte de cela qu'il faut surveiller pendant plusieurs jours l'enfant qui s'est blessé à la tête. Plus que dans toutes les autres circonstances, l'administration de l'arnica est nécessaire; elle doit être continuée au moins pendant une semaine.

Au premier signe d'affection cérébrale, il faut recourir au médecin et, en son absence, se comporter comme il a été dit dans le chapitre concernant les inflammations du cerveau et de ses membranes.

Entorses.

Les petits enfants sont très-sujets aux entorses. Dans leur marche mal assurée, leur pied pose souvent à faux, il se tord, et le poids du corps pesant tout entier sur l'articulation qui unit le pied à la jambe, les ligaments, peu solides encore, sont fortement distendus, et quoiqu'il n'y ait pas luxation, les parties fibreuses qui concourent à la résistance des extrémités articulaires souffrent plus ou moins de la violente traction à laquelle elles ont été soumises. C'est précisément la souffrance ou les désordres qui accompagnent cet accident, que l'on désigne en chi-rurgie sous le nom d'entorse.

Les enfants qui commencent à marcher y sont particulièrement sujets, surtout ceux que l'on fait exercer à la marche en les soutenant seulement d'une main. Ils trébuchent à chaque instant; pour les retenir on soulève instinctivement la main par laquelle on les tient, et les articulations du membre supérieur ont à supporter tout le poids de l'enfant. Aussi les entorses du poignet sont-elles de beaucoup les plus fréquentes; viennent ensuite celles du coude, et puis celles de l'épaule, enfin celles de l'articulation de la jambe et du pied, dont nous avons parlé plus haut.

Le premier effet de l'entorse est ordinairement d'arracher un cri de douleur à l'enfant. La partie malade est très-sensible au toucher; elle se meut difficilement et douloureusement. Presque toujours elle est le siége d'un gonflement notable, sans que la peau change d'aspect ou de couleur.

Après un temps qui varie à l'infini, ces symptômes se calment, la tuméfaction disparaît et l'articulation reprend sa mobilité. Quelquefois cependant, surtout chez les enfants lymphatiques, le gonflement persiste et l'entorse devient le point de départ d'une tumeur blanche scrofuleuse. Cette transformation est particulièrement à craindre, si on abandonne l'entorse à elle-même. Il est donc indispensable d'y remédier le plus promptement possible.

Dans le principe, le meilleur médicament est encore la teinture d'arnica, 20 gouttes dans un demi-verre d'eau. On enveloppe l'articulation malade avec des compresses bien humectées et recouvertes d'un morceau de caoutchouc vulcanisé ou de taffetas gommé. On maintient le membre dans l'immobilité en l'entourant d'une longue bande, que l'on enlève le matin et le soir pour changer les compresses. Si dans les quarante-huit heures la tuméfaction et la douleur n'ont pas disparu, on a recours à la solution résolutive dont voici la formule.

Pr. : Teinture de lavande. . .   50 grammes.
     Eau-de-vie camphrée. .   50   id.
     Eau commune.   100   id.
     Acétate de plomb liquide
     (extrait de Saturne) .   10   id.

On emploie cette solution de la même manière que l'eau arniquée.

Quelques médecins recommandent l'application d'un appareil inamovible. Ce moyen, excellent pour les adultes, est ordinairement préjudiciable aux enfants. L'immobilité absolue à laquelle l'articulation malade se trouve soumise, peut déterminer l'ankylose ou soudure des surfaces articulaires.

Cependant j'ai dû quelquefois y avoir recours chez de petits enfants très-vifs et souffrant d'une entorse à l'articulation du pied et de la jambe. Seulement, une fois le bandage inamovible appliqué et parfaitement sec, je l'ouvrais du haut en bas avec des cisailles, et comme il était parfaitement moulé sur le membre, je l'y maintenais au moyen d'une bande solide que j'enlevais tous les deux jours pour observer l'articulation. J'avais ainsi tout le bénéfice de l'immobilité sans avoir à craindre les conséquences d'un bandage maintenu trop longtemps. Je fais cette observation pour les médecins plutôt que pour les mères de famille, car celles-ci ne peuvent avoir la prétention, sans quelques leçons préalables, d'appliquer convenablement un bandage inamovible.

On a vu que dans toute lésion accidentelle, je recommande la teinture d'arnica étendue d'eau, comme l'un des meilleurs médicaments externe et interne. Je dois dire que dans les cas où les parties tendineuses ou fibreuses sont plus particulièrement atteintes, comme dans les entorses et les luxations, les homœopathes donnent spécialement la préférence à *rhus*. Quelques-uns l'emploient extérieurement et intérieurement. Au lieu d'eau arniquée, ils jettent dans un verre d'eau 50 centigrammes de la 3e trituration de *rhus* et emploient cette solution comme topique en remplacement de l'eau arniquée. Ils administrent en même temps quelques globules 18e ou 30e dans un demi-verre d'eau, à prendre à la dose de trois cuillerées par jour.

Dans ma pratique, j'ai toujours usé, au moment de l'accident, de l'*arnica*, extérieurement et intérieurement, mais dans les cas d'entorse, dès le lendemain je donnais *rhus* en potion et je continuais l'usage de l'arnica comme topique. Cette méthode contrarie assurément les idées de la plupart de mes confrères en homœopathie, mais, en dépit de la théorie, je m'en suis parfaitement trouvé, et j'engage les mères de famille à faire comme moi.

Brûlures.

La pommade cicatrisante, dont j'ai donné la formule (V. la table) est un médicament véritablement merveilleux contre toute espèce de brûlure. Il suffit d'en oindre trois ou quatre fois par jour les parties lésées pour prévenir tous les accidents secondaires. Je ne parle pas, bien entendu, de ces vastes brûlures qui désorganisent la peau et les parties subjacentes. Celles-ci, quand elles ne sont pas tellement terribles que l'enfant ne puisse leur survivre, clouent pour longtemps leur victime sur un lit de douleur. Les parties désorganisées provoquent un travail d'élimination accompagné de suppurations abondantes, et l'intervention du médecin est absolument nécessaire. Nous ne devons pas nous en occuper ici. Les autres, celles que l'on nomme brûlures de premier et de deuxième degré, sont, au contraire, parfaitement accessibles aux moyens que je signale à l'attention des mères de famille.

La brûlure du premier degré est celle qui dépasse à peine l'épiderme et se traduit par une ou plusieurs ampoules, remplies d'une sérosité claire. Elle est accompagnée d'une très-vive douleur. Celle du second degré, plus douloureuse encore, s'étend un peu plus profondément et détermine tôt ou tard une inflammation suppurative. Dans l'un comme dans l'autre cas, la pommade cicatrisante, étendue abondamment sur les parties malades, a pour effet, d'abord de faire disparaître presque immédiatement la douleur, ensuite de calmer si complétement l'irritation, qu'il ne se forme point d'ampoule. L'épiderme desséché demeure adhérent au derme et se détache plus tard comme une peau morte.

Si le premier pansement ne peut être fait qu'à un instant plus ou moins éloigné de l'accident et si les ampoules se sont formées, il n'y a le premier jour aucune modification à apporter au traitement, mais le lendemain, ou plutôt dès que la douleur a parfaitement disparu, on perce les ampoules avec la pointe d'une aiguille et l'on continue l'usage de la pommade.

Ce traitement est applicable aux brûlures les plus étendues en surface, comme aux plus circonscrites; cependant tout le monde n'ayant pas à sa disposition de la pommade cicatrisante, et celle-ci ne se trouvant pas encore dans les pharmacies, je vais indiquer un moyen qui peut être efficacement employé.

LINIMENT CONTRE LA BRULURE.

ꝶr. Eau de chaux. . . . . . 25 gr.
Huile d'olives ou d'amandes
douces . . . . 25 gr.
Laudanum de Sydenham . 2 gr. 50

Agiter fortement le mélange.

On étend avec les barbes d'une plume une couche de ce liniment sur les parties malades, on met par-dessus une couche épaisse de coton ouaté que l'on maintient avec une bande, et l'on attend tranquillement la guérison.

Si, pendant les premières heures qui suivent ce pansement, la douleur continue très-vive, on renouvelle d'heure en heure l'application du liniment, jusqu'à ce que la sensation de brûlure soit très-sensiblement atténuée. A dater de ce moment, il ne faut plus y toucher, le mal guérit tout seul sans aucun pansement ultérieur.

Les brûlures au deuxième degré, qui passent à la suppuration, guérissent très-bien de la même manière; seulement il faut avoir la précaution d'enlever quelquefois, avec la plus grande douceur, la couche de coton qui les recouvre. Souillée par la matière purulente, elle finit par exhaler une odeur repoussante, il convient donc de la changer. Il suffit pour cela de prendre tout doucement, avec le bout doigts ou une pince à pansement, l'ouate que

l'on veut enlever. On attire sans violence tout ce
qui veut venir, mais si quelque portion demeure
adhérente à la partie qui suppure, on la laisse.
Quand on a enlevé tout ce qui s'est détaché sans le
moindre effort, on met une nouvelle couche d'ouate,
aussi épaisse que la première, et l'on renouvelle ce
pansement le plus rarement possible.

Pendant les premières heures qui suivent certaines brûlures, la douleur est quelquefois si cruelle,
que les petits enfants sont pris de convulsions ou de
syncopes. Dans ce cas, il faut défaire le premier pansement et plonger la partie malade dans une cuvette
pleine d'eau blanche laudanisée, bien fraîche.

Pour un litre d'eau, on ajoute une cuillerée ordinaire d'extrait de Saturne (s.-acétate de plomb liquide)
et une pleine cuillerée à café de laudanum, on entretient la fraîcheur de l'eau avec de petits morceaux
de glace, et si on ne peut s'en procurer, on renouvelle le liquide au moins une fois toutes les heures.

Si la partie brûlée ne peut être immergée dans
une cuvette, on remplace ce bain par des compresses
trempées dans le même liquide et renouvelées à
chaque instant.

On donne en même temps au petit malade une
potion calmante avec une ou plusieurs gouttes de
laudanum, suivant son âge, et dès que la douleur
est sensiblement calmée, on revient au pansement
que j'ai indiqué.

Les brûlures par des substances chimiques comme

les acides ou les caustiques, exigent préalablement un lavage à grande eau, après lequel on procède au pansement ordinaire.

Les brûlures par le phosphore ne doivent pas être lavées. La meilleure manière d'extraire les particules de phosphore demeurées à la surface lésée, consiste à frotter doucement celle-ci avec de l'huile ou un corps gras. La pommade cicatrisante mérite de beaucoup la préférence. On reconnaît que tout le phosphore a été exactement enlevé, lorsque la partie brûlée, mise dans un endroit obscur, ne laisse pas apparaître la moindre lueur phosphorescente. Dès ce moment, l'on peut avoir recours au pansement ordinaire.

Piqûres d'insectes venimeux.

L'imprudence et l'humeur agressive des petits enfants les exposent, plus que les grandes personnes, aux piqûres des abeilles et des guêpes. Cet accident ne présente pas ordinairement beaucoup de gravité. Une seule piqûre détermine une très-vive douleur, surtout si l'aiguillon est demeuré dans la plaie. C'est ce dont il faut s'assurer, et la première chose à faire c'est de procéder à l'extraction. On se comporte exactement comme s'il s'agissait d'une épine ou d'une écharde ordinaire. Cependant, la ténuité de l'aiguillon est telle qu'on ne peut l'apercevoir et l'extraire qu'en se servant d'une loupe.

Si les piqûres sont nombreuses, des accidents généraux assez graves peuvent se produire. Outre les symptômes locaux, tels que douleur et tuméfaction, il peut survenir des syncopes, des vomissements, de l'anxiété, de violentes douleurs d'entrailles, comme après l'ingestion d'une substance vénéneuse. Le pouls s'affaiblit et ses mouvements se ralentissent; enfin l'ensemble des symptômes constitue un état général inquiétant auquel il est urgent de remédier.

On a longtemps professé et l'on professe encore que l'ammoniaque liquide est le médicament par excellence contre toute blessure faite par un animal venimeux. Je proteste contre cette assertion, et j'affirme que l'alcali volatil n'a d'autre valeur que ses propriétés stimulantes et caustiques.

On l'administre très-inutilement à l'intérieur, et pour mon compte, il y a plus de vingt ans que j'y ai absolument renoncé.

J'ai fait sur la morsure de la vipère de nombreuses observations, dont l'une m'était personnelle, et dans laquelle, par parenthèse, je dirai que je faillis perdre la vie. J'ai pu constater que le véritable spécifique des blessures par animaux venimeux était l'opium et tous ses dérivés. Son efficacité m'a paru incomparablement supérieure à celle de l'ammoniaque, et dans l'application générale que j'en ai faite, soit dans les cas de morsure de vipère, soit dans les piqûres d'abeilles, de guêpes, d'araignées, de scorpions, etc. ; j'ai toujours obtenu les résulta s plus heureux.

J'administre l'opium extérieurement et intérieurement.

Extérieurement je l'unis à un liniment stimulant ainsi composé :

> Huile camphrée. . . . 30 grammes.
> Ammoniaque liquide . .   5 grammes.
> Laudanum de Sydenham .   5 grammes.

en frictions sur les parties lésées et celles qui sont tuméfiées.

A l'intérieur, je donne de quart d'heure en quart d'heure, de une à six gouttes de laudanum dans un peu d'eau sucrée, jusqu'à ce que les symptômes généraux se dissipent. Chez les adultes, je débute par une dose de quinze à vingt gouttes.

Pour calmer la soif et arrêter les vomissements, j'ordonne la limonade fraîche coupée avec de l'eau de Seltz.

Avec ce traitement, il est rare que, dans l'espace d'une heure, tous les accidents ne soient calmés.

Les homœopathes recommandent particulièrement l'arnica, comme dans les autres lésions accidentelles. Je doute que pour les cas spéciaux dont nous parlons, ce précieux remède puisse efficacement remplacer le laudanum.

Asphyxie.

SECOURS A DONNER A UN ENFANT NOYÉ.

L'asphyxie produite par le charbon est un accident bien rare chez les enfants. Il peut arriver cependant que, par l'imprudence d'une domestique et même d'une mère, un fourneau de charbon reste allumé dans une chambre, un poêle dont la clef aura été involontairement ou étourdiment fermée, déterminent l'asphyxie d'un enfant. Si celui-ci n'a pas encore perdu connaissance, il suffit d'ouvrir les portes et les fenêtres, et de renouveler l'air pour dissiper tous les accidents. Si l'enfant est à l'état de mort apparente, il faut non-seulement le mettre au grand air, mais après l'avoir dépouillé de ses vêtements, on doit pratiquer à toute la périphérie du corps et particulièrement sur la région épigastrique et le long de la colonne vertébrale des frictions stimulantes avec l'eau ammoniacale camphrée.

Dans un demi-litre d'eau l'on ajoute une cuillerée à bouche d'ammoniaque liquide et deux ou trois cuillerées d'alcool camphré; l'on trempe dans ce mélange un large morceau de flanelle, et l'on frictionne ainsi que je l'ai dit.

On instille dans la bouche, entre les lèvres de l'enfant, quelques gouttes d'élixir de la Grande-Chartreuse, ou d'eau de mélisse des Carmes.

En même temps, avec la main trempée dans l'eau fraîche, une autre personne exécute quelques aspersions à la face et au cou de l'enfant. On approche de ses narines un flacon d'ammoniaque liquide. On exerce sur la poitrine des pressions douces par des mouvements alternatifs d'élévation, d'abaissment, comme il a été dit en parlant de l'asphyxie des nouveau-nés.

Ces moyens demeurant inutiles, on plonge un marteau dans l'eau bouillante et on l'applique sur la région du cœur et sur le creux de l'estomac.

On doit mettre dans toutes ces manœuvres beaucoup de patience, beaucoup de persévérance, et ne s'arrêter que lorsque la vie est manifestement éteinte. On le reconnaît en appliquant l'oreille sur la région du cœur, et si trois minutes s'écoulent sans qu'un battement se fasse entendre, la mort est malheureusement certaine.

L'asphyxie, par suite d'immersion, exige à peu près les mêmes soins. L'enfant retiré de l'eau doit être immédiatement déshabillé. On le maintient couché, un peu tourné du côté droit, et la tête très-légèrement relevée. On commence par une friction sèche sur toute la surface du corps, et l'on passe ensuite aux frictions stimulantes. Le reste, exactement comme il a été dit pour l'asphyxie par le charbon.

Si la bouche de l'enfant peut être facilement ouverte, on titille la gorge avec les barbes d'une plume trempée dans l'huile, et si l'on peut obtenir ainsi le moindre effort de vomissement, l'enfant est déjà sauvé.

Asphyxie par le froid.

Peu de mères de famille auront l'occasion de donner des soins à un enfant asphyxié par le froid. Toutefois, cet accident n'est pas tellement rare qu'il n'y ait quelque utilité à dire, en peu de mots, par quels secours on doit y remédier.

Le cas se présente ordinairement loin des villes. L'enfant, égaré dans la campagne et surpris par le froid, n'a plus la force de marcher. Il s'arrête, s'assied ou se couche sur la neige; un sommeil irrésistible s'empare de ses sens. Il s'endort, et s'il demeure quelques heures dans cet état, la mort est inévitable. Trouvé et recueilli à temps, c'est-à-dire lorsque la vie n'est pas encore éteinte, on doit le transporter immédiatement dans un lieu couvert, mais où il n'y ait pas de feu. La transition subite d'un froid intense à une température un peu élevée lui serait certainement fatale. On le couche sur un matelas ou sur des couvertures de laine, on le déshabille, et si les membres raidis se prêtent trop difficilement à cette opération, on coupe ou l'on déchire les vêtements. Pendant trois ou quatre minutes, on frotte toute la périphérie du corps avec de la neige fondante. On frictionne ensuite avec des linges secs, et enfin avec

de la flanelle ou toute autre étoffe de laine. Ces frictions doivent être continuées jusqu'à ce que les
membres aient repris leur souplesse. On peut alors
humecter la flanelle ou le drap avec de l'eau-de-vie
chaude, et l'on continue les frictions, particulièrement sur la région du cœur, le creux de l'estomac
et le long de l'épine dorsale. On instille entre les
lèvres quelques gouttes d'un cordial puissant, comme
l'élixir de la Grande-Chartreuse ou l'Eau de mélisse
des Carmes. On réchauffe artificiellement les membres, soit par l'application de linges chauds, soit en
mettant l'enfant dans un bain tiède. Dès qu'il revient
à lui, on le restaure avec du vin chaud, aromatisé
d'un peu de cannelle, et l'on peut, dès cet instant, le
considérer comme sauvé. Ici encore on peut s'assurer par les battements du cœur si la vie persiste ou
si elle est éteinte, seulement il faut observer que,
dans ce genre d'asphyxie, le cœur se contracte avec
une telle faiblesse que ses battements peuvent ne
pas être perceptibles. Il faut donc, malgré tous les
signes apparents de la mort, persister avec patience
et courage dans les soins que l'on donne à l'enfant
asphyxié.

Empoisonnements.

Malgré l'importance de ce sujet, à peine dirai-je quelques mots des empoisonnements. Lorsque la vie d'un enfant est menacée par l'ingestion d'une substance vénéneuse, ce qu'il y a de mieux à faire, c'est de recourir immédiatement à l'assistance du médecin. Toutefois, je vais dire quels sont, en général, les premiers secours ordinairement exigés.

La plupart des substances vénéneuses ont une saveur assez désagréable pour que les petits enfants soient très-rarement les victimes de leur gourmandise. Cependant diverses circonstances les exposent à l'intoxication. Par exemple : une potion laudanisée ou belladonisée, destinée à une grande personne, peut leur tomber sous la main. Ils la boivent et ils se narcotisent. A la campagne, ils trouvent, dans leurs promenades, des baies de belladone, dans leur jardin, des baies de nerprun ; ils en mangent, et la plus petite quantité de ces substances peut déterminer des accidents assez graves. Sans faire ici l'énumération des contre-poisons, je dirai d'une manière générale que l'antidote de la plupart des poisons minéraux est la magnésie. On en délaye deux ou trois cuillerées à café dans un peu d'eau sucrée, l'enfant l'avale sans répugnance, et quelques instants après on lui administre un vomitif. Si les accidents persistent, on lui fait prendre, par force s'il le faut, quelques cuillerées d'huile d'amandes douces. Les poisons végétaux doivent être également combattus par les vomitifs, s'il y a peu d'instants que la substance vénéneuse a été ingérée. S'il s'est écoulé plus d'une heure, chacun exige son antidote spécial. Contre l'empoisonnement par les champignons, on administre l'huile de ricin mêlée à l'huile d'amandes douces et à une petite quantité de sirop simple, aromatisé avec une goutte d'essence de citron; contre l'opium, on donne le café à haute dose et surtout la belladone, 5 ou 10 centigrammes d'extrait dans une très-petite potion; contre la belladone, on administre l'opium, 12 ou 15 gouttes de laudanum dans un peu d'eau sucrée, ajoutons cependant que la dose de l'antidote doit être proportionnée à la quantité de poison ingéré. Contre les autres poisons végétaux, les vomitifs. On favorise singulièrement les efforts de la nature médicatrice, en joignant les moyens externes aux médicaments internes. On applique des sinapismes au creux de l'estomac, aux jambes, à la région du cœur; on fait des frictions stimulantes avec de l'eau-de-vie camphrée sur les membres et l'épine dorsale; on administre des potions cordiales, etc., etc. Bref, toutes ces indications n'ont d'autre but que d'enseigner aux mères de famille à donner les premiers secours en attendant l'arrivée du médecin, dont l'intervention est presque toujours indispensable.

CONSIDÉRATIONS GÉNÉRALES

SUR

LA TRIPLE INFLUENCE MATÉRIELLE, MORALE ET FLUI-
DIQUE EXERCÉE PAR LA MÈRE SUR SON ENFANT.

Si le rôle des mères de famille devait se réduire
aux soins matériels à donner à leurs petits enfants
malades, elles seraient toujours de médiocres médecins. Mon livre, par conséquent, n'aurait qu'une
utilité bien douteuse. Elles retireront assurément
quelque fruit de l'étude des maladies et de leurs
traitements, mais elles se tromperaient fort si elles
supposaient que les descriptions les plus exactes, les
détails les plus précis sur les maux qui peuvent
atteindre leurs enfants vont suppléer tout d'un coup
à des études approfondies et à une longue expérience.
Leur véritable initiation à l'art de guérir, elles la
trouveront dans les considérations qui vont suivre.

Séparer l'éducation physique de l'éducation morale, séparer les soins matériels des soins bien autrement nécessaires qu'il faut donner à l'âme, c'est
isoler volontairement deux choses qui doivent être
inséparablement unies. *Mens sana in corpore sano,*
une âme pure dans un corps sain, voilà ce qu'un

enfant doit devenir sous la direction intelligente de sa mère. Voilà le but qu'il faut savoir atteindre.

Dans les rapports de la mère avec son enfant, je distingue trois sortes d'influence : l'influence matérielle, l'influence morale, l'influence passionnelle ou fluidique. On verra comment chacune d'elles s'adresse à la fois à l'âme et au corps ; on verra comment toutes trois concourent au but que nous avons signalé.

Influence matérielle de la mère sur son enfant.

En parlant des taches ou signes de naissance, nous avons dit quelle influence la mère, en état de grossesse, pouvait exercer sur l'enfant qu'elle portait dans son sein. Cette influence, toute physiologique, n'a pas de rapport avec celle dont nous allons parler. Il s'agit actuellement des soins matériels incessants, de l'éducation physique, en un mot de l'hygiène la plus propre à favoriser le parfait développement de l'enfant. Je serai très-court, par l'excellente raison que l'hygiène de l'enfance, n'en déplaise aux médecins, est presque aussi familière aux mères de famille qu'aux professeurs de nos savantes facultés.

Cependant, malgré l'expérience des mères, je leur donnerai quelques conseils.

Nous avons insisté assez longuement sur l'hygiène des enfants à la mamelle pour nous dispenser d'en parler de nouveau, passons immédiatement à l'hygiène de la seconde enfance.

Je ne dirai rien des habitations, peu de choses des vêtements, je m'étendrai un peu plus sur l'alimentation, et j'insisterai surtout sur le repos, l'exercice, la gymnastique et les jeux.

L'extrême irritabilité des enfants, leur réceptivité exceptionnelle pour la plupart des maladies, exige les plus grandes précautions. Ils seront donc toujours vêtus de manière à être convenablement abrités contre l'humidité et le froid.

La coquetterie d'un grand nombre de mères se révèle jusque dans la toilette de leurs enfants. De là ces costumes, charmants si l'on veut, mais extravagants au point de vue hygiénique, dont on affuble particulièrement les petites filles. Sous leurs jupes bouffantes, la partie inférieure du tronc et les jambes sont recouvertes d'un mince pantalon blanc, qui les abrite à peu près comme la feuille de vigne de nos premiers pères. En été, l'inconvénient n'est pas grand, mais dans les autres saisons, ce costume est la cause de bien des rhumes, et l'on a vu, dans l'exposé des diverses maladies de poitrine, quelles peuvent être les suites des irritations bronchiques. Il expose encore les jeunes filles au catarrhe vaginal. Donc, si l'on veut suivre les modes, qu'on se permette cette fantaisie, puisque l'on y tient, mais que l'enfant porte toujours, excepté dans les grandes chaleurs de l'été, un pantalon de flanelle ou de molleton, bien ample, bien étoffé et serré par le bas.

Toutes les parties du corps doivent être à leur aise dans les vêtements qui les couvrent; la poitrine, afin qu'elle respire librement et que la circulation n'éprouve aucune gêne; la ceinture, afin que l'estomac ne soit pas comprimé et puisse digérer sans obstacles; les membres, afin que leurs mouvements s'exécutent en toute liberté. Par conséquent, si la vanité de la mère, d'accord avec la sottise de la mode, est tentée de condamner le petit garçon au justaucorps, et la petite fille à la ceinture de guêpe, tant pis pour la vanité, tant pis pour la mode, elles ne doivent jamais prévaloir contre l'hygiène et surtout contre le sens commun.

Je proteste également contre la manie de faire porter aux enfants de la chaussure trop étroite. On comprime les orteils qui se groupent, qui s'accolent douloureusement et prennent des directions vicieuses, sans parler des cors et des durillons, dont l'inconvénient n'est pas mince. Dans la première enfance, les souliers d'étoffe sont préférables; plus tard on use des souliers de cuir, mais celui-ci doit toujours être souple, doux au toucher et s'adapter à la forme et aux mouvements du pied.

La coiffure ne doit être ni trop lourde, ni trop chaude.

Malgré les charmes d'une longue et opulente chevelure, je conseille de couper souvent les cheveux

des enfants. On en active ainsi la solidité et la croissance, et les grandes personnes qui ont toujours
porté les cheveux courts, sont beaucoup moins que
les autres exposées à la calvitie.

Les soins de propreté ne sont pas moins importants. J'ai insisté longuement, en parlant des scrofules, de l'utilité des frictions à l'eau, pratiquées
tous les matins sur le corps de l'enfant. Dans l'état
de santé le plus parfait, ces frictions exercent encore
une influence des plus favorables. Elles assurent,
pour ainsi dire, contre les coups de froid, les rhumes,
les maux de gorge, les torticolis, etc., je les conseille
pour tout le monde et j'affirme que l'on s'en trouvera toujours à merveille.

C'est une mauvaise habitude que de laver la figure
de l'enfant et ses mains à l'eau chaude; l'eau froide
est préférable, et la peau s'en trouve mieux.

Si l'on veut que la peau du visage et celle des
mains soit toujours douce et veloutée, il faut, le
soir au moment du coucher, oindre ces parties avec
un peu d'huile de pied de mouton ou d'amandes
douces (la première est préférable); on met aux
mains des gants de peau que l'enfant garde pendant
toute la nuit; le matin on les ôte.

L'enfant accoutumé aux frictions générales à l'eau
froide n'a jamais besoin de prendre de bains, les
autres doivent prendre un bain de propreté complet
au moins deux fois par mois.

Quelques mères croient prudent de faire porter à

leurs enfants des gilets de flanelle sous leurs chemises. C'est une habitude mauvaise; elle doit être exclusivement réservée pour les enfants à poitrine délicate et sujets aux rhumes. Les enfants frictionnés chaque matin à l'eau froide n'ont jamais besoin de flanelle.

L'alimentation est ordinairement l'objet d'une sollicitude constante. Mais combien de mères, sans y prendre garde, s'engagent dans une mauvaise voie !

Voici quelques recommandations dont je les supplie de ne pas s'écarter :

La nourriture doit être saine et abondante, les repas doivent être réglés. Autant que possible, il faut accoutumer les enfants à manger de tout. Pour le profit de l'âme, aussi bien que pour celui du corps, il faut les exercer à vaincre, peu à peu, leur répugnance pour certains aliments. Les uns refusent la viande, les autres ne veulent pas manger de légumes, beaucoup se révoltent contre la soupe ou le potage; enfin, la plupart ont une disposition très-accentuée à la délicatesse et à la gourmandise. La faiblesse des mères et leur aveugle tendresse leur font accepter toutes ces exigences, et celles-ci, réduites d'abord aux proportions d'un caprice, deviennent bientôt un vice ou pour le moins un défaut qu'il est difficile de corriger.

Un point très-important, c'est de ne pas habituer les enfants aux chatteries et à la friandise. Peu de bonbons, peu de sucreries, peu de crèmes. Pas de chocolat ni de café au lait, encore moins de café pur, si ce n'est à de rares intervalles. Jamais de liqueur, même la plus douce, jamais de vin pur, à moins que la constitution lymphatique de l'enfant ne l'exige.

Tous les matins, après le lever, une bonne soupe au pain et aux légumes, ou bien une copieuse panade additionnée de quelques cuillerées de lait, un potage aux pâtes d'Italie; varier un peu, afin que la monotonie n'engendre pas le dégoût.

Si l'enfant est doué d'un appétit exceptionnel, il doit manger, après la soupe, un morceau de pain et quelque débris du dîner de la veille, soit un peu de fromage, soit du saucisson, de la viande froide, etc. Il est plus convenable cependant que la soupe soit assez copieuse pour qu'il attende, sans difficulté, le premier repas.

Celui-ci, c'est-à-dire le déjeuner, et le dernier, c'est-à-dire le dîner, varient à l'infini suivant la fortune des parents, mais quel que soit le nombre des plats qui les composent, l'enfant ne doit pas toucher à plus de deux plats de viande et un de légumes. Un plat de viande est même suffisant, mais il ne faut pas mettre à ce régime une rigueur qui ressemblerait presque à une persécution.

Les viandes les plus profitables à l'enfant sont le bœuf et le mouton rôtis ou braisés, mais il peut, sans le moindre inconvénient, manger du veau, de la volaille, du gibier, du poisson, etc. Au dessert, un peu de confiture, du fromage, des fruits peuvent lui être accordés.

Entre le déjeuner et le dîner, dans beaucoup de familles, on donne à goûter aux enfants. Ce petit repas doit consister en un simple morceau de pain et quelques fruits de la saison, ou des fruits de conserve. Ce repas est nécessaire dans les pays où l'on dîne à midi pour souper à huit heures du soir, mais à Paris et dans la plupart des villes de France, le déjeuner et le dîner sont assez rapprochés pour que le goûter soit inutile.

Il y a toujours de l'inconvénient à permettre aux petits enfants de manger dans l'intervalle de leurs repas. Les digestions en sont troublées, et l'heure du prochain repas arrive sans que l'appétit soit éveillé.

On doit aussi les accoutumer à boire modérément, soit en mangeant, soit dans l'intervalle des repas.

La meilleure boisson, incontestablement, c'est l'eau fraîche, pure ou très-légèrement vineuse ; celle-ci désaltère parfaitement, beaucoup mieux, assurément, que l'eau sucrée, les sirops, les orangeades, les limonades ; je ne dis pas qu'il faille, absolument, proscrire ces diverses boissons, plus ou moins rafraîchissantes, mais on ne doit pas en faire un usage habituel.

Une boisson excellente, comme rafraîchissement, c'est la bière coupée avec de l'eau sucrée. On en fait un grand usage en Amérique et dans les colonies des régions tropicales où elle est connue sous le nom de *bull*.

Si, par extraordinaire, l'enfant un jour se couche tard, on peut, sans inconvénient, lui faire prendre quelque chose avant de le mettre au lit, par exemple, un petit potage, un peu de pain grillé avec une tasse de thé léger, ou bien encore une tartine de confitures, enfin quelque chose de léger et de facile digestion, encore faut-il que l'enfant se plaigne d'avoir faim, car, s'il ne demande rien, il vaut mieux qu'il dorme avec un estomac allégé que chargé de nourriture.

Il ne faut pas croire sur parole tout enfant qui, après un repas raisonnable, réclame un supplément sous prétexte d'appétit. L'expérience d'une mère est bien vite formée sur les besoins et l'appétit réel de son enfant. Sa prudence, alliée à sa tendresse, lui dictera la règle dont elle ne doit jamais se départir.

Quelques parents, jamais les femmes, mais les hommes et surtout les grands-papas, trouvent plaisant de faire boire goutte sur goutte à un petit enfant. J'en ai vu se complaire à déterminer ainsi un commencement d'ivresse. Cet acte stupide peut avoir les conséquences les plus graves; aucune considération ne doit autoriser une mère à le souffrir.

Je pourrais m'étendre bien davantage sur tout ce qui concerne l'alimentation, mais, comme je l'ai dit plus haut, on doit supposer qu'une mère sait presque toujours ce qui est convenable à son enfant et ce qui lui est nuisible. Je m'en tiens donc aux considérations que je viens de développer ; supposant même qu'elles soient insuffisantes, l'intelligence des parents y suppléera amplement.

Après la nourriture, l'exercice et le repos sont, dans l'existence de l'enfant, ce qui contribue le plus au développement de ses forces.

Ici encore l'influence de la mère est capitale. Elle est tout naturellement mêlée aux premiers jeux de son enfant. C'est elle qui le soutient et l'encourage dans ses premiers pas, c'est elle qui badine avec ses premiers gestes, qui sollicite ses premiers efforts musculaires, qui lui donne ses premiers jouets, et mêle ses sourires aux éclats joyeux de ses transports enfantins. Plus tard, c'est elle encore qui devra la diriger dans ses exercices et ses jeux.

Prenant l'enfant à l'époque où il peut déjà courir sans être soutenu, nous dirons que le mouvement et l'exercice lui sont aussi nécessaires que l'aliment. Les principaux exercices peuvent se réduire à quatre : la promenade, les jeux, la gymnastique, la natation.

Une mère doit prendre l'habitude d'envoyer chaque jour, et plutôt deux fois qu'une, son enfant à la promenade, quand le temps le permet.

La marche doit être tantôt lente, tantôt rapide, et poussée jusqu'à une fatigue modérée. Celle-ci d'ailleurs ne se fait pas attendre, si la promenade n'est pas égayée par les jeux. Il est donc utile de mettre aux mains de l'enfant, soit un cerceau, soit une grosse balle, et ces objets lancés par lui l'excitent, le stimulent, mettent dans ses mouvements une énergie et un entrain que la promenade seule ne pourrait lui donner.

Il est désirable que l'enfant prenne ses ébats avec de petits compagnons de son âge. L'isolement lui pèse, et la mère ou la bonne, si ingénieuses qu'elles soient, ne suppléent, que d'une manière imparfaite, au concours d'autres petits enfants. Avec ceux-ci son animation est plus grande, les cris, les éclats de voix doublent son énergie, toutes les parties du système moteur sont simultanément en jeu. C'est l'occasion aussi de donner à ces petits êtres les premières notions de la bonté, de la charité, de la déférence, et l'on ne saurait croire tout ce que l'on peut infuser de bon dans cette âme si jeune mêlée à d'autres âmes enfantines, pendant que les membres s'assouplissent et que le corps tout entier se pénètre de force et de vigueur. Nous y insisterons plus loin, en parlant de l'éducation morale.

L'exercice au grand air est utile dans toutes les saisons; pourvu que l'enfant soit chaudement vêtu, il peut se promener, courir, jouer au dehors, quelle que soit la température. Je dirai plus, les grands froids sont moins à craindre que les grandes chaleurs, et rien ne tonifie davantage qu'un air vif et

froid sans humidité. D'un autre côté, rien n'est plus
défavorable à l'enfant qu'un séjour prolongé dans
une chambre très-chaude et peu aérée. Le voisinage de la cheminée ou du poêle ne lui conviennent point. La chaleur si attrayante du foyer le
jette dans un demi-sommeil qui ressemble bientôt
à la torpeur, et maintient dans l'immobilité ces
petits membres qui devraient toujours être en mouvement.

Les jours de pluie, on est condamné à ne pas
sortir, mais s'il faut renoncer à la promenade, on
peut à la maison continuer les jeux. La balle, la
corde, la toupie s'accommodent aussi bien d'une
chambre close que d'un jardin public, et ces
jours-là les exercices ne doivent pas être inter-
rompus.

C'est ainsi que la souplesse et la vigueur se maintiennent ; c'est ainsi que l'enfant, à l'heure des repas,
aborde la table avec un appétit bien aiguisé ; c'est
ainsi qu'il est admirablement disposé pour se mettre au lit et goûter le sommeil.

Le repos et le sommeil sont la conséquence forcée
de l'exercice. Rien n'est plus éminemment réparateur. Plus l'enfant est jeune, plus le repos au lit doit
être prolongé. Pendant la seconde enfance, dix heures
de sommeil sont nécessaires. Il est convenable d'éviter
les longues veillées ; on couchera donc l'enfant tous
les soirs, entre huit et neuf heures, pour le faire
lever entre six et sept heures du matin. Suivant les

habitudes de la maison, ou pourra, si on le juge à propos, retarder d'une heure le lever et le coucher. Dans quelques familles on fait faire, dans le courant de la journée, une sieste aux enfants ; il n'y aurait pas d'inconvénient, si l'heure de la sieste n'était ordinairement l'heure la plus convenable pour la promenade et les jeux. Il vaut donc mieux supprimer la sieste, et si l'enfant semble avoir besoin de sommeil, on lui accorde onze ou douze heures de lit, au lieu de dix.

Ici, encore, je renouvelle la recommandation déjà faite pour les enfants à la mamelle :

Couvertures en quantités suffisantes pour n'avoir rien à redouter du froid, mais couchette un peu dure, et matelas de médiocre épaisseur.

Si la famille a la jouissance d'un jardin, je recommande expressément l'exercice du jardinage.

On met dans les mains de l'enfant des instruments proportionnés à ses forces. On lui apprend à râtisser une allée, à bêcher une plate-bande, à arroser le gazon et les fleurs. On lui confie un petit coin de terre qui devient sa propriété et son jardin à lui. On le familiarise déjà avec des connaissances tout élémentaires sur les phénomènes charmants de la végétation, on lui dit le nom des fleurs, on lui apprend à les connaître et à les aimer.

Ce genre d'exercice développe à la fois le corps, l'intelligence, la mémoire, et si les parents savent s'y prendre, ils le rendent extrêmement attrayant.

Il a, d'ailleurs, toute l'importance d'un véritable travail, et ce travail, utile à tant de points de vue, remplace avantageusement celui de l'école, où l'on envoie presque toujours prématurément les petits enfants.

Et, à ce propos, je ne puis m'empêcher de blâmer les mères de famille qui sont toutes fières d'imposer à votre admiration des bambins de trois à quatre ans qui savent déjà lire. Je ne désapprouve pas qu'avec de petits manuels illustrés ou des images, on commence de très-bonne heure à faire épeler un enfant, mais le condamner dès l'âge le plus tendre à demeurer la plus grande partie de la journée assis dans une école ou dans la chambre de sa mère, les yeux fixés sur un livre qui devient nécessairement un objet d'ennui et de dégoût, voilà ce qu'il faut éviter à ce petit être qui a besoin surtout de soleil, de mouvement et de grand air.

Je déclare donc que jusqu'à l'âge de six ans, sans négliger un seul jour l'embellissement de son âme par une bonne éducation, je ne me préoccuperais de son instruction qu'à un point de vue tout à fait secondaire.

Jusque-là, cette instruction doit se réduire à l'enseignement verbal de la mère, et, j'ose le dire, pourvu que celle-ci ait un peu d'esprit et de sagacité, elle trouvera l'occasion d'apprendre chaque jour à son enfant autant de choses qu'il en apprendrait en une semaine dans la meilleure des écoles.

Arrivons à la gymnastique.

La gymnastique est l'exercice ingénieusement combiné pour le plus parfait développement de nos organes. Longtemps négligée, elle est, grâce aux progrès de l'hygiène et de l'éducation physique, admise, non-seulement dans les écoles et les colléges, mais dans la plupart des familles.

On trouve dans les gymnases un arsenal complet d'appareils plus ou moins ingénieux et si variés, qu'il n'existe pas une partie du système moteur qui n'y trouve son instrument spécial.

Il suffit, si l'on est en possession d'une cour ou d'un jardin d'y établir un petit gymnase, composé de quelques cordes flottantes, d'une échelle suspendue et d'un trapèze. Sous les yeux d'une personne vigilante, l'enfant se livre chaque jour aux exercices possibles avec ces appareils, et l'on est surpris de la rapidité avec laquelle il arrive à accomplir des tours merveilleux de force et de souplesse.

Si l'on ne peut avoir un gymnase, il faut s'en consoler et s'en tenir aux exercices ordinaires, jusqu'à ce que l'enfant soit devenu assez grand pour la pension ou le collége; il trouvera dans ces établissements tous les appareils gymnastiques imaginables, et, à coup sûr, il en profitera.

L'équitation rentre évidemment dans les exercices gymnastiques, et ce n'est pas un des moins salutaires. Malheureusement, il n'est pas à la portée de toutes les fortunes. Je le recommande néanmoins comme éminemment propre à donner de l'aplomb et de la hardiesse à l'enfant.

La natation est utile à toute sorte de points de vue. Aux avantages du bain froid se joignent les grands mouvements des membres, les contractions puissantes des muscles, de la poitrine et du diaphragme, et enfin l'assurance de pouvoir, dans l'occasion, non-seulement se tirer soi-même du péril, mais sauver la vie de son semblable. Cet exercice a, d'ailleurs, pour les enfants un attrait si vif, qu'on peut le présenter comme le stimulant d'une tâche à accomplir et comme une récompense.

Cette partie de la gymnastique regarde particulièrement le père. Mais tout le reste, promenades, exercices corporels et jeux, je les recommande instamment à la vigilance de la mère. Je les recommande par la raison capitale que l'éducation physique et l'éducation morale ne doivent pas être scindées. Or, c'est précisément dans ces circonstances, en apparence puériles, que l'ingénieuse sollicitude de la mère trouve l'occasion de soumettre l'âme de son enfant à une gymnastique non moins profitable. Elle lui inspire le goût des divertissements honnêtes, le mépris et l'éloignement pour ceux qui ne le sont pas; dans ses rapports avec les camarades de ses jeux, elle lui infuse la complaisance, la douceur, les premières notions du juste et de l'injuste, en un mot, elle imprime à tous les actes de son enfant une direction telle, que chacun d'eux concourt dans une certaine mesure à faire de lui ce que nous avons dit plus haut : *Mens sana in corpore sano,* une âme pure dans un corps vigoureux.

Pour terminer ce qui concerne les exercices corporels, je dirai qu'ils ne doivent jamais être poussés jusqu'à l'extrême fatigue. Les courses à la montée sont particulièrement dangereuses ; trop souvent renouvelées, elles disposent aux palpitations, et de celles-ci à une maladie incurable du cœur, il n'y a pas loin.

Influence morale de la mère
sur son enfant.

Il doit sembler, au premier abord, qu'une question de cette nature est déplacée dans un livre consacré à la médecine, mais les relations entre l'âme et le corps, leur influence réciproque sont si clairement visibles, qu'il me paraît inutile d'expliquer pourquoi je juge à propos de donner aux mères de famille des conseils sur l'éducation de leurs enfants.

Je me garderai bien de leur faire un traité ou même un plan d'éducation morale, mais je soumettrai à leurs méditations quelques idées dont elles apprécieront, je l'espère, l'importance et l'utilité pratiques.

Une vérité capitale domine ici toutes les autres. Elle est fondée sur la nature de l'enfance. Jusqu'à l'âge de raison, c'est-à-dire jusqu'à un âge qui varie

à l'infini suivant les individus, l'enfant est un être
sensible, beaucoup plus qu'un être raisonnable. C'est
donc surtout par les impressions qu'il faut agir sur
son âme. Ici la logique n'a que faire ; il est inutile,
dans le cours de la première et de la seconde enfance, d'essayer de faire comprendre qu'une chose
est bonne ou mauvaise. Il faut le faire sentir. Le
meilleur procédé, c'est l'exclamation, c'est l'intonation passionnée.

Supposons qu'un enfant soit plus qu'un autre
disposé à la malpropreté. La mère qui lui adresserait
de beaux discours sur l'utilité de la vertu contraire,
sur sa nécessité, sur l'inconvénient des vêtements
souillés ou d'une figure barbouillée, perdrait parfaitement son temps. Un geste de dégoût, un reproche
bien accentué, une légère punition, sont plus élo-
quents et vont droit à l'âme de l'enfant. S'il com-
met un acte de méchanceté, s'il frappe un petit
camarade, s'il torture un pauvre animal, aucun
sermon ne vaudra pour lui le cri d'horreur jeté par
sa mère et la pénitence méritée qu'elle lui inflige.
En un mot, soit qu'il y ait défaut à corriger et à
punir, soit qu'il y ait qualité à louer et à récom-
penser, l'effet à produire le plus profitable pour
l'enfant, c'est que son âme reçoive de celle de sa
mère une impression plus ou moins vive. Ce qui se
passe dans ce petit for intérieur est aussi intéressant
à étudier qu'à méditer. Théoriquement, il semble
qu'un courant magnétique s'étend de la mère à

l'enfant. Pour peu qu'elle y mette de la foi et de la volonté, la première fait passer dans l'âme du second l'impression qu'elle veut produire. Celle-ci, dans le principe, est fugitive, elle s'efface bientôt, mais périodiquement renouvelée, elle finit par prendre possession de cette âme ; elle s'y incruste, pour ainsi dire, en fait partie par assimilation, et voici l'enfant en possession d'une qualité qui ne s'effacera plus.

J'empiète sur les considérations qui seront longuement développées dans le chapitre suivant, mais c'est nécessaire pour bien faire comprendre le véritable point de départ d'une bonne éducation morale.

Une preuve flagrante en faveur de mon opinion, c'est la prodigieuse facilité avec laquelle les enfants et même les hommes contractent des défauts ou des vices. Est-ce par le raisonnement qu'un enfant devient orgueilleux ou vain ? est-ce par le raisonnement que son langage et ses mœurs se corrompent ? est-ce par le raisonnement qu'il devient malfaisant et cruel ? Assurément non.

Tous ces vices, tous ces défauts sont la conséquence fatale d'impressions mauvaises ou d'exemples funestes. Pour y soustraire leurs enfants, que les mères de famille, toujours vigilantes, ne permettent qu'à de bienfaisantes impressions d'arriver jusqu'à ces jeunes âmes. Qu'elles ne perdent pas une occasion de leur inspirer l'horreur instinctive du mal, et l'amour du bien. Et si l'on se pénètre de ce que j'ai

dit plus haut, on trouvera que cette tâche est facile.
Effectivement, tout ce qu'une mère dira, l'enfant
va le répéter après elle. Toute émotion vivement
exprimée, l'enfant va la ressentir, et ce n'est pas un
des moindres bienfaits de la Providence que d'avoir
donné à cet âge si tendre cette prodigieuse puissance d'intususception morale. Comme cette loi
toute providentielle seconde les efforts et la bonne
volonté de la mère ! Celle-ci veut-elle ouvrir l'âme
de son enfant aux sentiments religieux, qu'elle l'habitue à la prière, qu'elle lui fasse répéter de courtes
invocations à Dieu, à Jésus, à Marie. L'enfant
d'abord n'y comprendra rien, mais ses petits gestes,
l'intonation de sa voix se modèleront sur ceux de la
mère ; un mystère de grâces s'accomplira dans cette
âme innocente, l'amour des choses célestes l'enva-
hira bientôt, et l'âge de raison ne sera pas arrivé
que ce charmant petit être aura déjà d'ineffables entretiens avec les anges.

Ce n'est pas sans hésitation que l'on se décide à
exposer de semblables idées dans un livre plus ou
moins scientifique. Mais j'écris pour des mères, et
j'espère que je serai compris. Je les supplie, d'ailleurs, de bien se persuader que je ne mets aucune
exagération dans mes paroles, ce que je dis, je le
crois sincèrement ; en vérité, je l'affirme avec la
plus intime conviction : toute l'éducation morale de
l'enfant est fondée sur les impressions produites sur
son âme.

Veut-on qu'il devienne doux, charitable et véritablement bon, il suffit de lui apprendre à aimer. C'est facile, l'occasion d'aimer est de tous les instants.

A la campagne, rien n'est plus ordinaire que de voir un enfant en possession d'un agneau, d'un petit chien, d'un nid d'oiseaux. Que de tourments sont infligés à ces innocentes créatures, que d'enfants sans pitié s'exercent contre elles à la malice, à la cruauté, à mille actes méchants, tandis qu'il serait si facile et si naturel de fonder, sur les relations de l'enfant avec les pauvres bêtes, l'exercice de la bonté, de la pitié, de toutes les qualités affectueuses ! On ne s'imagine pas combien le spectacle des petites familles de nos animaux domestiques est propre à développer les dispositions aimantes de l'enfant. Une chienne et ses petits, une poule et ses poussins, offrent un recueil vivant des plus ravissantes leçons. Ici les détails sont inutiles ; cette simple indication suffit. Si l'on y arrête un instant sa pensée, si l'on songe avec quelle facilité s'émeuvent les enfants, on comprendra tout le parti que l'on peut tirer de l'idée que je viens d'exprimer.

Par des caresses, des paroles, des gestes, de perpétuels exemples, on habitue l'enfant à chérir ses frères, ses sœurs, sa bonne, ses petits camarades. Devant un animal qui souffre, on lui inspire la pitié, on lui enseigne à le secourir, on sollicite pour lui ses petites caresses ; devant un malheureux, on lui apprend la charité et l'aumône ; on lui fait prendre en horreur la méchanceté, la cruauté si communes, hélas ! chez les enfants de son âge. Toute persécution inutile contre un innocent animal est aussitôt punie ; tout acte de bonté est, au contraire, loué et récompensé.

Que l'on y réfléchisse et l'on reconnaîtra que ce système est constamment applicable.

C'est ainsi que l'on inculque invinciblement dans un cœur l'amour du bien et la détestation du mal ; c'est ainsi qu'on dépose dans une âme le germe de toutes les vertus.

Et pour démontrer qu'il existe une corrélation entre ces préceptes et la santé de l'enfant, je demandrai aux mères s'il n'est pas vrai, qu'avec une âme disciplinée, docile, toute pleine de bonté et de dispositions heureuses, on sera dans une sécurité plus grande contre les dangers qui menacent le corps.

N'est-il pas vrai que l'enfant ne sera pas exposé à mille accidents qui sont le lot des étourdis et des méchants ?

Il ne se battra pas avec ses camarades, il ne dénichera pas les oiseaux, il n'escaladera pas les murs, il n'ira pas en maraude, il se soumettra aux précautions que prendra pour lui la prudence de sa mère ; s'il est malade, il acceptera avec docilité les remèdes qui lui seront offerts ; en un mot, moralement et corporellement, il sera dans les conditions les plus favorables pour le bonheur et la tranquillité de ses parents.

Mais, je le répète, ce qu'il faut pour réussir, ce sont des impressions, toujours des impressions, les raisonnements viendront plus tard. Que les parents procèdent donc par l'affirmative, mais par l'affirmative qui ne souffre pas de réplique. Devant son enfant, la parole d'une mère possède une autorité qui n'a pas de limites. Son influence est presque infinie. Qu'elle en use donc pour arriver aux résultats que nous avons signalés.

Plus tard, quand l'intelligence de l'enfant se développe, on s'adresse peu à peu à sa raison ; on lui dit le pourquoi de tant de choses qui lui ont été imposées, et quand à la première et à la seconde enfance succède l'âge de la raison, quand à l'éducation morale se joint la nécessité de l'instruction pratique, on ajoute désormais la réflexion au sentiment, et l'on prépare la transition à une période plus sérieuse de la vie.

Est-il nécessaire de dire ici que l'âme de l'enfant ne peut recevoir de bonnes impressions de la part de sa mère qu'à une condition, c'est qu'elle les éprouve elle-même ? On ne donne que ce que l'on possède : par conséquent la femme orgueilleuse, emportée, acariâtre, méchante, irréligieuse, quel que soit le masque dont elle couvre ses défauts, ne réussira pas à donner à son enfant la modestie, la douceur, la bienveillance, la bonté, l'amour et la crainte de Dieu.

Lorsque une mère veut inspirer une vertu à son enfant, qu'elle en fasse d'abord pour elle-même l'ornement de son âme. A cette condition seulement, ses efforts seront bénis et le succès les couronnera.

Parlons actuellement de l'instruction. Et d'abord est-il convenable de condamner de très-bonne heure les enfants au supplice des livres? Je ne le pense pas. J'ai déjà dit à propos de l'hygiène de l'enfant que les travaux intellectuels prématurés avaient de nombreux inconvénients; j'ajouterai qu'au point de vue de l'instruction, ils ont une utilité fort contestable. Tant que l'âge de la réflexion n'est pas arrivé, la lecture et l'écriture doivent être ajournés. Est-ce à dire que l'instruction sera absolument négligée? Assurément non. Mais elle doit être orale, et le premier maître d'école sera encore la mère. Personne, que je sache, ne s'est bien rendu compte de la réceptivité de l'enfant pour les connaissances intellectuelles. Et cependant il y a là une étude des plus intéressantes à faire. Qu'un enfant soumis au régime de l'instruction prématurée, et sachant lire dès l'âge de trois ou quatre ans soit confié chaque jour, pendant plusieurs heures, à un professeur qui lui enseignera une langue étrangère à grand renfort d'explications et de livres; qu'un autre enfant du même âge, mais ne sachant pas lire, soit confié pendant le même nombre d'heures à une bonne, qui, sans le moindre acte de pédagogie, lui parlera en cette même langue; le premier, ne sera pas encore dégagé des règles de la syntaxe, qne le second causera avec sa bonne aussi facilement, aussi couramment qu'avec sa mère. D'où viennent ces résultats si parfaitement dissemblables ? C'est que la mémoire de l'enfant, comme l'âme tout entière, est à cet âge beaucoup plus accessible aux impressions qu'aux raisonnements. Avide de recevoir, elle recueille ce que l'on y dépose, et le conserve sans réflexion et sans le moindre effort de logique. Il ne faut pas croire, cependant, que son intelligence soit tout à fait passive. Un certain instinct d'une nature particulière lui révèle ce que tous les raisonnements du monde ne lui feraient pas comprendre. J'ai entendu un tout petit enfant juché sur une chaise haute et maintenu contre une table dont il voulait s'éloigner, dire à sa mère : « Maman, déprochez-moi ! » Le mot *éloigner*, ou n'était pas connu de lui, ou n'était pas resté dans sa mémoire, mais une singulière aptitude philologique lui enseignait la valeur de la préposition *de*, opposée à la préposition *à*, au commencement d'un verbe ; et le petit bonhomme, néologue sans le savoir, adoptait pour son usage un verbe parfaitement logique, mais inconnu à nos académiciens. Donc il existe pour l'instruction des enfants, des procédés naturels, infiniment supérieurs aux systèmes artificiels auxquels on s'empresse trop d'avoir recours. Un sujet bien digne des esprits les plus sérieux serait l'observation et l'analyse du travail mystérieux qui se passe dans cette jeune intelligence, mais cela nous entraînerait beaucoup trop loin, et j'écarte malgré moi cette intéressante digression. Toutefois, appuyé sur le raisonnement et sur l'expérience, je répète aux mères de famille qu'elles doivent être les premiers maîtres d'école de leurs enfants. Pour peu qu'elles y mettent de la persévérance et de la sagacité, pas un jour ne sera complétement perdu. Les objets d'instruction passeront sans cesse et par milliers sous ses yeux. Tout est nouveau pour un enfant, par conséquent tout représente une connaissance à acquérir. Dans la maison, les jouets, les meubles, les tapis, les objets usuels, les instruments de musique, les tableaux, les images, les médailles pieuses, les crucifix, etc., etc., peuvent fournir matière à des entretiens familiers plus ou moins instructifs. Dans le jardin, les fleurs; à la campagne, les prairies, les arbres, les troupeaux, enfin, toutes les choses charmantes que la nature a prodiguées deviennent des textes d'enseignement élémentaire qu'une mère intelligente doit savoir utiliser pour le profit de son enfant. A cette école, celui-ci ne s'attriste et ne se décourage jamais. Son corps et son âme se développent et s'embellissent ensemble, et cette double activité physique et intellectuelle le met dans la voie la plus favorable pour arriver à être digne de la définition formulée au commencement de ce chapitre : *Mens sana in corpore sano,* une âme pure dans un corps vigoureux.

Influence fluidique de la mère
sur son enfant.

J'aborde une question qui n'a jamais été convenablement traitée, question aussi sérieuse que délicate, à laquelle se rattachent les plus merveilleux phénomènes que la Providence ait livrés aux méditations des hommes.

Nous avons parlé de l'influence matérielle et morale de la mère sur son enfant. Nous allons parler de son influence fluidique. Et d'abord, qu'est-ce que l'influence fluidique ? Examinons certains faits qui jettent une vive lumière sur cette intéressante question. Il est parfaitement avéré que les impressions morales sont communicatives. La gaîté, la tristesse, l'ennui, le bâillement, la terreur, le courage, l'enthousiasme, sont éminemment contagieux. Cette vérité s'affirme par des observations que l'on peut multiplier à volonté. Assurément, je n'apprends rien à personne en déclarant qu'une permanence de quelques heures dans un cercle de gens affligés amène forcément la tristesse dans notre âme.

Je n'apprends rien à personne en disant qu'au bal, au spectacle, au concert, dans les fêtes mondaines, comme dans les cérémonies religieuses, au sermon comme au forum, partout enfin où la foule se presse pour éprouver une émotion ou goûter un plaisir, l'impression produite sur notre âme est surtout en rapport avec le milieu dans lequel elle est accidentellement placée. Au spectacle, si nous sommes entourés de gens qui bâillent, nous nous excitons vainement à l'enthousiasme; au sermon, si nos voisins s'endorment, nous ne tardons pas à lutter contre le sommeil; sur le champ de bataille, le courage du soldat se compose, en grande partie, du courage de ses camarades, et dans les folles terreurs de la déroute, l'âme du plus intrépide, cédant à la contagion générale, est soudainement envahie par l'effroi. En un mot, partout et toujours, dans les cercles les plus restreints, comme au sein de la foule, les hommes réagissent les uns sur les autres par une influence réciproque.

Chaque individu peut être considéré comme un foyer dont les rayons, suivant leur nature spéciale, agissent diversement dans une certaine sphère. Dans cet échange de courants, l'état des âmes est la résultante des dispositions morales qui leur sont propres, et des influences qu'elles subissent à leur insu.

Telles sont précisément les influences que je caractérise par le mot *fluidiques*. Je les désigne ainsi, parce que l'idée la plus nette que je puisse m'en faire, c'est de les considérer comme de véritables émanations, mystérieuses, c'est vrai, et sans action visible sur nos sens corporels, mais évidemment accessibles aux sens spirituels de l'âme.

Rien n'est plus réel, rien n'est moins contestable que ce merveilleux phénomène. Ce n'est point une hypothèse, c'est une vérité pratique affirmée par l'assentiment universel des hommes. Effectivement, elle s'impose avec tant d'autorité, qu'elle s'est introduite dans le langage ordinaire, et l'en entend dire tous les jours, de tel ou tel personnage, qu'il apporte avec lui la tristesse, la gaîté, l'enthousiasme. Cette expression, qui semble une figure, est, au contraire, une évidente réalité. Au reste, la généralité des hommes ne s'y est pas trompée. Ce n'est pas sans raison que l'on fuit le voisinage de certains individus.

On plaisante sur le *jettatore*, sur le porte-malheur, et pourtant au fond de cette puérile superstition on trouve une lueur de vérité. Tout n'est pas absolument absurde dans cette pensée qu'il existe des hommes à fluide malfaisant. Que de gens dont le contact ou l'aspect produit une sensation indéfinissable de déplaisir! Quelle est la femme sensitive qui n'ait pas tressailli sous le regard de quelque homme pervers, dont elle ignorait même la présence? et les enfants devenus soudainement épileptiques pour avoir été les témoins d'une attaque de cette cruelle maladie? et les convulsionnaires? et les phénomènes hystériques infestant des écoles entières de jeunes filles et devenant contagieux au point de se communiquer par le regard? Qui nous donnera la clef de ces phénomènes étranges si nous n'acceptons pas, comme démontrées, les influences ou émanations fluidiques?

Il faut donc s'incliner devant cette incontestable vérité; dût-elle contrarier nos préjugés ou nos systèmes, nous n'avons pas le droit d'invoquer ici le doute philosophique, car le doute, pas plus que les dénégations, ne saurait prévaloir contre des faits irrévocablement acquis.

Donc, cette vérité étant admise, quelles doivent être chez une mère les sources de son influence fluidique? Son amour, sa volonté, sa foi religieuse.

Tels sont les trois points de vue sous lesquels nous allons examiner cette intéressante question.

Une femme assez dénaturée pour ne pas aimer son enfant, est radicalement impuissante pour son éducation.

Mieux vaut pour ce déshérité être confié à des mains étrangères. Dans cette condition, il peut trouver une âme affectueuse qui veille sur lui. Moralement orphelin, il peut s'élever et grandir sous des yeux qui le regardent avec tendresse, mais il s'étiolerait sous l'indifférence et les dédains de sa mère.

Heureusement, Dieu qui laisse une effrayante liberté au libre arbitre et à la malice des hommes, ne permet pas que la loi d'amour maternel soit communément violée. Il l'impose invinciblement, même aux cœurs les plus flétris.

A l'instant où la maternité commence, il se fait, dans l'âme la plus dégradée, comme une ineffable rénovation. Le feu de la tendresse s'y allume, une flamme d'amour l'éclaire et la réchauffe, et cette femme, hier créature abjecte et méprisée, est aujour- d'hui une mère dévouée prête aux plus héroïques efforts pour le bonhenr de son enfant.

Considéré comme stimulant principal des actes et de la conduite de la mère, son amour est vrai- ment admirable, mais considéré dans ses rapports avec le développement moral et matériel de l'enfant, ses effets sont presque miraculeux.

Dans le premier de ces aperçus, nous voyons ce que tout le monde connaît : l'amour maternel avec ses anxiétés, ses transports, ses douleurs, sa vigi- lance, sa sollicitude, son abnégation, son perpétuel dévoûment; dans le second, nous admirons les vertus presque divines dont la Providence a daigné l'enrichir. Mais pour les admirer, il faut les étudier et les connaître. C'est ce que j'ai fait, et voici les observations que je livre aux méditations des mères de famille.

J'ai vu des milliers d'enfants, j'ai été admis comme médecin, et je crois pouvoir ajouter comme ami, au sein d'innombrables familles. J'ai constamment ob- servé qu'à égalité de soins et dans des conditions d'hygiène en apparence identiques, les enfants vive- ment aimés venaient mieux que les autres. Leur vigueur matérielle, aussi bien que les facultés de leur âme, grandissaient plus visiblement. Leur phy- sionomie reflétait comme un rayon de joie, bien

moins apparent chez les enfants qui n'avaient plus
de mère ou qui étaient moins tendrement aimés.
On m'objectera peut-être que plus une mère est
aimante, plus elle s'occupe de son enfant, par conséquent plus celui-ci doit profiter ; je répète qu'à
égalité de soins, la différence signalée est manifeste.
Je le dis, premièrement avec toute l'autorité que
donnent des études continuées pendant plus de
vingt ans ; secondement, je le dis appuyé sur l'observation suivante, dont personne, je l'espère, ne
contestera la valeur.

Qui n'a pas admiré dans nos jardins publics des
groupes de petits enfants prenant ensemble leurs
ébats ? Quelle gaîté, quel entrain, quel air de
santé, quelles charmantes couleurs, quelle vivacité
dans les regards, quelles physionomies heureuses !
Eh bien ! à côté de cette troupe joyeuse, voyez apparaître ce cortége de pauvres petits orphelins, c'est
la promenade des enfants trouvés. Ils ne sont point
dans la misère, la société qui les adopte leur donne
une nourriture abondante, de bons vêtements, et,
par-dessus le marché, l'instruction. Ils ont, comme
les enfants heureux, leurs récréations, leurs jeux,
leurs plaisirs, et cependant quel aspect différent de
celui que nous venons de dépeindre ! comme leurs
regards, leurs gestes, leurs physionomies, au lieu
de la joie et de l'animation, reflètent quelque chose
de triste et de glacé ! Hélas ! ce sont des âmes qui
pleurent, les autres sont des âmes qui sourient.

Celles-ci se réchauffent aux rayons vivifiants de l'amour maternel, les autres souffrent comme des plantes qui végètent dans un lieu obscur. Il leur manque ce soleil ou ce foyer qui s'appelle la tendresse d'une mère ; c'est qu'effectivement cette tendresse est quelque chose de plus qu'un sentiment ; c'est une source d'effluves ; c'est un courant magnétique qui vivifie, qui anime et qui protége ; c'est le *pabulum vitæ*, l'aliment par excellence de la vie animique ; c'est un fluide dans lequel l'âme et le corps de l'enfant se baignent et se dilatent. Sous le regard profond de la mère, le sommeil de l'enfant est plus paisible, plus réparateur, les douleurs s'apaisent, les indispositions se calment, les fonctions s'exécutent plus régulièrement et moins laborieusement. Aussi dit-on d'une bonne mère qu'elle couve son enfant de ses regards, qu'elle le réchauffe de son amour, qu'elle l'anime de sa propre vie, et ces expressions, figurées en apparence, sont en réalité de la plus parfaite, de la plus littérale exactitude ; donc, nous pouvons raisonnablement affirmer qu'en donnant à la femme le sentiment de l'amour maternel, la Providence y a joint le don d'exercer, même sans le vouloir, une influence fluidique sur l'âme et le corps de son enfant.

Je dis : sans le vouloir, car les effets dont nous avons parlé se produisent ordinairement à l'insu de la mère ; cependant si le don que Dieu lui a octroyé s'appuie sur une volonté énergique, et plus encore sur la foi religieuse, sa puissance s'exalte jusqu'au miracle.

On a vu des enfants à l'agonie revenir à la santé sous les baisers et les larmes de leurs mères.

Voici un fait que je ne me rappelle jamais sans émotion. J'exerçais la médecine à la Havane et je donnais des soins à un enfant atteint d'hydrocéphale. aiguë. Je m'étais adjoint deux confrères, et malgré nos soins incessants, malgré la médication la plus énergique, les symptômes s'aggravaient d'heure en heure. Bientôt apparurent tous les signes d'un épanchement cérébral, les pupilles se dilatèrent, l'insensibilité devint complète. Un côté du corps était paralysé et nous jugeâmes, à l'unanimité, que la mort était imminente. On cache ordinairement ce terrible arrêt à une mère. Mais celle-ci était douée d'une intelligence et d'une énergie peu communes. La précision de ses demandes, l'irrésistible autorité de sa parole nous contraignirent à lui avouer la triste vérité. Au même instant commença une scène que je n'oublierai jamais. Cette femme qui nous interrogeait dans les larmes, cessa tout à coup de pleurer; elle jeta un cri déchirant, et, se précipitant à corps perdu sur le lit où gisait son enfant, elle prit dans ses deux mains cette tête où le doigt de la mort semblait avoir mis son empreinte, et longtemps elle répéta avec un accent indicible de tendresse et d'angoisse, ces seules paroles : « Non, tu ne mourras pas; non, tu ne mourras pas! » Elle avait de longs silences pendant lesquels son regard presque lumineux fixé sur les traits du mourant semblait découvrir quelque signe d'espérance; on voyait par instants un sourire étrange errer sur les lèvres de la pauvre mère, et on l'entendait murmurer quelques mots inintelligibles. Ce qui se passa entre l'âme de cette femme et celle de son enfant, Dieu seul le sait, mais ce que purent attester les témoins de cette poignante scène, c'est la guérison presque instantanée de l'enfant, c'est la vie revenant par degrés sur ses traits défigurés, c'est le mouvement reparaissant dans le côté paralysé, c'est la connaissance et la parole recouvrées, c'est enfin l'évidence du miracle. Et quel miracle! l'amour d'une mère conjurant la mort et la forçant à s'éloigner.

Les faits de cette nature ne sont pas rares, mais faute de circonstances plus ou moins dramatiques, ils ne frappent pas l'attention et passent inaperçus. Que de mères ont sauvé leurs enfants par leur amour, leur volonté, leurs prières! C'est à ce point de vue surtout que leurs soins, bien supérieurs à ceux du médecin, ont vraiment une efficacité incomparable.

Ce qu'il y a de plus remarquable, c'est que le don merveilleux dont nous parlons grandit par l'exercice. Je conseille donc à la mère dont l'enfant est malade, de ne pas s'en tenir aux soins exclusivement médicaux. Je leur conseille à toutes de s'exercer à l'imposition des mains, aux passes magnétiques.

Qu'elles fassent des aspersions fluidiques en promenant latéralement les mains sur le corps de l'enfant, depuis le sommet de la tête jusqu'aux pieds; qu'elles compriment avec douceur les parties douloureuses; qu'elles y maintiennent la main comme un topique bienfaisant, et pendant ce temps-là, que leur cœur s'élève à Dieu et demande avec foi la guérison du petit malade; elles ne tarderont pas à se convaincre qu'elles possèdent le don de guérir.

Pour toutes ces pratiques je recommande instamment la prière, parce qu'elle met à la disposition des cœurs une force incalculable. Avec la prière, ce n'est plus seulement le fluide maternel qui agit, c'est l'intervention de Dieu ou des anges. Ici la question grandit tout à coup, et je touche malgré moi au mysticisme et au surnaturel. Faut-il écarter cette pensée comme importune ou déplacée dans ce livre? faut-il, au contraire, attester ce que j'ai vu? Et pourquoi ne le ferais-je pas? Si j'ai quelque chose à révéler aux mères, dois-je me taire devant la crainte du ridicule ou des dénégations? Non, je ne me tairai pas. Je dirai ce que je sais, et je le dirai avec la profonde conviction, et surtout avec la parfaite sincérité qui caractérise une affirmation honnête.

Et d'abord, raisonnant au point de vue exclusivement religieux, est-il nécessaire de démontrer les vertus ou l'efficacité de la prière? Et s'il est vrai que notre cœur ne s'élève jamais inutilement à Dieu, s'il est vrai que dans son ineffable bonté, sa miséricorde infinie, sa paternelle condescendance, il nous écoute et nous exauce ; s'il est vrai que cette affirmation du Christ : *Demandez et vous recevrez, frappez et l'on vous ouvrira,* n'est pas une vaine parole, quelle prière peut être écoutée plus favorablement que celle d'une mère appelant Dieu au secours de son enfant ? Aucune, assurément, et nous ne devons pas être surpris des innombrables exemples de petits enfants sauvés par l'intercession de la sainte Vierge et des saints. Les annales chrétiennes en comptent par milliers, les murs de nos églises sont tapissés d'*ex-voto* attestant un céleste concours. Moi-même j'ai vu des miracles aussi flagrants, aussi incontestables, aussi éclatants que la lumière. Donc, je crois à l'intervention de Dieu, des anges et des saints dans les choses humaines. J'y crois, non-seulement parce que la foi nous l'enseigne, mais parce que j'ai le bonheur et la grâce de pouvoir dire : J'ai vu.

Si des récits pouvaient ajouter quelque chose à mon affirmation, j'en remplirais des volumes ; malheureusement ces récits, pour les incrédules, ne sont pas concluants ; les faits les plus pertinents, les miracles les plus authentiques, n'imposent point silence à la dénégation. Certains esprits, se complaisent dans l'incrédulité ; se leurrant eux-mêmes, ils s'affublent de la livrée philosophique, et soutiennent que le doute est le comble de la sagesse. Hélas ! c'est le comble de l'orgueil, de la folie, peut-être, et pour les ramener à la raison, il faudrait une autorité ou une grâce que malheureusement je ne possède pas. Aussi n'est-ce point à eux que j'adresse mes humbles enseignements. J'écris pour les mères, pour leur bonheur, pour le bonheur de leurs enfants, Dieu veuille qu'elles me croient sur parole !

J'ai cité plus haut le miracle de l'amour maternel, voici maintenant le miracle de l'amour filial, ou plutôt le miracle de la prière ; car dans cette circonstance c'est Dieu qui a tout fait. En 1856, j'étais de passage à Grenoble et je donnais des soins à une dame âgée de soixante-quinze ans. Après quelques accès violents de fièvre intermittente, il s'était déclaré une hépatite ou inflammation du foie ; dès le principe, la gravité du mal nous avait déterminé à exiger une consultation. Les trois médecins réunis à cet effet déclarèrent, d'une commune voix, qu'une terminaison fatale était probable. Effectivement, le mal progressait avec une rapidité effrayante.

Une tuméfaction considérable et très-douloureuse au toucher s'était manifestée dans l'hypochondre droit, et le lendemain de la consultation, il était évident qu'un vaste abcès se formait dans la substance même du foie. Les symptômes s'aggravant de plus en plus, une seconde consultation eut lieu ; quarante-huit heures s'étaient à peine écoulées, et cependant le mal avait fait de tels progrès qu'il ne nous resta pas la moindre lueur d'espoir.

La profonde altération des traits, la couleur verdâtre de la peau, la rapidité du pouls, dont on pou-

vait à peine compter les pulsations, l'accablement
de la malade, son effrayante maigreur, son âge,
tout enfin nous présageait une mort certaine. Mes
confrères, priés de revenir, se récusèrent disant que
leur présence était inutile, et qu'il ne restait pas à la
malade vingt-quatre heures à vivre. J'étais de leur
avis, mais recevant l'hospitalité dans cette famille, je
continuai mon assistance, et je parlai de faire administrer à la malade les derniers sacrements. Celle-ci
avait une fille, jeune dame pieuse, mais peu rési-
gnée ; aimant sa mère, comme une mère aime son
enfant, repoussant nos pronostics et se persuadant
contre toute évidence que la malade pouvait être
sauvée. Cependant, lorsque le soir étant venu, je
prévis que le moment fatal approchait, en ma qualité de parent, et pour des raisons qu'il est inutile de
reproduire, je crus devoir avertir cette dame que
sa mère lui serait enlevée dans le courant de la nuit ;
cet avertissement fut suivi d'une scène terrible.
C'étaient des cris, des sanglots, des soubresauts nerveux que j'avais toutes les peines du monde à contenir. Enfin, dégageant tout à coup ses mains que je
tenais dans les miennes, elle se leva, pour aller tout
éplorée, se jeter au pied d'un crucifix, où son
cœur se fondit en larmes et en ardentes prières.
Cette situation poignante dura environ une heure...
et je vis cette dame se relever la figure riante, le
regard brillant, le front comme illuminé, pour me
dire avec un son de voix étrange : « Ma mère est

sauvée, je vous jure qu'elle ne mourra pas. » Cette assurance, succédant à une scène de désolation, me frappa de stupeur. J'étais consterné, j'interrogeais du regard ces traits où je craignais de voir apparaître les premiers signes de la folie, mais de sa voix la plus calme, et dans une attitude où perçait à peine une légère exaltation, la jeune dame me dit encore une fois : « Docteur, je vous jure que ma mère va guérir, Dieu me l'a dit. » Je ne répondis pas, mais étant retourné auprès de la malade, quelle ne fut pas mon émotion en la voyant paisiblement endormie ! Ce sommeil réparateur dura jusqu'au matin. Quand elle se réveilla, les douleurs avaient cessé, le pouls reprenait son rhythme normal, la couleur de la peau était sensiblement modifiée, et la figure souriait.

Dès ce moment, tout symptôme alarmant disparut. La convalescence commença, elle fut courte, et cette femme au seuil du tombeau rentra dans la vie, pour la gloire de Dieu et le bonheur de ses enfants.

Voilà donc un miracle. Eh bien ! quelle puissance, quelle vertu, quel don l'ont accompli ?... La foi. Oui la foi, et seulement la foi.

Certes, la jeune dame dont j'ai parlé, toute dévouée, toute aimante, toute pieuse qu'elle était, ne peut être considérée comme thaumaturge. Mais dans un moment suprême, soudainement illuminée par un éclair de foi, elle a mis au pied du crucifix son cœur brisé par la douleur, elle a crié vers le ciel et le ciel lui a répondu.

Tels sont les effets de ce grain de sénevé, de cet atome de foi qui transporte les montagnes. En vérité, de telles merveilles ne sont-elles pas dignes d'être sérieusement méditées? et n'ai-je pas raison d'affirmer que si l'amour maternel est une puissance, cette puissance, fortifiée par la prière, s'exalte jusqu'à produire des miracles? Mais, sans la foi, la prière est une lettre morte. C'est la foi qui lui donne des ailes, c'est la foi qui la transporte irrésistible aux pieds de Celui qui l'exauce.

Au reste, la vérité que je proclame existe en germe dans tous les cœurs. Qu'est-ce, en effet, que ces pratiques pieuses, en usage dans les familles chrétiennes : la vénération pour les saintes images, l'habitude de porter des médailles, des reliques, des objets bénits? Pourquoi tant de mères de familles, même parmi les moins dévotes, se complaisent-elles à vouer leurs petits enfants malades au bleu ou au blanc, c'est-à-dire à leur faire porter, pendant leurs premières années, la livrée de Jésus ou de Marie? Pourquoi nos marins, nos soldats, si peu religieux qu'ils soient, aiment-ils à porter une médaille de la sainte Vierge? C'est que toute âme chrétienne, même plongée dans les ténèbres du péché, a le pressentiment qu'elle peut se créer des intelligences avec le ciel. Qu'ils sont à plaindre ceux qui, dans ces choses, ne voient que des actes superstitieux! Ce qu'il faut y voir, dans toute la simplicité de nos cœurs, c'est l'acte de foi, c'est le premier anneau de cette chaîne, aux extrémités de laquelle se trouve d'un côté une âme, de l'autre, les esprits bienheureux qui la protégent. Et cette image est effectivement la réalité. Une mère qui fait un pèlerinage pour son enfant, qui attache à son cou une médaille, qui le bénit en le couvrant du signe de la croix, qui le porte dans une église, le présente avec confiance à Jésus, à la Vierge Marie, à un saint, se fait du même coup des alliances dans le paradis ; et puis, ce que je ne saurais trop énergiquement attester, c'est qu'un enfant, divinement protégé, voit s'éloigner à la fois et les dangers de son âme et les dangers qui menacent son corps.

J'en ai dit assez. Je pense avoir été compris, je n'insisterai pas davantage.

On me reprochera peut-être d'avoir beaucoup affirmé et d'avoir peu prouvé. C'est vrai, mais s'il fallait établir une discussion approfondie sur un ordre de faits qui touche aux plus hautes questions du dogme et de la philosophie religieuse, ce n'est pas vingt pages, mais vingt volumes qui suffiraient à peine pour l'épuiser.

J'en suis donc réduit à supplier que l'on me croie sur parole. Ce que j'ai vu, je l'affirme ; ce que je crois, je le dis ; ce que je sais, je le jure. Eh bien ! tout ce que je viens d'exposer sur l'influence de l'amour et de la foi d'une mère, je l'ai vu, je le crois, je le sais !

Enfin, ma tâche est accomplie ; les vérités que

j'avais à faire connaître, je les ai dites, et l'on peut apprécier maintenant si j'avais raison de déclarer que l'étude et la description des maladies ne constituaient pas, pour les mères de famille, leur véritable initiation à l'art de guérir.

Si j'ai eu le bonheur d'avoir su leur donner une idée exacte de leur triple influence, matérielle, morale et fluidique, si j'ai réussi à les convaincre que la Providence a mis en elles les plus admirables facultés au bénéfice de la santé et du développement parfait de leurs enfants, elles prendront au sérieux l'axiome consigné dans la première page de ce livre, à savoir : qu'elles sont les médecins naturels de leur petite famille. Une fois convaincues de cette vérité, une fois éclairées sur l'action incessante qu'elles sont en mesure d'exercer sur le corps et sur l'âme de leurs enfants, elles pourront facilement, à l'aide de ce livre, acquérir les connaissances médicales les plus indispensables, et j'ose leur prédire que leurs succès dépasseront leurs espérances.

PHARMACIE

DES MÈRES DE FAMILLE

Une mère de famille doit avoir toujours à sa portée sa provision de médicaments homœopathiques et allopathiques. J'ai désigné dans le cours de cet ouvrage ceux qui doivent être pris chez les pharmaciens.

MÉDICAMENTS HOMŒOPATHIQUES.

Teinture mère d'aconit. . . .   1 flacon de 10 gr.
Teinture mère d'arnica. . . .   1 flacon de 30 gr.

GLOBULES.

Un tube de chacun des médicaments suivants :

Aconitum 30e.
Arsenicum 30e.
Bryone 30e.
Belladone 30e.
Calcarea 30e.
Causticum 30e.
Camomille 30e.
Cina 30e.

Digitalis 30e,

Dulcamara 30e.

Graphites 30e.

Hépar sulphuris 30e.

Kali-carb 30e.

Lycopodium 30e.

Magnesia 30e.

Mercurius sol. 30e.

Mercurius viv. 30e.

Mercurius corr. 30e.

Pulsatilla 30e.

Phosphorus 30e.

Rhus 30e.

Silicea 30e.

Spigelia 30e.

Staphysagria 30e.

Sulphur 30e.

Tous ces globules sont indiqués à la 30e dilution ou trituration. On verra cependant que je recommande quelquefois des atténuations exprimées par un chiffre moins élevé. Dans ces cas très-rares, on s'adressera à une bonne pharmacie homœopathique (1).

Les médicaments allopathiques que l'on doit avoir toujours sous la main, sont en très-petit nombre :

Laudanum de Sydenham. . . . . 10 gr.

Alcool camphré . . . . 100 gr.

(1) On trouvera dans toutes les pharmacies homœopathiques des boîtes garnies conformément à ma désignation, et préparées spécialement à l'usage des mères de famille.

Ammoniaque liquide . . . .   30 gr.
Sous-acétate de plomb liquide (extrait de
    Saturne) . . . .   30 gr.
Poudre de cantharides . . . .   10 gr.
Ipécacuanha en poudre . . . .   5 gr.
    divisé en paquets de 50 centigrammes,
    contenus dans un flacon bien bouché,
    à large tubulure.
Élixir de la Grande-Chartreuse . . . . 1 flacon.
Éther sulfurique . . . .   30 gr.

Voici la formule de la pommade que j'ai si vivement
recommandée contre les plaies et les brûlures : celle
que je nomme pommade cicatrisante.

On remplit à moitié un grand vase en terre, d'huile
de pieds de mouton ou d'huile de pieds de bœuf; la
meilleure se trouve dans les abattoirs ou chez les tri-
piers. Elle doit être blanchâtre, un peu grumeleuse,
et exhaler l'odeur du suif frais. Celle que vendent les
droguistes est claire, jaune, et d'une odeur de suif rance;
à défaut de la première, on peut s'en servir, mais elle
n'est pas aussi bonne.

On recueille dans les ruisseaux d'eau vive la plante
entière du beccabunga, moins la racine. Cette cueil-
lette doit se faire autant que possible au printemps et
à l'automne, avant la floraison. On choisit de préférence la plante récemment poussée. On en met une
quantité indéterminée dans l'huile de pieds de bœuf;
plus il y en a, mieux cela vaut. Il faut cependant que
l'huile couvre entièrement le beccabunga, sinon il se

forme sur les feuilles des moisissures qui nuisent aux propriétés médicamenteuses de cette préparation. On ajoute une ou deux poignées de racines fraîches et concassées de la grande consoude, et on laisse macérer pendant au moins deux mois. Tous les trois jours, avec une spatule ou une cuiller en bois on remue le mélange.

Quand l'huile a pris une couleur foncée d'un beau vert noir, on peut s'en servir pour préparer la pommade suivante.

On prend dans le vase une poignée de plantes que l'on exprime fortement entre les deux mains, au-dessus d'un vase en terre et de la contenance de trois litres, destiné à être mis sur le feu. On exprime ainsi autant de poignées de plantes qu'il en faut pour obtenir un litre d'huile verte. On ajoute à ce liquide le tiers de son poids, environ 350 grammes d'onguent diapalme bien blanc et récemment préparé, plus cinq grammes d'acétate de cuivre.

On fait chauffer à feu modéré, en ayant soin de remuer le mélange avec une spatule, jusqu'à ce que le diapalme et l'acétate de cuivre soient dissous et parfaitement incorporés. A un moment donné, il se fait une vive ébullition, et le liquide s'élève en masse spumeuse qui franchirait bientôt les bords du vase si on ne retirait celui-ci du feu. On le retire donc et on laisse refroidir, en agitant de moment en moment le liquide avec une longue spatule.

S'il existe des grumeaux, des fragments de feuille ou de racines, ou quelque autre impureté dans le mélange, on attend que celui-ci se refroidisse un peu, et pendant qu'il est encore en fusion, on le passe à travers un tamis ou un gros linge.

Après un temps plus ou moins long, le liquide se coagule, la pommade est faite, et l'on peut s'en servir pour les cas signalés dans le cours de cet ouvrage. On ne doit pas en préparer une trop grande quantité à la fois, parce qu'elle se rancit et finit par contracter quelques propriétés irritantes.

Quoique j'aie donné la dose précise du diapalme, elle varie légèrement suivant la saison et les lieux. En effet, c'est lui qui donne à la pommade sa consistance, et si la température est très-élevée, sa proportion doit être un peu plus grande qu'en hiver. Il faut que cette pommade présente, autant que possible, la consistance du beurre frais, et fonde à la température de la main, comme les pommades employées pour la chevelure.

Contre les brûlures et certaines affections dartreuses, particulièrement celles qui affectent les mains, cette pommade a une efficacité véritablement merveilleuse. Contre les plaies et les abcès, je préfère la préparation suivante.

La base principale est encore l'huile de beccabunga préparée comme je l'ai dit plus haut, mais au lieu de diapalme, on combine avec elle les substances que je vais désigner.

Dans une livre ou 500 grammes d'huile, on ajoute cire jaune, térébenthine de Venise, colophane, 125 grammes de chacun, acétate de cuivre en vert de gris, 4 grammes. On fait chauffer à feu modéré, comme il a été dit pour la pommade précédente. On ménage le feu de manière à y maintenir le mélange une heure environ, et pendant ce temps on remue presque constamment avec une spatule. On surveille attentivement l'ébullition et la montée du liquide, car il a plus de tendance que le premier à s'élever en masse spumeuse.

Après une heure de cuisson, on retire du feu, on laisse refroidir et la pommade est faite. On peut la conserver indéfiniment, elle ne rancit jamais. — On l'emploie comme il a été dit dans le cours de cet ouvrage.

FIN.

TABLE

A

D

E

F

G

H

I

L

M

N

O

P

R

S

U

V

Y

FIN DE LA TABLE.

PARIS. — IMP. Vᵛᵉ GOUPY ET Cᵉ, RUE GARANCIÈRE, 5.